Cuisinez
selon votre
Groupe Sanguin

PETER J. D'ADAMO

avec la collaboration de Catherine Whitney

Cuisinez
selon votre
Groupe Sanguin

Le complément idéal à

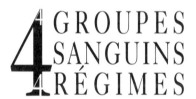

*Plus de 200 recettes originales
et 30 jours de menus personnalisés
pour chacun des groupes sanguins*

Traduit de l'américain par
Sylvie Fortier

Données de catalogage avant publication (Canada)

D'Adamo, Peter J.

   Cuisinez selon votre groupe sanguin : le complément idéal à
4 groupes sanguins, 4 régimes : plus de 200 recettes originales et
30 jours de menus personnalisés pour chacun des groupes sanguins

   Traduction de : Cook right 4 your type.

   Comprend un index

   ISBN 2-89468-059-6

   1. Groupes sanguins. 2. Alimentation. 3. Cuisine santé.
4. Amaigrissement. I. Whitney, Catherine (Catherine A.). II. Titre.

QP98.D32714 2001   613.2'6   C2001-940999-0

Nous reconnaissons l'aide financière du gouvernement du Canada par
l'entremise du Programme d'aide au développement de l'industrie de
l'édition (PADIÉ) pour nos activités d'édition.

Conception graphique
de la page couverture : Carl Lemyre
Infographie : René Jacob, 15ᵉ Avenue
Titre original : *Cook Right 4 Your Type*
          Berkley Books, New York, N.Y., USA
          Publié avec l'autorisation de :
          G.P. Putnam's Sons, membre de Penguin Putnam Inc.

ISBN 2-89466-059-6
Dépôt légal : Bibliothèque nationale du Québec, 2001
          Bibliothèque nationale du Canada, 2001
Distribution : Diffusion Raffin
          29, rue Royal
          Le Gardeur (Québec)
          J5Z 4Z3
          Courriel : diffusionraffin@qc.aira.com
Site Internet : http://www.roseau.ca
Imprimé au Canada

À Christl et à papa, avec amour.

REMERCIEMENTS

C'est avec un immense plaisir que je présente aujourd'hui aux lecteurs de *4 Groupes sanguins, 4 Régimes*, ce guide pratique conçu pour les aider à mieux intégrer le régime Groupe sanguin dans leur vie quotidienne. Ce livre étant le fruit d'un travail d'équipe, j'ai plusieurs personnes à remercier.

Je tiens d'abord à exprimer ma reconnaissance aux éditions Putnam qui continuent de soutenir mon travail, et en particulier à mon éditrice, Amy Hertz (groupe B), qui, par son engagement personnel et professionnel, a contribué à faire du régime Groupe sanguin un succès retentissant. Mes remerciements vont également à Janis Vallely (groupe O), mon agent littéraire, dont les conseils et les encouragements ont rendu ce livre possible.

Je remercie également toutes les personnes qui ont travaillé à la réalisation de *Cuisinez selon votre groupe sanguin*:

Catherine Whitney (groupe O), ma rédactrice, qui a organisé et façonné le texte, de concert avec son équipe, constituée de Martha Mosko D'Adamo (groupe O) et Paul Krafin (groupe A). En combinant un solide sens de l'écriture, des recherches fouillées et une attention particulière au détail, l'équipe a réalisé un ouvrage de qualité.

Nos chefs, Martine Lloyd Warner (groupe O) et Gabrielle Lloyd Sindorf (groupe O), qui ont mis à profit leurs compétences et leur imagination dans la création de toutes les succulentes recettes de ce livre.

Jane Dystel (groupe B), l'agent littéraire de Catherine Whitney, qui nous a judicieusement conseillés tout au long du processus.

Sally Cardy Mosko (groupe A), pour ses graphiques faciles à décoder.

Les « cyberchefs » qui m'ont offert leurs recettes favorites, et mes amis internautes, Heidi Merritt (groupe O) et Steve Shapiro (groupe O), qui m'ont fourni une aide précieuse sur le site Internet (www.dadamo.com).

Cheryl Miller (groupe O), pour ses conseils culinaires et ses idées toujours utiles. Janet Schuler (groupe O) pour son soutien administratif.

Ma gratitude va également à Scott Carlson (groupe A), mon assistant, grâce auquel mon cabinet fonctionne impeccablement ; à Carolyn Knight (groupe A), mon infirmière et bras droit ; et aux autres membres de mon admirable et dévoué personnel, Wendy Carlson (groupe A), Melissa Danelowski (groupe O) et Richard Tuzzio (groupe O).

Je remercie particulièrement les professionnels de la santé qui ont soutenu mon travail, tel Michael Finney (groupe A), les Drs Michael Schacter (groupe O) et Ronald Hoffman (groupe O), Joseph Pizzorno, N. D. (groupe A), Thomas Kruzel, N. D. (groupe B), William Mitchell, N. D. (groupe O), Jeffrey Bland, Ph. D. (groupe O), Paul Scholick (groupe B) et Thomas Newmark (groupe A). J'ai eu le privilège de travailler en étroite collaboration avec Gregory Kelly, N. D., clinicien de grand talent, dont l'intégrité, le professionnalisme et les compétences d'éditeur ont grandement contribué à la qualité du présent ouvrage.

J'aimerais aussi exprimer ma gratitude aux centaines de milliers de lecteurs qui ont parlé du régime Groupe sanguin et l'ont fait connaître, et qui, en partageant leurs succès et leurs difficultés, ont contribué à faire avancer la science en nous fournissant nombre de suggestions importantes. Je suis quotidiennement encouragé par la qualité des discussions qui se poursuivent par l'entremise du courrier ou de l'Internet et par l'intérêt qu'elles suscitent.

J'ai la chance de bénéficier du soutien et des encouragements constants des membres de ma famille : Christl (groupe B) et papa (groupe A) ; mon frère, James D'Adamo (groupe A), sa fiancée, Ann (groupe A) ; et ma sœur, Michele (groupe AB). Un clin d'œil tout particulier à ma belle-mère, Mary Mosko (groupe O), pour son courage et sa foi à toute épreuve.

Enfin, chaque jour je suis émerveillé par l'esprit de mes jeunes enfants, Claudia (groupe A) et Emily (groupe A), et comblé par l'amour et la bonté de mon épouse, Martha (groupe O).

Note importante :

Les recettes présentées dans ce livre doivent être suivies à la lettre. L'éditeur et l'auteur déclinent toute responsabilité relative à la santé du lecteur ou aux besoins pouvant découler d'une allergie qui nécessite une supervision médicale.

Tout a été mis en œuvre pour que les renseignements contenus dans ce livre et ses annexes soient exacts et complets. Néanmoins, ni l'éditeur ni l'auteur ne prétendent offrir au lecteur des services ou des conseils professionnels. Les idées, procédures et suggestions présentées dans ce livre et ses annexes ne visent pas à se substituer à un avis médical. Vous devez faire appel à des professionnels pour toute question touchant votre santé.

L'éditeur et l'auteur déclinent toute responsabilité relative à tous dommages ou pertes du fait des renseignements ou suggestions contenus dans ce livre et ses annexes, incluant, et sans restriction, toute réaction négative aux recettes contenues dans ce livre.

PREMIÈRE PARTIE

FEUILLE DE ROUTE POUR UNE SAINE ALIMENTATION

1

Le régime Groupe sanguin

Célébrez votre individualité

Depuis la parution, il y a deux ans, de *4 Groupes sanguins, 4 Régimes*, j'ai été en contact avec des centaines de milliers de personnes, que ce soit à l'occasion de conférences, de consultations à mon cabinet ou d'apparitions dans les médias, ou lors d'échanges sur Internet, par téléphone ou par courrier. Parmi ces personnes, beaucoup se sont montrées curieuses, quelques-unes ont fait preuve de scepticisme, et certaines sont devenues des adeptes du régime Groupe sanguin. Sur mon site Internet, des gens témoignent de façon émouvante de leurs multiples efforts pour trouver une solution à une maladie chronique ou gagner leur combat contre l'obésité. Ces récits comportent plusieurs points communs, mais sont au fond individuels et uniques, tout comme leurs auteurs. Ces témoignages m'ont plus que jamais aidé à prendre conscience des innombrables différences qui existent entre les êtres humains.

Est-ce quc le régime Groupe sanguin fonctionne ? Après avoir recueilli des centaines de résultats médicalement attestés parmi lecteurs et patients, j'en suis arrivé à la conclusion que le régime fonctionne dans neuf cas sur dix et que, plus le problème est grave, plus les résultats sont rapides. Mais ce que chaque personne doit vraiment se demander, c'est: « Est-ce que ce régime fonctionne pour moi ? ». L'important n'est pas tant d'avancer une hypothèse qui s'applique généralement à tout le monde que d'offrir une théorie qui prend en compte les particularités de chacun.

Le régime Groupe sanguin repose en fait sur l'expression de l'individualité. Lorsqu'elle est bien saisie, la notion d'individualité devient une alliée puissante qui permet de mieux comprendre les causes et les effets d'un état de santé ou de maladie donné. Si les particularités individuelles sont négligées ou minimisées, elles se transforment en obstacles qui dévaluent ce que la science a à offrir de mieux. C'est pourquoi, lorsque vous entendez parler d'une nouvelle découverte scientifique ou que vous lisez quelque chose à ce sujet, vous devez toujours vous demander : « Est-ce que cela s'adresse à moi ? ».

Comment pouvez-vous déterminer si le régime Groupe sanguin vous convient ? Vous devez d'abord être prêt à changer votre mentalité en ce qui concerne l'alimentation. Nous avons tous appris à considérer l'alimentation et la médecine comme deux domaines différents. On nous demande rarement de réfléchir aux multiples répercussions de notre alimentation sur chaque cellule de notre corps. Par conséquent, nous pouvons nous sentir mal à l'aise face à de nouvelles idées, comme celles du régime des groupes sanguins. Toutefois, si nous prenons en compte le fait que la plupart des connaissances actuelles en nutrition humaine n'ont été acquises qu'au cours de ce siècle, force nous est alors d'admettre que nous commençons tout juste à comprendre l'effet qu'ont les aliments sur nos systèmes biologiques.

Cuisinez selon votre groupe sanguin a été conçu pour répondre à la demande des lecteurs réclamant un outil pratique leur permettant d'appliquer le régime Groupe sanguin dans leur vie quotidienne. Considérez donc ce livre comme un guide qui vous aidera à mettre en pratique les recommandations se rapportant à votre groupe sanguin, et grâce auxquelles vous pourrez jouir pleinement des bienfaits, sur votre santé, d'une alimentation adaptée à votre individualité.

Comme il n'a jamais été question, dans le régime Groupe sanguin, d'imposer des règlements stricts, vous ne trouverez aucun absolu dans les pages qui suivent. Il ne s'agit pas non plus de juxtaposer un ensemble de valeurs artificiel à votre mode de vie actuel. Bien manger en respectant votre groupe sanguin signifie simplement que vous respectez les anciens codes dont l'empreinte subsiste dans chaque cellule de votre corps. Considérez donc cela comme l'une des manières de célébrer le miracle de votre individualité.

2

L'empreinte génétique

Pourquoi votre groupe sanguin a-t-il une telle importance?

L a science des groupes sanguins est en constante évolution depuis l'aube de l'humanité. C'est la science de l'individualité, la reconnaissance que nous possédons tous une empreinte génétique inscrite dans chaque cellule de notre corps.

Avant d'utiliser *Cuisinez selon votre groupe sanguin*, il serait bon que vous compreniez pourquoi votre groupe sanguin peut faire tant de différence dans la façon dont vous vivez et mangez. Votre groupe sanguin est loin d'être un facteur neutre : c'est en fait une valve qui contrôle vos systèmes digestif et immunitaire, une sorte de chien de garde biologique qui accroît la capacité de votre corps à survivre et à bien se développer.

Dans mon premier livre, *4 Groupes sanguins, 4 Régimes*, j'ai décrit en détail le mécanisme grâce auquel votre groupe sanguin répond – bien ou mal, c'est selon – à la nourriture que vous ingérez. Les raisons scientifiques et anthropologiques qui expliquent les quatre groupes sanguins y sont également exposées. Je vous encourage à lire *4 Groupes sanguins, 4 Régimes*, qui vous servira d'introduction à la matière et vous aidera ensuite à tirer le meilleur profit du présent ouvrage. Vous trouverez cependant dans les pages qui suivent un bref résumé de cette information.

LA CLÉ DE LA SURVIE

La majorité des gens, incluant les médecins, ne voient l'importance du groupe sanguin qu'en rapport avec les transfusions. Les restrictions abusives qui dérivent d'un point de vue aussi étroit deviennent évidentes lorsque nous étudions le rôle crucial qu'a joué le groupe sanguin dans la survie de l'humanité. Nous devons garder cela présent à l'esprit : n'était-ce de la remarquable capacité d'adaptation du sang, le genre humain n'aurait pas survécu.

Depuis l'apparition de l'Homme, chacun des quatre groupes sanguins a évolué en réponse au développement physiologique de l'espèce et aux modifications des conditions climatiques survenues au fil des siècles. Cette évolution est le principal indice de l'importance du groupe sanguin. Les adaptations qui se sont produites au cours de notre évolution ont non seulement renforcé notre système immunitaire contre les agresseurs bactériens, viraux et environnementaux, mais elles ont également permis à notre fragile système digestif de s'adapter à une grande variété d'aliments auparavant inconnus.

Groupe O

Premier groupe sanguin connu, le groupe O remonte à l'époque de l'homme de Cro-Magnon et reste aujourd'hui le groupe sanguin le plus répandu sur Terre. Nous appelons l'être humain du groupe O « le chasseur ». Il jouit d'un système immunitaire fort et combatif et d'un système digestif solide. À l'origine, la viande constituait l'aliment de base : c'est donc la force de ses systèmes immunitaire et digestif qui a assuré la survie du groupe. En effet, une personne du groupe O a un taux d'acide gastrique très élevé, ce qui lui permet de tirer la plupart de ses nutriments de la viande et d'assimiler efficacement les aliments d'un régime hyperprotéiné.

On peut dire du groupe O que ses membres ont été les premiers à manger « sur le pouce ». En effet, chassant leurs proies là où elles les entraînaient, ils les tuaient, les dévoraient et poursuivaient leur route. Au fil du temps, cependant, cette façon de faire a décimé les immenses troupeaux de gibier. L'humanité a continué d'évoluer et, son instinct de survie aidant, a appris à cultiver et à entreposer des aliments afin de se prémunir contre la famine. Cette innovation a toutefois exigé des êtres humains qu'ils s'installent dans des zones géographiques accueillantes et qu'ils créent des sociétés sédentaires, fondées sur la coopération et consacrées au maintien du cycle agricole. Malheureusement, la vie en communauté ne fait pas que requérir de nouvelles aptitudes sociales, elle ouvre également la porte à de nouvelles maladies.

Groupe A

Le groupe A apparaît entre 25 000 et 15 000 ans avant notre ère. Le système immunitaire du groupe A se différencie alors de celui du groupe O afin de combattre les bactéries et les maladies infectieuses qui ravagent alors les communautés. Le système digestif du groupe A s'adapte également à un régime pouvant combler les besoins protidiques de l'organisme grâce à une alimentation riche en céréales et en produits de la terre. C'est d'ailleurs cette adaptation qui détermine son nom : « le cultivateur ». En même temps, ce nouveau groupe commence à tirer des lacs, des rivières et des mers abondance de poissons qui ajouteront une nouvelle source de protéines à son régime alimentaire.

Groupe B

Entre 15 000 et 10 000 ans avant notre ère, le flot croissant d'êtres humains se répand au-delà des territoires de chasse du groupe O et des communautés agricoles du groupe A. Appelé « le nomade », entre autres à cause de ses pérégrinations, ce nouvel arrivant constitue le groupe B. Siècle après siècle, ces tribus considérables se déplacent à travers les régions encore primitives d'un monde immense et inconnu, se nourrissant de la viande et des laitages des troupeaux de vaches, de chèvres et de brebis qu'ils mènent, ainsi que de tout ce qu'ils réussissent à grappiller en chemin. Le groupe B développe un système mieux équilibré et plus tolérant que celui des groupes O et A, puisqu'il s'approprie plusieurs des caractéristiques des systèmes immunitaire et digestif de ces deux groupes.

Groupe AB

Nous avons choisi d'appeler le groupe AB « l'énigme », parce que nous ne comprenons pas encore exactement ce qui a provoqué cette dernière adaptation. Tout au long de notre histoire, il n'y a eu que trois groupes sanguins, jusqu'à ce qu'apparaisse le groupe AB, il y a environ dix ou quinze siècles. Il est possible que l'évolution complète du groupe AB reste encore à venir. Nous savons toutefois que ce groupe très rare cumule la plupart des forces et des faiblesses des groupes A et B. Les systèmes digestif et immunitaire du groupe AB sont beaucoup plus complexes et singuliers que ceux des autres groupes, ce qui est à la fois bon et mauvais. En effet, les systèmes du groupe AB peuvent fournir un large éventail de réponses digestives et immunitaires, mais ils sont également sujets aux faiblesses et aux problèmes dont sont affligés les groupes A et B.

LA SCIENCE DU SANG

Quelle est donc l'action du groupe sanguin dans le corps pour que son influence soit si significative ? D'abord, sachez que le nom des groupes sanguins se rapporte à leurs différences biochimiques, en particulier à leurs antigènes.

Les antigènes sont des marqueurs chimiques que l'on retrouve sur les cellules de notre corps et qui suscitent la production d'anticorps. Chaque groupe sanguin possède un antigène différent présentant une structure chimique précise.

SI VOUS APPARTENEZ AU GROUPE	VOUS POSSÉDEZ LE OU LES ANTIGÈNES SUIVANTS
O	Pas d'antigènes
A	A
B	B
AB	A et B

La structure chimique de nos groupes sanguins s'apparente à un système d'antennes partant de la surface de nos cellules. Ces antennes sont composées de longues chaînes de sucres de base *(fucose)*. Quand il est seul présent, le fucose forme le groupe le plus simple : le groupe O. En clair : un sucre = groupe O.

Les cellules du groupe A ressemblent à celles du groupe O, à la différence qu'elles ont deux antennes. Le groupe A est donc créé quand l'antigène O, composé de fucose, se combine avec un autre sucre, le N-acétyl-galactosamine. Donc : deux sucres = groupe A.

Les cellules du groupe B ressemblent aussi à celles du groupe A. Cependant, la deuxième antenne du groupe B est formée d'un autre sucre que celui du groupe A. Le groupe B se compose donc de l'antigène O, le fucose, et d'un autre sucre, le D-galactose. Ainsi : deux sucres (dont un est différent de A) = groupe B.

Les cellules du groupe AB, quant à elles, présentent trois antennes. Les cellules du groupe AB contiennent l'antigène du groupe O (fucose), le sucre du groupe A (N-acétyl-galactosamine), et le sucre du groupe B (D-galactose). Ainsi, le groupe AB se compose des trois sucres qui forment, de façon séparée ou combinée, les trois autres groupes sanguins.

LE LIEN ENTRE LE GROUPE SANGUIN ET LE RÉGIME ALIMENTAIRE

Quel est le lien entre la composition des sucres qui détermine votre groupe sanguin et votre régime alimentaire ? Les aliments que vous absorbez induisent une réaction chimique au niveau du sang. Nous connaissons cette réaction grâce à un facteur appelé *lectine*. Les lectines sont des protéines présentes dans les aliments, qui possèdent des propriétés agglutinantes – collantes ou adhésives – agissant sur votre sang. Lorsque vous consommez un aliment qui contient des lectines incompatibles avec vos antigènes sanguins, ces lectines prennent pour cible un de vos organes et se mettent à agglutiner des cellules sanguines dans cette zone. Dans les faits, les lectines encrassent le mécanisme, nuisent à la digestion, à la production d'insuline, au métabolisme des aliments et à l'équilibre hormonal.

Plusieurs des personnes qui ont appris l'existence des lectines en lisant *4 Groupes sanguins, 4 Régimes* m'ont demandé pourquoi ils n'avaient jamais entendu parler d'elles auparavant. Certaines de ces personnes étaient sceptiques et ont déclaré que, si les lectines avaient eu une telle importance, les médecins et les nutritionnistes en auraient certainement découvert les effets depuis longtemps. Ces mêmes sceptiques ont été fort étonnés d'apprendre que des centaines d'articles scientifiques traitent déjà des effets des lectines. Le fait qu'elles n'aient pas été plus « médiatisées » confine donc les lectines au rang de secret bien gardé. Il semble que *4 Groupes sanguins, 4 Régimes* soit le premier livre destiné au grand public, qui traite des résultats d'une recherche scientifique poussée sur le sujet.

Cela dit, maintenant que vous connaissez le rôle potentiellement dangereux des lectines, il ne faut pas que vous redoutiez chaque bouchée que vous portez à votre bouche. Après tout, les lectines sont omniprésentes et donc difficiles à éviter. Le secret est de ne pas consommer de lectines qui agglutinent les cellules de votre groupe sanguin. Prenons par exemple le gluten, la lectine la plus communément présente dans le blé : elle a une forme différente dans le soya et agglutine des combinaisons de sucres différentes. Le gluten agit sur la muqueuse de l'intestin grêle et peut provoquer une réelle inflammation et de douloureuses irritations chez certains groupes sanguins, en particulier le groupe O. Par contre, le tissu musculaire du poulet, qui convient très bien aux groupes O et A, contient une lectine qui agglutine les cellules sanguines des groupes B et AB.

LA CONCLUSION DE TOUT CELA

Nous sommes face à une évidence : selon notre groupe sanguin, nous sommes prédisposés à certaines forces et à certaines faiblesses. Nous pouvons donc optimiser ces forces et minimiser ces faiblesses en comprenant les besoins diététiques de notre corps, en nous nourrissant et en nourrissant nos familles selon ces particularités.

La prémisse de *4 Groupes sanguins, 4 Régimes* est que certains aliments sont bénéfiques pour certains groupes sanguins alors qu'ils sont nuisibles à d'autres ou qu'ils les affaiblissent. En mettant l'accent sur les aliments qui vous sont bénéfiques et en éliminant ceux qui vous sont carrément néfastes, vous pouvez aider vos systèmes digestif et immunitaire à atteindre le

---

Quel est votre groupe sanguin?

Pour connaître votre groupe sanguin, vous pouvez :

1. donner du sang. Les banques de sang détermineront souvent le groupe sanguin d'une personne qui ne souhaite pas donner du sang à l'aide d'un test et moyennant certains frais ;

2. demander à votre médecin traitant, mais ne soyez pas surpris s'il ne le connaît pas. Le groupage n'est pas systématiquement établi lors d'une prise de sang pour des tests de routine comme le taux de cholestérol : vous devez donc en faire la demande ;

3. consulter les annexes de cet ouvrage pour commander une trousse personnelle ; vous pourrez ainsi déterminer votre groupe sanguin avec facilité et exactitude.

meilleur équilibre possible. La plupart des aliments qui vous conviennent présentent un lien avec le développement évolutif de votre groupe sanguin. En d'autres termes, les aliments les plus compatibles avec votre groupe sanguin sont souvent les aliments qui étaient les plus abondants à l'époque où votre groupe sanguin est apparu dans l'histoire. C'est ainsi que :

Si vous êtes du groupe O, vous vous sentez bien lorsque vous consommez une alimentation riche en protéines comprenant viande, volaille et poisson, ainsi qu'une variété de fruits et de légumes. Plusieurs céréales et légumineuses, ainsi que plusieurs produits laitiers, sont incompatibles avec votre groupe.

Si vous êtes du groupe A, vous êtes au meilleur de votre forme lorsque votre régime alimentaire est principalement végétarien et qu'il comprend des produits de soya, des légumineuses, des haricots, des céréales, des fruits et des légumes, ainsi que de petites portions de poisson.

Si vous êtes du groupe B, votre régime alimentaire idéal comprend du gibier, comme le lapin et le gibier à poil, et de la viande d'élevage, comme l'agneau et le mouton. Vous devez toutefois éviter le poulet. Contrairement aux groupes O et A, de nombreux produits laitiers vous sont bénéfiques. Certaines céréales et légumineuses, de même que certains haricots, ne vous conviennent pas. Par contre, vous pouvez consommer une grande variété de fruits et de légumes. Le régime du groupe B est celui qui offre le plus de choix à tout point de vue ou presque.

Si vous êtes du groupe AB, votre régime est plus complexe : c'est un mélange des groupes A et B. Vous pouvez manger la plupart des aliments qui sont bénéfiques pour ces deux groupes, mais vous devez éviter les aliments qui agglutinent leurs cellules sanguines ou du moins en limiter la consommation. Le meilleur régime du groupe AB consiste principalement en une alimentation végétarienne, agrémentée de modestes portions de viande et de produits laitiers.

Dans les pages suivantes, vous trouverez des tableaux détaillés ainsi qu'une foule de renseignements qui vous aideront à bien manger selon votre groupe sanguin. Vous apprendrez à consommer de préférence les aliments de la liste *très bénéfiques*, à ne plus absorber les aliments *à éviter*, et à incorporer à votre régime, de façon saine et équilibrée, les nombreux aliments *neutres*. Comme des centaines de milliers d'autres personnes, vous découvrirez qu'une alimentation saine et en accord avec votre groupe sanguin peut avoir des résultats extraordinaires et presque immédiats dans les cas d'allergies ou d'autres affections chroniques. Le fait de suivre le régime Groupe sanguin peut également avoir des répercussions immédiates : perte de poids, retour à une production normale d'insuline, disparition des difficultés digestives, augmentation de l'énergie et de l'endurance. Quant aux bénéfices à long terme, ils sont encore plus probants. Le régime Groupe sanguin peut vous aider à combattre certaines maladies graves comme le cancer et les maladies cardiovasculaires ; il peut aussi vous aider à éviter les affections infectieuses et virales communes ; il peut également éliminer les graisses et les toxines qui contribuent à l'obésité et enfin, ralentir le processus de dégénérescence cellulaire qui accompagne le vieillissement. Mais la meilleure nouvelle de toutes reste sans conteste que vous pouvez jouir de tous ces bénéfices tout en mangeant des plats sains, variés et satisfaisants. *Cuisinez selon votre groupe sanguin* vous offre des recettes succulentes, des trucs culinaires et nutritionnels, et une liste de menus qui vous indiquent comment vous alimenter en accord avec votre groupe sanguin. Une belle vie et une bonne santé sont aujourd'hui à votre portée.

Le secret d'une bonne alimentation

Un aliment **très bénéfique** agit comme un médicament.

Un aliment **neutre** agit comme un aliment.

Un aliment **à éviter** agit comme un poison.

3

La corne d'abondance de l'humanité

Ce que signifie vraiment l'alimentation

Tous les coups sont permis : voilà qui décrit parfaitement le régime alimentaire de nos lointains ancêtres. Les premiers êtres humains étaient essentiellement des pilleurs carnivores. Ils mangeaient ce qu'ils pouvaient attraper. Cependant, cela ne signifie pas que nos lointains ancêtres ne consommaient que de la viande. Les végétaux ont toujours fait partie de notre régime alimentaire. L'être humain est essentiellement *omnivore* (mangeur de viande et de végétaux) plutôt qu'*herbivore* (mangeur de végétaux) ou *carnivore* (mangeur de viande). Nous sommes toutefois des omnivores dotés de maintes particularités. Dans certaines cultures, comme celles des Inuits des terres arctiques et des Massaï d'Afrique, la principale source de nourriture provient du règne animal. Dans d'autres cultures, comme les Bantous d'Afrique, les individus sont herbivores et le végétarisme constitue la norme. Ces différences apparemment extrêmes s'insèrent parfaitement dans nos recherches sur les groupes sanguins. Les populations carnivores inuites et massaï comptent un nombre considérable de sujets du groupe O, alors que les conséquences du développement du groupe A chez les Bantous végétariens ressortent de façon tellement marquée qu'un sous-groupe sanguin porte leur nom : le sous-groupe A Bantou.

L'étude des effets de l'alimentation sur les groupes sanguins de nos ancêtres compose un tableau relativement simple. Par contre, les choses sont plus compliquées de nos jours, et elles entraînent quelquefois des conséquences désastreuses. Les progrès apportés aux méthodes d'agriculture et aux techniques de transformation ont contribué à dépouiller les aliments de leurs ingrédients essentiels, les éloignant ainsi de plus en plus de leur état naturel. Ainsi, l'introduction, au XXe siècle, de méthodes modernes de raffinage du riz s'est traduite en Asie par une épidémie de béribéri, maladie provoquée par une carence en thiamine, qui s'est soldée par des millions de morts. De la même façon, le passage de l'allaitement maternel à l'alimentation au biberon est en grande partie responsable de la malnutrition, des cas de diarrhée et des décès chez les enfants pauvres des pays en voie de développement.

La tendance la plus significative a probablement été le glissement graduel d'une alimentation variée en hydrates de carbone à une dépendance accrue aux produits céréaliers, en particulier le blé hybride. Nous savons maintenant qu'une consommation élevée de céréales et de légumineuses contribue à l'apparition du diabète, des maladies cardiovasculaires, de l'obésité et de plusieurs autres maladies graves. Ces aliments contiennent un nombre particulièrement élevé de lectines, plus ou moins nocives pour tous les groupes sanguins.

Une autre tendance dont les conséquences se sont révélées néfastes pour notre santé est le raffinage du sucre et l'hydrogénation des gras. La viande consommée par nos ancêtres était très maigre, sans une once de gras. Les éleveurs d'aujourd'hui ne songeraient même pas à vendre une telle viande. De nos jours, les papilles gustatives occidentales ont pris l'habitude de savourer du bœuf persillé. Le bifteck onctueux ou le double hamburger au fromage n'ont cependant rien en commun avec le type de viande maigre, organique, sans pesticides, hormones ou produits chimiques, qui a permis à l'humanité de prospérer.

AU-DELÀ D'UN RÉGIME ÉQUILIBRÉ

Depuis quelques années, les médecins et les nutritionnistes affirment qu'un régime sain est un régime équilibré. Par *équilibré*, on entend le fait de consommer les apports nutritionnels recommandés, considérés comme nécessaires pour jouir d'une bonne santé. Les seules disparités prises en compte dans les ANR (apports nutritionnels recommandés) publiés par le *United States Department of Agriculture* (*USDA* : ministère de l'Agriculture des États-Unis) sont l'âge et le sexe (les seules exceptions étant les femmes enceintes et celles qui allaitent). En d'autres mots, les experts en nutrition ont déclaré que la myriade de différences qui existe entre les êtres humains n'influence pas cette équation.

Voilà un exemple classique de réductionnisme : prenez la population dans son ensemble, réduisez-la à des éléments communs mesurables (l'âge et le sexe) et établissez votre prémisse d'après ceux-ci. Ce modèle fonctionne bien en cas de famine, de situation d'urgence ou de catastrophe naturelle. Une question reste pourtant sans réponse : pourquoi avons-nous établi les fondements de nos théories nutritionnelles sur un modèle conçu en fonction du plus bas niveau de subsistance possible ? Les consignes nutritionnelles réductionnistes ne sont rien de plus qu'une alimentation conçue pour le plus petit dénominateur commun.

À l'opposé, le polymorphisme représente un modèle parfaitement applicable à l'alimentation humaine. Nous sommes des êtres polymorphes dont les différences individuelles sont inscrites dans chaque cellule de notre corps.

En nutrition, la théorie conventionnelle comporte une erreur fondamentale. Elle s'attache principalement à cerner les effets de l'alimentation sur la maladie. En se fondant sur des essais cliniques relativement restreints, cette théorie cherche à définir une catégorie de problèmes statistiquement communs, pouvant être reliés à l'alimentation, pour ensuite traiter ces problèmes de santé d'une manière simple et logique. Cette approche est corroborée par la majorité des données scientifiques de base,

Les groupes sanguins et la pyramide alimentaire de l'*USDA*

Les recommandations de la pyramide alimentaire sont adéquates pour certains groupes sanguins. Néanmoins, cette pyramide se fonde essentiellement sur le modèle réductionniste dont nous avons parlé précédemment, ce qui signifie qu'elle ne prend pas en compte les variations de régime. Ainsi, le groupe O *ne devrait pas* suivre la recommandation journalière de base quant aux six à onze portions de produits céréaliers. Et seul le groupe B aura avantage à manger le nombre recommandé de portions de produits laitiers. En fait, le groupe auquel la pyramide alimentaire convient le mieux est probablement le groupe A. Malheureusement, les catégories ne sont pas différenciées et même les aliments énumérés peuvent exercer une influence importante. Par exemple, bien que la consommation régulière de viande soit bénéfique aux membres du groupe B, le poulet peut sérieusement dérégler leurs systèmes digestif et immunitaire.

Mon conseil est le suivant: ne cherchez pas à vous adapter à ce qui ne vous convient pas. Élaborez votre propre pyramide en vous inspirant des aliments proposés dans les tableaux de votre groupe sanguin. Tous les groupes devraient manger trois à cinq portions de fruits et de légumes chaque jour. Les autres catégories d'aliments comportent toutefois de nombreux choix différents en ce qui a trait aux deux à trois portions de produits laitiers, de viande, de volaille, de poisson, de légumineuses, d'œufs et de noix. Selon votre groupe sanguin, de telles recommandations peuvent s'avérer carrément désastreuses! Les gras, les huiles et le sucre sont regroupés au sommet de la pyramide: on suggère de les consommer avec modération, mais cela ne prend pas en compte le fait que certaines personnes tirent plus de 40 pour cent de leur alimentation de cette catégorie. La pyramide alimentaire a été conçue pour aider les Américains à comprendre en quoi consiste un régime équilibré. Néanmoins, nous sommes aujourd'hui plus avertis qu'autrefois quand il s'agit d'évaluer de telles recommandations: elles procèdent certes de bonnes intentions, mais sont tout de même inadéquates. La fonction de la pyramide est en fait de fournir des données nutritionnelles de base afin d'éviter la malnutrition. Comme c'est le cas pour nombre d'autres directives, ces données sont beaucoup trop générales pour répondre aux besoins de chaque personne...

fortement influencées par les normes sociales, parmi lesquelles on retrouve celles de la grande industrie. Les multinationales alimentaires et pharmaceutiques représentent en effet la principale source de financement des études sur la nutrition.

Lors de la parution de *4 Groupes sanguins, 4 Régimes*, j'ai souvent été renversé par l'attitude des critiques qui rejetaient ma théorie en prétextant qu'aucune recherche scientifique n'appuyait mes dires. Comment pouvaient-ils faire une telle déclaration alors qu'il existe littéralement des centaines d'articles scientifiques qui prouvent qu'il y a bel et bien un lien entre l'alimentation et la maladie ? Il m'est apparu que les soi-disant sommités en matière de nutrition étaient trop occupées à promouvoir certaines normes alimentaires pour se permettre d'accepter une hypothèse ne concordant pas avec leur *modus operandi*.

Les principes de la nutrition conventionnelle sont aujourd'hui dépassés. La science des groupes sanguins n'est plus reléguée aux bureaux poussiéreux, et les médecins naturopathes comme moi ne sont plus perçus comme travaillant en marge des tendances actuelles. En fait, beaucoup de mes plus chauds partisans sont des médecins qui recommandent à leurs patients d'adopter le régime Groupe sanguin parce qu'il fonctionne. Qui plus est, le public lui-même a déjà délaissé les théories alimentaires conventionnelles qu'il considère souvent comme trop peu spécifiques pour faire une différence appréciable.

La pyramide alimentaire de l'*USDA* et l'ancienne théorie des « quatre groupes alimentaires de base » abordent l'alimentation de façon uniforme. De plus, comme elles se fondent sur le concept du traitement des maladies, leurs recommandations gravitent autour de la prévention des maladies de carence. Ainsi, dans le cas de la vitamine C, une composante importante de notre système immunitaire, la dose recommandée (64 mg/jr) suffit seulement à prévenir le scorbut, une maladie carentielle. On sait pourtant que, dans le cas d'infections et de plusieurs autres maladies, nos besoins en vitamine C peuvent devenir vingt fois plus importants. La prévention des maladies de carence a fort peu à voir avec les besoins fonctionnels de notre société ; ces recommandations sont donc pour la plupart inutiles dans le cas de traitements plus spécifiques.

Ces recommandations ont néanmoins une certaine utilité, puisqu'elles tentent de contrer le grave problème mondial qu'est la malnutrition. Elles encouragent également la consommation d'aliments complets, riches en fibres, plutôt que celle d'aliments transformés. Pour l'Occidental moyen, c'est déjà un grand pas en avant. Malheureusement, les recommandations alimentaires conventionnelles sont... conventionnelles. Que faire si vous ne souffrez pas de malnutrition et que vous mangez déjà des aliments complets ? Contrairement à la pensée d'Hippocrate qui déclarait : « Que ta nourriture soit ton remède et ton remède ta nourriture. », les principes nutritionnels de notre société moderne sont fondés sur la séparation de l'alimentation et de la médecine. Le régime Groupe sanguin nous permet de rétablir l'interrelation entre les deux. Nous avons recréé ce lien en étudiant un grand nombre de facteurs parmi lesquels certains peuvent paraître sans rapport avec le champ spécifique de l'alimentation : l'anthropologie, la génétique, les réactions immunologiques, entre autres.

En choisissant un régime qui s'appuie sur une compréhension approfondie de tous ces facteurs, vous constaterez, et cela vous étonnera peut-être, que ce n'est pas vous qui avez choisi un régime. À la vérité, c'est votre groupe sanguin qui vous suggère un régime approprié pour vous.

LES ALIMENTS FONT TOUTE LA DIFFÉRENCE

La nutrition n'est pas une science abstraite. Elle étudie le lien entre les aliments que nous ingérons et la façon dont notre corps fonctionne : rien ne pourrait être plus pertinent. Afin de bien comprendre votre régime Groupe sanguin, il est essentiel que vous connaissiez les principes nutritionnels de base. La nutrition s'intéresse à l'absorption d'aliments et aux processus digestifs corporels : métabolisme, libération d'énergie et élimination des déchets. Les nutriments sont des substances nécessaires au maintien du fonctionnement normal de notre corps. Les aliments que nous consommons doivent contenir de l'eau, de l'oxygène ainsi que des quantités adéquates d'environ quarante-cinq à cinquante substances importantes. C'est à partir de ces éléments que notre corps produit les substances qui le maintiennent en vie. Ces nutriments essentiels incluent les hydrates de carbone, les lipides (gras), les protéines, les vitamines et les minéraux, l'oxygène et l'eau.

La calorie est le symbole utilisé pour représenter l'unité de chaleur qui résulte de la conversion d'un aliment en source d'énergie. Selon le nutriment basique ingéré, le métabolisme produit un nombre variable de calories. Ainsi, un gramme de protéines donnera quatre calories, tout comme un gramme d'hydrates de carbone. Un gramme de gras produira quant à lui neuf calories.

Les nutriments sont généralement divisés en cinq catégories : les protéines, les hydrates de carbone, les fibres, les gras, les vitamines et les minéraux. Nous allons brièvement étudier les fonctions de chacune de ces catégories avant de nous pencher sur les exigences de chaque groupe sanguin.

Les protéines

Chaque cellule du corps humain contient des protéines et un apport alimentaire est nécessaire pour renouveler ces réserves. Les protéines sont essentielles pour la croissance et la réparation des tissus. Elles se composent d'unités de structure appelées *acides aminés*. Le corps humain peut produire treize des vingt-deux acides aminés existants ; les neuf autres doivent provenir de l'alimentation. Les aliments du règne animal sont formés de protéines complètes, ce qui signifie qu'ils fournissent tous les acides aminés essentiels au maintien de la santé, et ce, dans les proportions requises. Les protéines végétales sont incomplètes : elles doivent être combinées de manière spécifique pour fournir le bon complément d'acides aminés. La portion protidique de certains aliments, comme les légumineuses et les fruits de mer, contient des lectines qui agglutinent le sang de certains groupes : c'est pourquoi il existe tant de variations quant aux substances protéiques convenant le mieux à votre groupe.

Les aliments que nous consommons ne contiennent pas de protéines à l'état pur ; celles-ci sont en effet liées à d'autres nutriments : ainsi, un morceau de viande peut contenir 20 pour cent de gras. Lorsque vous évaluez la quantité de protéines que vous mangez, n'oubliez pas d'en soustraire le gras et les autres éléments ajoutés.

Les hydrates de carbone

Depuis toujours, les hydrates de carbone sont non seulement notre source alimentaire la plus abondante, mais également la moins chère. Les hydrates de carbone peuvent être divisés en deux groupes : simples et complexes. Les hydrates de carbone simples sont des sucres comme le fructose, le glucose et le galactose. Les hydrates de carbone complexes sont fournis par les féculents : céréales, tubercules, certains rhizomes et certaines racines. Combinaisons chimiques de sucres simples, les hydrates de carbone complexes sont transformés en sucres par les plantes et le corps humain. Près des deux tiers de l'énergie alimentaire utilisée par l'ensemble de l'espèce humaine proviennent des hydrates de carbone. Le reste est tiré des gras et des protéines.

Beaucoup d'hydrates de carbone contiennent des fibres qui sont des éléments inassimilables présents dans les végétaux. Bien qu'elles ne fournissent aucun nutriment, les fibres sont essentielles dans l'alimentation. Les fibres insolubles, comme la cellulose, se trouvent principalement dans le blé entier, le son de blé et les pelures de fruits et de légumes. Les bactéries du côlon transforment la cellulose en *butyrate*, un acide aminé que les cellules du côlon utilisent ensuite comme source d'énergie.

On sait que le butyrate protège du cancer du côlon ; de plus, la conversion de la cellulose en butyrate complémente l'action nettoyante des fibres, ce qui augmente son effet anticancérigène. Les régimes fournissant un apport en fibres suffisant se traduisent par un bol fécal plus abondant, ce qui aide à prévenir la constipation et certaines autres maladies comme la diverticulite. Les fruits, les légumes, les pains de grains entiers, ainsi que les produits contenant des noix et des légumineuses, sont tous des sources de fibres alimentaires. Dans le cas des fibres solubles, présentes dans les fruits, les légumes, les légumineuses et l'avoine, on croit qu'elles aident à réduire le taux de cholestérol sanguin. Néanmoins, les aliments contenant beaucoup de fibres ont tendance à aussi contenir des lectines. Un régime riche en fibres est habituellement riche en lectines ; choisissez donc vos sources de fibres avec soin.

Les gras

Source alimentaire concentrée fournissant l'énergie de réserve, les gras sont habituellement transformés en hydrates de carbone avant d'être métabolisés. Les gras sont bien représentés dans la nature ; on les trouve dans la viande, la volaille, le poisson, les produits laitiers, les huiles, les céréales, les noix, les graines, les légumes et les fruits. Ils jouent un rôle dans la formation des membranes cellulaires et la production d'hormones. Les gras sont également essentiels à la circulation et à l'absorption des vitamines liposolubles A, D, E et K. Les gras constituent les seules sources alimentaires d'acides gras essentiels, soit l'acide linoléique et l'acide alpha-linoléique. Sans acides gras, les cellules de notre corps ne pourraient rester intactes, puisque ce sont eux qui permettent le transport et l'excrétion de diverses substances sans que le contenu des cellules en soit affecté.

La confusion règne quant au rôle joué par les gras dans notre alimentation. Souvenez-vous que les gras alimentaires sont essentiels à notre survie. Toutefois, suivant leur structure chimique, les gras ont différents effets sur le corps. Nous n'avons pas besoin de consommer de gras saturés, comme ceux que l'on trouve dans les produits du règne animal et dans certaines huiles. Les acides gras essentiels proviennent de gras polyinsaturés contenus dans des aliments comme le poisson, les légumes verts feuillus, les noix et les graines. Même s'ils ne remplacent pas les acides gras essentiels, les aliments riches en gras monoinsaturés, comme l'huile d'olive, représentent d'excellents choix peu importe votre régime. Une autre excellente source de gras est l'huile de poisson. Bien que cette huile soit polyinsaturée, sa structure diffère de celle des autres gras et elle est riche en acides gras oméga-3.

Les vitamines et les minéraux

La plupart des aliments contiennent des vitamines et des minéraux, deux catégories de nutriments essentiels. Les besoins en vitamines sont minimes, mais doivent être comblés pour un fonctionnement normal du métabolisme. Nous connaissons actuellement treize vitamines : neuf sont hydrosolubles et quatre liposolubles. Les vitamines hydrosolubles comprennent la vitamine C et huit vitamines du complexe B. Les vitamines liposolubles incluent les vitamines A, D, E et K.

Les minéraux sont des éléments nutritionnels inorganiques dont le corps a besoin en quantités variables pour se maintenir en santé. Les macrominéraux, soit le calcium, le phosphore, le magnésium, le sodium, le potassium et le chlore, doivent être présents en quantité substantielle, alors que les oligoéléments, tout aussi importants, ne sont nécessaires qu'en infime quantité. Ces oligoéléments comprennent le fer, le zinc, le sélénium, l'iode, le cuivre, le fluor, le chrome, le manganèse et le molybdène.

Vos besoins cellulaires en vitamines et en minéraux sont déterminés par votre groupe sanguin. Vous trouverez une description détaillée de leur place dans votre régime dans mon premier livre, *4 Groupes sanguins, 4 Régimes*. Les exemples de menus tiennent compte de leur importance ; vous n'aurez donc pas à prendre de suppléments. Règle générale, attachez-vous à consommer vitamines et minéraux sous forme d'aliments afin qu'ils soient digérés et métabolisés comme la nature l'a prévu.

C'est ici que votre groupe sanguin entre en scène

Posséder des connaissances nutritionnelles sur les aliments est évidemment important, mais ce n'est qu'une partie de l'équation groupe sanguin. Certains aliments peuvent être remplis de nutriments ; toutefois, c'est la façon dont ces aliments sont décomposés dans votre système et la réaction de vos antigènes qui en font, dans le régime Groupe sanguin, des aliments très bénéfiques, neutres ou à éviter. Votre groupe sanguin est le meilleur guide qui soit pour naviguer dans le monde complexe de la nutrition.

Il est possible que vous découvriez dans ce livre certains aliments jusqu'ici peu connus de notre société moderne ; pourtant, le régime Groupe sanguin ne constitue pas une nouvelle façon de manger : c'est en fait une très ancienne façon de se nourrir, aussi ancienne que la vie elle-même.

4

4 Groupes sanguins, 4 Régimes

Feuille de route des groupes O, A, B et AB

Vous trouverez les listes des aliments du régime Groupe sanguin pour les groupes O, A, B et AB à partir de la page 107. Chaque liste comprend, pour chaque groupe sanguin, les aliments très bénéfiques, neutres et à éviter. Des recommandations sont données quant à la quantité et aux variations propres à chaque groupe ethnique.

Les renseignements qui suivent servent à compléter les listes : ils vous aideront à affiner votre régime et à comprendre les fondements sur lesquels s'appuient les recommandations pour les groupes sanguins.

Viandes et volailles

Lors de la parution de *4 Groupes sanguins, 4 Régimes,* il y a eu beaucoup de publicité autour de la recommandation faite aux personnes du groupe O et, dans une moindre mesure, à celles du groupe B, quant à l'importante source de protéines qu'est la viande. Les gens se sont demandé pourquoi la viande pouvait être conseillée en dépit de sa haute teneur en gras saturé et en cholestérol. Il est vrai que la plupart des viandes consommées aujourd'hui sont trop grasses et qu'elles sont contaminées par l'utilisation abusive d'hormones et d'antibiotiques. Je tiens à préciser que le régime Groupe sanguin recommande la consommation de viandes maigres provenant d'élevages biologiques, un choix diététique totalement différent.

GROUPE O. Un régime riche en protéines animales vous convient très bien. Votre groupe sanguin étant le premier de l'histoire, vous possédez un système digestif parfaitement adapté à la consommation de viande : en effet, votre estomac a un taux d'acide gastrique élevé qui décompose rapidement les aliments et votre métabolisme les distribue de façon à maximiser leur apport. Vous pouvez également manger de la volaille, mais c'est une source de protéines qui ne présente pas les mêmes avantages pour vous que la viande rouge.

GROUPE A. Alors que les sujets du groupe O utilisent la viande comme carburant, cette dernière est mal absorbée et mal purifiée par les personnes de votre groupe. Un régime de protéines végétales vous convient beaucoup mieux. Ainsi, les protéines de soya devraient représenter la plus grande part de « viande » que vous consommez. Les fruits de mer et le tofu peuvent également remplacer la viande que votre système digère si mal. En effet, la viande augmente les toxines diges-

---

Si vous êtes un végétarien du groupe O

Si vous êtes un végétarien du groupe O, il est possible qu'au début, vous éprouviez certaines difficultés à bien digérer la viande. Consommez-en donc d'abord de petites portions, quelques fois par semaine, et mastiquez bien chaque bouchée pour en faciliter la digestion. Si la consommation de viande rouge vous pose un problème, vous pouvez aussi supplémenter votre régime avec une plante peu connue provenant de la pharmacopée ayurvédique, le *Coleus forskolii*. Il a été démontré que cette plante augmente le niveau d'énergie du groupe O et que son action sur le métabolisme est similaire à celle de la viande rouge. Le *Coleus forskolii* offre donc une solution aux personnes de votre groupe pour qui la consommation de viande rouge présente un problème philosophique. Vous pouvez également utiliser cette plante avec la volaille et le poisson.

tives dans votre système et elle est stockée sous forme de graisses, et non sous forme de protéines qui serviront à la croissance de vos tissus musculaires. Vous pouvez à l'occasion consommer du poulet maigre d'élevage biologique, mais il devrait être cuisiné à la façon asiatique, c'est-à-dire comme condiment plutôt que comme plat principal.

GROUPE B. Vous vous accommodez bien d'un régime comprenant plusieurs sortes de viandes. Il est intéressant de noter que c'est grâce à l'histoire ancestrale de votre groupe que vous vous adaptez aussi facilement aux exigences diététiques de régimes à haute ou à basse teneur en protéines. Notez également qu'il semble exister un lien de causalité direct entre le stress, les maladies auto-immunes et le genre de protéines ingérées par les personnes de votre groupe. Vous aurez donc avantage à consommer des viandes rouges autres que l'incontournable bœuf, par exemple l'agneau, le mouton, le gibier et le lapin.

Point important: Les personnes de votre groupe doivent éviter le poulet, considéré par notre société comme une importante source alimentaire. Ce sera probablement l'un des ajustements les plus difficiles auxquels vous aurez à faire face, mais c'est un facteur de santé essentiel: en effet, les tissus musculaires du poulet – en particulier de la poitrine – contiennent des lectines agglutinantes pour votre groupe. Cette lectine bouleverse votre système et peut favoriser les accidents cardiovasculaires et l'apparition de maladies auto-immunes. Si vous en consommez souvent, remplacez le poulet par la dinde.

GROUPE AB. Votre façon de réagir à la viande est unique, puisque votre groupe sanguin présente non seulement des éléments du groupe A, mais aussi du groupe B. Comme les personnes du groupe A, vous êtes encouragé à consommer des protéines provenant du tofu et des fruits de mer. À l'instar des sujets du groupe B, votre système s'accommode bien de viandes rouges autres que le bœuf, comme l'agneau, le mouton, le lapin et le gibier. Votre estomac ne sécrétant pas suffisamment d'acide pour digérer et utiliser efficacement un apport excessif en protéines animales, les portions devront être petites afin de les rendre plus digestibles.

Poisson, crustacés et mollusques

Deuxième source en importance de protéines animales, cette catégorie d'aliments contient également des acides gras oméga-3 très précieux. Des cultures entières ont survécu en ne mangeant que du poisson, des crustacés et des mollusques. Les civilisations se sont développées le long des berges des rivières et des mers : océans, mers, lacs, fleuves et rivières ont souvent été la source d'une abondance incroyable. Il n'est donc pas étonnant que les gens aient cru que des dieux habitaient l'eau. En effet, quelle autre explication aurait-il pu y avoir ?

GROUPE O. La liste des fruits de mer qui vous sont recommandés est longue. Après la viande, le poisson, les crustacés et les mollusques constituent les sources les plus concentrées de protéines animales. Les fruits de mer conviennent particulièrement aux personnes de votre groupe issues d'ancêtres asiatiques ou eurasiens. Les autres pourront choisir parmi la riche variété de poissons gras des mers froides. Les huiles de poisson vous sont spécialement recommandées, puisque certains facteurs de coagulation du sang, apparus au fur et à mesure que l'être humain s'adaptait aux changements environnementaux, n'existaient pas chez les premiers sujets du groupe O. C'est pourquoi les personnes de votre groupe ont souvent un sang très fluide qui coagule difficilement. Malgré leurs propriétés fluidifiantes, les huiles de poisson ne semblent pas nocives pour vous. À mon avis, la raison en est que la façon dont les gènes du groupe O agissent sur la viscosité du sang – à l'aide des facteurs de coagulation – diffère de celle dont les huiles de poisson exerce leur influence – par l'agglutination de plaquettes. Ces huiles s'avèrent également très efficaces pour traiter les affections inflammatoires de l'intestin, comme les colites ou la maladie de Crohn, auxquelles vous êtes prédisposé. Les fruits de mer représentent également une excellente source d'iode qui contribue à la régulation de l'activité thyroïdienne : en effet, les sujets de votre groupe souffrent souvent d'hypothyroïdie, un dérèglement où les sécrétions de la thyroïde sont insuffisantes. Votre régime santé devrait donc faire une place de choix aux fruits de mer.

GROUPE A. Vous pouvez consommer du poisson jusqu'à trois ou quatre fois par semaine pour compléter votre apport en protéines végétales. Évitez les poissons blancs délicats comme le flétan, la sole, la merluche et le merlu : ils contiennent une lectine irritante pour votre système digestif. Les femmes à risque familial de cancer du sein auront avantage, pour ce groupe, à ajouter l'escargot comestible à leur régime. En effet, *Helix pomatia* aide à combattre le cancer de la façon suivante : au stade précancéreux, les cellules produisent une protéine qui permet au cancer de se répandre. La lectine de l'escargot agglutine ces cellules et bloque effectivement leur diffusion en démasquant leur véritable identité. Les huiles de poisson semblent également jouer un rôle dans la réduction des maladies cardiovasculaires et sont, pour cette raison, un aliment important pour vous.

> Essayez les « Escargots de Peter », en page 173. Cette recette de famille est non seulement facile à réaliser, elle est aussi délicieuse.

GROUPE B. Le poisson est excellent pour vous. Les poissons gras des mers froides, comme la morue, vous sont particulièrement recommandés, tout comme les poissons blancs, tel le flétan, la plie et la sole. Fuyez en revanche les crustacés – homard, crevettes, crabe et moules – qui contiennent des lectines nocives pour votre groupe. Il est intéressant de noter que la souche originelle du groupe B était constituée de plusieurs tribus juives dont les préceptes alimentaires interdisaient la consommation de crustacés. Il se peut que cet interdit alimentaire provienne du fait que l'on savait ces mets difficiles à digérer pour les personnes du groupe B. Depuis la parution de *4 Groupes sanguins, 4 Régimes*, nous avons également découvert que le caviar (œufs) de saumon contiendrait une lectine qui agglutine les cellules du groupe B. Je vous suggère donc de limiter votre consommation de saumon jusqu'à ce que nous en sachions plus à ce sujet.

GROUPE AB. Vous pouvez choisir parmi un large éventail de poissons et de fruits de mer bénéfiques pour vous. Néanmoins, à l'instar des personnes du groupe A, évitez les poissons blancs comme le flétan, la sole, la merluche et le merlu et, comme les sujets du groupe B, tous les crustacés. Les femmes de votre groupe à risque familial de cancer du sein auront avantage à ajouter l'escargot comestible *Helix pomatia* à leur régime. À l'instar des personnes du groupe B, vous devrez être vigilant à l'égard de la consommation de saumon.

Œufs et produits laitiers

Source principale des produits laitiers, le lait entier de vache se compose d'environ 4,9 pour cent d'hydrates de carbone, 3,5 pour cent de gras, 3,5 pour cent de protéines et 87 pour cent d'eau. Cette équation varie d'une espèce à l'autre chez les mammifères qui produisent du lait. Le taux de gras est élevé dans le lait humain et pauvre dans le lait de chèvre. Le lait contient d'importantes quantités de la plupart des nutriments, mais il est très pauvre en fer, en vitamine C et en niacine. Les taux de calcium et de phosphore sont très élevés. Quant au taux de vitamine A, il est élevé dans le lait entier, mais cette vitamine liposoluble disparaît lorsque le lait est écrémé. Le lait contient tous les acides aminés essentiels, ce qui en fait un aliment protéique complet.

Malheureusement, le lait de vache est aujourd'hui si dénaturé par les antibiotiques qu'ils peuvent être détectés en quantité mesurable dans les tissus des personnes qui boivent du lait. De plus, des renseignements récents sur l'utilisation des hormones de croissance dans la production commerciale du lait s'avèrent inquiétants. Plusieurs études ont en effet établi un lien entre les hormones de croissance et l'apparition de cancers du sein chez les femmes et de la prostate chez les hommes. Recherchez donc des produits laitiers qui sont exempts d'hormones de croissance. Le lait cru ou non pasteurisé n'est pas recommandé parce qu'il comporte un risque de contamination bactérienne.

Le genre humain a toujours considéré les produits laitiers et les œufs comme des sources appréciables de protéines. Pendant des siècles, l'œuf a représenté un symbole de fertilité, de même qu'un objet de culte païen et religieux. Bien que, de nos jours, les analyses nutritionnelles démontrent que la plupart des produits laitiers sont riches en gras saturé et en cholestérol, et que les œufs le sont particulièrement en cholestérol, il n'en reste pas moins que, consommés avec modération, ils constituent un apport nutritionnel complet en protéines animales.

Le beurre est une substance dont la popularité va et vient dans le monde de la nutrition. Nous savons tous que le beurre est un gras qui contient beaucoup de cholestérol, mais cela ne couvre qu'une partie de la vérité. Le beurre est également une riche source d'acides aminés en chaînes courtes, en particulier d'*acide butyrique*, dont il a été démontré qu'il exerce des effets bénéfiques sur le côlon et le système digestif. Dans plusieurs pays du monde, comme l'Inde et le Pakistan, on utilise une forme de beurre clarifié appelé *ghee*. Fait remarquable : il ne semble pas que la consommation de ghee dans ces sociétés se traduise par des taux plus élevés de cholestérol sanguin. En fait, comme toutes les protéines restantes disparaissent dans le processus de clarification, le ghee est un gras pur, sans lectines.

GROUPE O. Vous pouvez consommer chaque semaine de petites quantités de produits laitiers et quelques œufs. Vous devez toutefois vous rappeler que ces aliments ne sont que des sources protidiques médiocres pour votre groupe. Les produits laitiers fournissant habituellement la meilleure source de calcium alimentaire, veillez à absorber une supplémentation quotidienne en calcium, recommandation particulièrement importante pour les femmes. Votre système digestif est mal adapté à la consommation de fromage ; vous pouvez cependant manger des œufs trois ou quatre fois par semaine.

Si vous êtes d'origine africaine, vous devez carrément éliminer les œufs et les produits laitiers de votre régime, encore plus indigestes pour vous que pour les autres personnes du groupe O. Vos aïeux n'absorbaient jamais de produits laitiers ; il est donc logique que l'intolérance au lactose soit généralisée chez les personnes qui, comme vous, sont de descendance africaine.

Il existe une différence entre les allergies alimentaires et les intolérances alimentaires. Les *allergies* alimentaires ne sont pas des troubles digestifs ; elles sont une réaction du système immunitaire à certains aliments : cela signifie que votre système immunitaire produit un anticorps qui combat l'intrus ingéré. En revanche, les *intolérances* alimentaires sont des réponses digestives qui peuvent apparaître pour maintes raisons. Ces réactions digestives peuvent être causées par un aliment de mauvaise qualité, des additifs, des associations psychologiques, un conditionnement culturel, ou tout simplement un aléa biologique.

GROUPE A. La plupart des produits laitiers ne vous conviennent pas. Votre organisme sécrète en effet des anticorps au contact du D-galactosamine, un des sucres de base du lait entier. Comme je l'ai déjà mentionné, le D-galactosamine est l'un des composants essentiels de l'antigène B. Votre système immunitaire crée des anticorps pour repousser les antigènes semblables à ceux du groupe B, ce qui inclut les produits de lait entier. C'est probablement la raison pour laquelle la consommation de produits laitiers augmente votre production de mucosités. Si vous souffrez d'asthme ou d'infections ORL, éliminez entièrement les produits laitiers de votre régime.

Vous pouvez tolérer de petites quantités de produits laitiers fermentés, tels le yogourt, le kéfir et la crème sure sans gras. Le lait de chèvre constitue un excellent substitut au lait de vache, de même que la boisson et les fromages de soya, idéals pour vous.

Attention au calcium!

Comme les produits laitiers sont généralement mal tolérés par les personnes du groupe O, ces dernières doivent supplémenter leur consommation de calcium, d'autant qu'elles sont à risque de souffrir d'arthrite ou d'inflammations articulaires. Je recommande aux enfants et aux adultes d'absorber un supplément quotidien de calcium de 600 à 1 100 milligrammes.

Vous devez également limiter votre consommation d'œufs : ne mangez que des œufs bios, et à l'occasion seulement. Les œufs ne sont pas une excellente source de protéines pour les personnes de votre groupe.

GROUPE B. Vous faites partie du seul groupe qui peut consommer régulièrement une grande variété de produits laitiers. En effet, le sucre de base de l'antigène du groupe B, le D-galactosamine, est également présent dans le lait entier. La domestication des animaux, l'apparition des produits laitiers et leur intégration dans le régime alimentaire du genre humain coïncident avec le point culminant du développement de votre groupe sanguin. Évitez cependant les fromages à pâte ferme, plutôt indigestes. Enfin, sachez que les œufs *ne contiennent pas* la lectine nocive présente dans les tissus musculaires du poulet et qui en font pour vous un aliment à éviter.

GROUPE AB. Pour ce qui est des œufs et des produits laitiers, votre groupe sanguin est à cheval entre deux mondes. À l'instar des sujets du groupe B, vous pouvez consommer certains produits laitiers, mais votre système digérera plus facilement les produits laitiers conseillés aux personnes du groupe A, soit le yogourt, le kéfir et la crème sure sans gras. Un seul point à surveiller dans votre cas : les sécrétions excessives de mucosités. Réduisez votre consommation de produits laitiers si vous constatez les premiers signes de problèmes respiratoires ou d'infections ORL.

Les œufs sont une très bonne source de protéines pour vous. Optimisez l'absorption de ces protéines en utilisant deux blancs d'œuf pour un seul jaune.

Huiles et corps gras

La tendance sociale visant à diminuer notre consommation de cholestérol a pour conséquence que plusieurs huiles végétales de valeur nutritionnelle médiocre sont proposées au consommateur mal informé comme des huiles faibles en cholestérol. C'est peut-être vrai, mais là n'est pas la question. Le cholestérol n'est présent que dans les produits du règne animal ; le règne végétal n'en produit pas. En fait, l'huile végétale sans cholestérol que vous utilisez a probablement fort peu à offrir. Ainsi, les huiles tropicales comme l'huile de noix de coco sont très riches en gras saturés.

Aujourd'hui, la plupart des huiles vendues sur le marché, y compris l'huile de canola et l'huile de carthame, sont des produits polyinsaturés : c'est déjà une amélioration en regard des huiles tropicales ou du gras animal comme le saindoux. Il existe néanmoins certaines inquiétudes quant à la surconsommation d'huiles polyinsaturées, qui pourrait être liée à certains types de cancer, surtout lorsque ces huiles sont soumises à de hautes températures de cuisson. Si vous devez chauffer vos huiles, utilisez les huiles de sésame, de noix ou d'arachide qui tolèrent mieux la cuisson à haute température. Cependant, le meilleur choix de cuisson reste l'huile d'olive, et ce, autant que faire se peut. Cette huile monoinsaturée exerce en effet une influence bénéfique sur le cœur et les artères.

Plusieurs personnes croient que la margarine représente un choix santé pour remplacer le beurre. Or, les médecins naturopathes savent déjà depuis un certain temps qu'il n'en est rien, et la science traditionnelle reconnaît aujourd'hui que tel est le cas. La margarine est produite en transformant chimiquement une huile végétale de façon qu'elle devienne solide à température ambiante. Cette transformation est obtenue en hydrogénant l'huile, c'est-à-dire en procédant à un ajout chimique d'hydrogène, ce qui augmente le point de fusion de l'huile et lui permet ainsi de se solidifier. Ce processus transforme la configuration moléculaire de l'huile et produit des acides gras trans (AGT), qui sont des formes de gras potentiellement toxiques et cancérigènes. Si vous additionnez à cela de généreux ajouts de colorant jaune et de saveurs chimiques afin d'obtenir un produit ayant l'apparence du beurre, vous obtenez un épouvantable ersatz de beurre. La margarine sera à l'occasion comprise dans les recettes de ce livre. Si vous l'utilisez, faites-le avec parcimonie.

Je recommande également à tous les groupes de consommer chaque jour une ou deux cuillérées à table d'huile de lin ou d'huile d'olive afin de faciliter le processus d'élimination.

GROUPE O. Les huiles vous conviennent bien et constituent pour vous une bonne source de nutriments. L'huile d'olive et l'huile de lin sont vos meilleurs choix, puisqu'elles sont excellentes pour le cœur et les artères. Elles pourraient même contribuer à abaisser le taux de cholestérol sanguin.

GROUPE A. Vous avez besoin de fort peu de corps gras dans votre alimentation. Une cuillérée à table d'huile d'olive ou d'huile de lin chaque jour aura un effet positif sur votre taux de cholestérol, votre cœur et votre processus d'élimination. Évitez les huiles de maïs et de carthame dont les lectines peuvent susciter chez vous des difficultés digestives.

GROUPE B. Comme vous réagissez fort bien à l'huile d'olive, vous aurez avantage à en ingérer au moins une cuillérée à table chaque jour. Évitez en revanche les huiles de sésame, de tournesol et de maïs, qui contiennent des lectines novices pour votre tube digestif. L'huile de lin est pour vous un aliment neutre. Vous pouvez aussi utiliser le ghee, ou beurre clarifié, en petite quantité.

Beurre santé pour les groupes O et B

Mélanger 250 g (1/2 lb) de beurre non salé, 50 ml (1/4 tasse) d'huile de lin ou d'huile de carthame (selon votre groupe) et 40 g (3 c. à table) de granulés de lécithine. Percer une capsule de vitamine E (400 u. i.) à l'aide d'une épingle et ajouter son contenu au mélange. Fouetter jusqu'à ce que le mélange se solidifie. Cette préparation se conserve environ une semaine au réfrigérateur.

GROUPE AB. Vous préférerez l'huile d'olive aux autres huiles végétales, aux graisses végétales hydrogénées et aux graisses animales. Vous pouvez aussi utiliser le ghee, ou beurre clarifié, en petite quantité.

Noix et graines

Comme pour les oiseaux et les animaux, les noix et les graines ont toujours fait partie des aliments de base du genre humain. Cependant, peu de noix et de graines sont considérées comme bénéfiques pour *tous* les groupes sanguins. En effet, plusieurs des aliments de cette catégorie contiennent des lectines. Les noix et les graines constituent une importante source de minéraux et de protéines, en particulier de certains acides aminés contenant du soufre, qui aident le corps à se désintoxiquer. Les noix et les graines rancissent très rapidement au contact de l'air : conservez-les donc dans des contenants hermétiquement fermés. Ne moulez jamais vos propres beurres de noix dans les magasins d'aliments naturels : il pourrait s'ensuivre de dangereuses concentrations d'aflatoxine, une moisissure toxique. Des tests pour déceler la présence de ce poison sont pratiqués sur tous les beurres de noix vendus commercialement.

Évitez les noix apprêtées et très salées. Préférez les beurres de noix aux noix entières si vous souffrez de diverticulite, d'appendicite ou de problèmes biliaires.

GROUPE O. Bien que vous puissiez trouver dans les noix et les graines un riche complément aux protéines végétales, vous n'en avez généralement pas besoin. Évitez carrément les noix si vous cherchez à perdre du poids, car elles sont riches en gras et hautement caloriques. Seules les graines de citrouille (à haute teneur en zinc) et les noix de Grenoble sont considérées comme très bénéfiques pour votre groupe. Notez que les noix peuvent exacerber vos difficultés digestives si vous avez le côlon fragile.

GROUPE A. Plusieurs noix et graines peuvent constituer des aliments protéiques intéressants pour vous : ainsi, les graines de citrouille et de tournesol, les amandes et les noix de Grenoble vous conviennent toutes très bien. Les arachides vous sont également très bénéfiques puisqu'elles contiennent une lectine qui s'attaque aux cellules cancéreuses. Vous pouvez également consommer la peau de l'arachide (mais, bien sûr, pas son écale !). Notez toutefois que les arachides cultivées de façon conventionnelle ont tendance à contenir plus de résidus toxiques provenant des épandages de pesticides que les arachides de culture biologique. Si vous souffrez de problèmes biliaires, préférez de petites quantités de beurres de noix aux noix entières.

GROUPE B. Les noix et les graines ne vous conviennent pas très bien. Entre autres, les arachides, les graines de sésame et de tournesol contiennent des lectines qui entravent votre production d'insuline. Si vous êtes originaire d'Asie ou du Moyen-Orient, il vous paraîtra sans doute difficile de renoncer au sésame et à ses dérivés mais, en pareil cas, la voix du sang doit prendre le pas sur celle de la culture : en effet, les noix et les graines ont le potentiel de vous rendre très malade.

GROUPE AB. Les noix et les graines constituent une catégorie d'aliments problématique pour vous. Toutes les graines sont évidemment un bon complément aux protéines, mais elles contiennent toutes des lectines qui inhibent votre production d'insuline, ce qui les rend peu recommandables pour votre groupe. En revanche, vous partagez avec les sujets du groupe A la capacité de tirer parti des bienfaits des arachides qui stimulent vos défenses immunitaires. Comme vous êtes sujet aux problèmes biliaires, il est préférable que vous consommiez des beurres de noix plutôt que des noix entières.

Légumineuses et autres protéines végétales

Les légumineuses et les haricots occupent une place importante dans toutes les cultures de la planète, mais il n'en reste pas moins que les groupes sanguins y réagissent tous différemment. Les légumineuses et les haricots présentent une source commune de lectines alimentaires et sont donc très spécifiques à chaque groupe sanguin. La plupart des réactions négatives sont causées par l'effet des lectines sur la production d'insuline.

GROUPE O. Cette catégorie d'aliments n'est pas très bien rentabilisée par les personnes de votre groupe, quoique celles qui sont d'origine asiatique s'en tirent un peu mieux car elles y sont culturellement accoutumées. Règle générale, ces aliments inhibent le métabolisme d'autres nutriments plus importants, comme ceux de la viande. Ils tendent également à alcaliniser les tissus musculaires alors que vos performances sont meilleures lorsque ces derniers sont plus acides. Attention : ne confondez pas ce processus métabolique avec la réaction acido-alcaline qui intervient dans votre estomac. Dans votre cas, les légumineuses très bénéfiques sont rares. Toutefois, les quelques exceptions renforcent la vigueur de votre tube digestif et favorisent la cicatrisation des lésions ulcéreuses fréquentes chez les personnes de votre groupe, et qui sont dues à votre taux d'acidité gastrique élevé. Consommez néanmoins ces aliments avec modération ou à l'occasion, comme accompagnement à d'autres plats.

GROUPE A. Les protéines végétales des haricots et des légumineuses sont idéales pour vous. Sachez cependant les choisir avec soin, car les aliments de cette catégorie ne vous conviennent pas tous. Certains, comme les pois chiches, les haricots rognons rouges, les haricots beurre (de Lima) et les haricots blancs (« navy »), contiennent une lectine qui peut faire chuter votre production d'insuline, ce qui favorise autant l'obésité que le diabète.

GROUPE B. Vous ne devez consommer que des haricots rognons rouges, des haricots beurre (de Lima), des haricots blancs (« navy ») et des haricots de soya. Plusieurs légumineuses contiennent des lectines qui nuisent à votre production d'insuline, un facteur qui contribue à la tendance de votre groupe à l'hypoglycémie. Si vous êtes d'origine asiatique, vos traditions culinaires vous ont accoutumé à ces aliments et vous les tolérez donc un peu mieux. Limitez cependant vos choix aux produits très bénéfiques et veillez à les consommer avec parcimonie.

GROUPE AB. Ici encore, vous vous trouvez dans un monde à part. Les haricots et les légumineuses vous apportent un mélange de bénéfices et d'inconvénients. Ainsi, les lentilles sont un aliment anticancer important pour vous, alors qu'elles ne sont pas recommandées aux personnes du groupe B. Lorsque vous consommez des haricots rognons rouges ou des haricots beurre (de Lima), vous êtes également sujet à un ralentissement de votre production d'insuline, réaction identique à celle étudiée chez les personnes du groupe A.

Soya

Les haricots de soya et leurs dérivés constituent un facteur nutritionnel spécifique à chaque groupe sanguin d'une telle importance que je tiens à leur consacrer une catégorie. L'origine de la culture du soya en Chine se perd dans la nuit des temps. Avant même l'époque moderne, cette culture s'était étendue à d'autres pays de l'Asie de l'Est. La civilisation chinoise considérait le haricot de soya comme si important qu'il était au nombre des cinq « grains de vie » (les autres étant le riz, l'orge, le blé et le millet). À la fin du XIXe siècle, cette plante attira l'attention du *U.S. Department of Agriculture* (ministère de l'Agriculture des États-Unis) qui s'attacha ensuite à produire des variétés de soya améliorées grâce à un processus de culture sélective. Ce programme déboucha sur la culture de variétés fort différentes de la plante asiatique originale. L'essor rapide de la production en un peu plus de trente ans représente l'un des développements les plus remarquables de l'histoire de l'agriculture américaine.

Les haricots de soya sont une importante source nutritionnelle pour le genre humain, car elles sont extrêmement riches en protéines complètes. Pour le groupe A, le soya s'avère aussi important que toutes les autres sources de protéines animales déjà mentionnées : il mérite donc d'être aussi apprécié que ces dernières. Le soya est une fève miracle, débordant de protéines essentielles et pouvant être transformé en quantité d'autres aliments.

Les haricots de soya peuvent être consommés rôtis, séchés, broyés ou bouillis. Le soya peut être transformé en huile, en lait et en farine ; il peut également être modifié pour devenir du tofu, du tempeh, de l'okara, du miso, du fromage ou des protéines végétales texturées. Tout récemment, les scientifiques ont annoncé que le soya peut être utilisé comme carburant de substitution et qu'il peut même être transformé en tissu. Nous nous contenterons toutefois d'étudier ici le soya comme source de nourriture. Le soya est un produit de base aussi essentiel à l'approvisionnement mondial en nourriture que l'était autrefois le maïs dans les civilisations incas, mayas et aztèques.

GROUPE O. Le soya est un aliment neutre pour vous, il ne représente donc pas un choix protéique idéal. D'autres sources de protéines de haute qualité, comme la viande et le poisson, vous conviennent mieux.

GROUPE A. Je vous recommande de remplacer les protéines animales par les produits de soya. Votre système répond très favorablement au soya, qui constitue également une bonne protection contre le cancer. En effet, les lectines du soya agglutinent les cellules mutagènes qui ressemblent à celles de votre groupe et les éliminent de votre système. Les protéines végétales étant idéales pour vous, le soya constitue un aliment très nutritif, d'autant plus que votre système le digère et l'assimile facilement.

GROUPE B. Il serait préférable de limiter votre consommation de tofu et des autres dérivés de soya, leurs bénéfices immunitaires étant essentiellement inexistants pour vous. La qualité d'agent anticancer du soya est particulière aux sujets du groupe A. En ce qui vous concerne, vous avez réellement besoin de consommer de la viande, du poisson et des produits laitiers comme principales sources de protéines, si vous voulez être au meilleur de votre forme. Dans les sociétés orientales, cependant, un grand nombre de personnes sont du groupe B. Le soya faisant partie intégrante de la cuisine asiatique, ces personnes sont donc habituées à consommer du soya. Je vous recommande de diminuer votre consommation de produits de soya et d'y substituer de petites quantités de viande et de poisson.

GROUPE AB. Le tofu vous réussit particulièrement bien et vous retirez du tofu les mêmes bénéfices de protection contre le cancer que les sujets du groupe A. Le soya est également un excellent choix diététique si vous souhaitez perdre du poids.

Céréales et produits céréaliers

Les céréales fournissent environ 70 pour cent de l'énergie que nous consommons sous forme d'aliments. Les céréales les plus communément cultivées et consommées sont le riz, le blé et le maïs, suivies de près par le millet, le sorgho, l'avoine et l'orge. Les tubercules et les légumes racines, comme les pommes de terre, les betteraves et les carottes, représentent d'autres sources importantes d'énergie alimentaire. Les produits céréaliers sont en général faibles en gras, en autant que le germe du grain soit retiré lors du processus de transformation. Les produits de grains entiers fournissent une quantité appréciable de fibres, de même que des vitamines et des oligoéléments, comme l'acide pantothénique, la vitamine E, le zinc, le cuivre, le manganèse et le molybdène. En revanche, certaines céréales sont également riches en un type de lectines appelées *glutens*, lesquelles peuvent s'avérer très spécifiques à chaque groupe sanguin.

Le maïs et le blé sont omniprésents dans notre société. Pensez-y un instant: combien d'étiquettes avez-vous lues qui ne contiennent pas les mots «édulcorant à base de sirop de maïs»? Même le pain de seigle ne contient que 30 pour cent de seigle pour 70 pour cent de blé. Cet état de fait est cause de réels problèmes pour les groupes sanguins.

Comment contourner la situation? Les magasins de produits naturels peuvent s'avérer la solution idéale. Vous pouvez aussi consulter la liste des ressources de vente par correspondance qui apparaissent en annexe. Plusieurs céréales anciennes, et pour la plupart oubliées, ont récemment été redécouvertes et remises en culture. Parmi celles-ci, on trouve l'amarante, en provenance du Mexique, et l'épeautre, un proche parent du blé qui semble être exempt des problèmes rencontrés dans le blé entier. La farine d'épeautre produit un pain consistant, nourrissant et très savoureux. Vous remarquerez également que certaines céréales populaires au petit déjeuner sont aujourd'hui faites à partir d'amarante.

Tous les groupes sanguins tireront avantage de la consommation de pain de céréales germées. Les pains esséniens, aussi connus sous le nom de « pains bibliques », sont faits de céréales germées : ce sont d'excellents aliments vivants, riches en plusieurs enzymes bénéfiques. La lectine du gluten, principalement concentrée dans l'enveloppe du grain, est détruite au cours de processus de germination. Comme leur durée de vie est limitée, vous trouverez les pains esséniens au rayon des produits surgelés de votre magasin d'aliments naturels. Le processus de germination ayant pour effet de libérer les sucres, les pains de céréales germées ont un goût légèrement sucré. Ils sont également consistants et moelleux. Faites cependant preuve de vigilance à l'achat : les pains de céréales germées vendus commercialement sont souvent des pains de blé entier enrichis d'un soupçon de céréales germées. Lisez bien la liste des ingrédients.

Plusieurs personnes s'inquiètent de la présence de levure dans le pain, un élément qui peut être source de problèmes, en particulier pour les personnes qui souffrent du syndrome du côlon irritable ou qui ont pris connaissance des théories portant sur le « lien levure ». En ce qui me concerne, j'avoue que je ne considère pas la levure comme un problème. À mon avis, la réaction dont plusieurs personnes attribuent la cause à la levure est en réalité une réaction entre les lectines du gluten et les composants chimiques du sang dans leur système digestif.

GROUPE O. Vous ne tolérez absolument pas le blé entier : éliminez-le donc entièrement de votre alimentation. Le blé contient des lectines qui agissent à la fois sur votre sang et sur votre système digestif et qui empêchent l'assimilation correcte des nutriments utiles à votre santé. Il constitue aussi le principal facteur de prise de poids pour votre groupe sanguin, puisque les glutens du germe de blé interfèrent avec vos processus métaboliques. Or, avec un métabolisme paresseux ou inefficace, les aliments se convertissent plus lentement en énergie et sont donc stockés sous forme de graisses. Aucune céréale ne peut être considérée comme très bénéfique pour votre groupe. Lorsque vous consommez des pâtes, choisissez-les à base de topinambour, de sarrasin *(soba)*, de quinoa ou de riz. Bien que les préparations à base d'avoine figurent sur la liste des aliments à éviter, vous pouvez essayer d'en manger à l'occasion si vous n'avez pas de difficultés digestives et ne cherchez pas à perdre de poids.

GROUPE A. Vous pouvez consommer des céréales et leurs dérivés plusieurs fois par jour. Préférez les céréales complètes aux variétés plus raffinées. Veillez également à contrebalancer l'apport acide du blé par l'absorption d'aliments alcalins (voir fruits). En effet, contrairement aux sujets du groupe O, vos muscles doivent demeurer légèrement alcalins. Or, l'enveloppe du grain de blé, alcalin chez le groupe O, devient acide chez vous. Enfin, ceux d'entre vous qui souffrent d'asthme ou d'infections ORL à répétition veilleront à limiter leur apport en blé, car ce dernier favorise la sécrétion de mucosités.

GROUPE B. Pour vous, tout repose sur la notion d'équilibre. Consommez donc différentes variétés de céréales, en insistant sur le riz et l'avoine qui sont excellents pour vous. Le blé contient une lectine qui adhère à vos récepteurs insuliniques et réduit ainsi l'efficacité de votre insuline, ce qui se

---

Attention au blé!

Le blé est l'un des ingrédients que l'on trouve le plus souvent dans les aliments préparés, et ce, des sauces aux pâtes. Vous trouverez même du blé caché dans les céréales de maïs, le pain de seigle et les préparations à base de riz. Les sauces et les agents épaississants sont souvent à base de blé. Prenez soin de lire attentivement les étiquettes.

traduit par une prise de poids. Évitez aussi le seigle, porteur d'une lectine qui élit domicile dans votre système cardiovasculaire, favorisant ainsi les troubles sanguins et les accidents cardiovasculaires. Le maïs et le sarrasin sont d'importants facteurs de prise de poids pour les personnes de votre groupe car, plus que tout autre aliment, ils contribuent à ralentir votre métabolisme et à dérégler votre production d'insuline, entraînant ainsi fatigue et rétention d'eau. Goûtez également l'épeautre, une céréale très bénéfique pour votre groupe.

GROUPE AB. À l'instar des personnes du groupe A, vous vous sentez en forme lorsque vos tissus sont légèrement alcalins. Vous aurez donc avantage à limiter votre consommation de blé, en particulier si vous cherchez à mincir ou si vos sécrétions de mucosités sont excessives. Tout comme les personnes du groupe B, vous êtes sensible aux lectines contenues dans le sarrasin et le maïs. Bien que vous puissiez manger des produits de blé une ou deux fois par semaine, je vous recommande un régime qui inclura le riz, le seigle et l'avoine.

Légumes

La plupart des légumes sont une bonne source de vitamines, de minéraux et de fibres. Quelques légumes, comme le maïs et la pomme de terre, fournissent des quantités appréciables d'amidon. Certains autres contiennent de grandes quantités de calcium et de fer, en particulier les haricots, les pois et le brocoli. Les légumes contiennent également du chlorure de sodium, du cobalt, du cuivre, du magnésium, du manganèse, du phosphore et du potassium. On trouve également dans plusieurs variétés des carotènes, précurseurs des vitamines A et C. Enfin, les légumes contiennent d'utiles quantités de fibres, nécessaires pour encourager le mouvement des aliments dans les intestins.

GROUPE O. Les légumes sont une composante essentielle de votre alimentation. Une très grande variété vous est permise, mais il existe tout de même certaines familles nocives pour vous. Ainsi, la famille des brassicacées, comprenant le chou, le chou de Bruxelles, le chou-fleur et les feuilles de moutarde, inhibe le fonctionnement thyroïdien déjà lent chez les sujets de votre groupe. Par contre, les légumes verts à feuilles, riches en vitamine K, comme le chou cavalier (Collard), le chou frisé (Kale), la romaine, le brocoli et les épinards, constituent d'excellents choix. En effet, la vitamine K favorise la coagulation du sang et il manque à votre groupe certains facteurs de coagulation. Les pousses de luzerne contiennent des composants irritants qui peuvent aggraver vos problèmes d'hypersensibilité digestive. Les moisissures des champignons de Paris, des shiitaké et des olives fermentées provoquent quant à elles de fréquentes réactions allergiques. De même, les légumes de la famille des solanacées, comme l'aubergine et la pomme de terre, déclenchent des réactions arthritiques, car leurs lectines se déposent dans les tissus enrobant vos articulations. Les lectines du maïs agissent sur votre production d'insuline, ce qui peut engendrer des problèmes de diabète ou d'obésité. Évitez absolument de consommer du maïs, surtout si vous souffrez de problèmes pondéraux ou si l'on recense des cas de diabète dans votre famille. Quant à la tomate, elle est riche en puissantes lectines appelées *panhémagglutinantes*, ce qui signifie qu'elles exercent un effet agglutinant sur tous les groupes sanguins. Vous pouvez en consommer à l'occasion, car elles ne stimulent pas chez vous la production d'anticorps et deviennent neutres dans votre système digestif.

GROUPE A. Les légumes doivent constituer l'essentiel de votre alimentation. Consommez-les crus ou cuits à la vapeur pour en préserver tous les nutriments. Les poivrons irritent votre système digestif, tout comme les moisissures présentes dans les olives fermentées. Vous êtes également très sensible aux lectines des pommes de terre, des patates douces, des ignames et du chou. Évitez les tomates, classifiées comme panhémagglutinantes, car elles ont un effet désastreux sur votre système digestif. Bien que le maïs figure au rang des aliments neutres, je vous conseille d'y renoncer si vous avez des difficultés digestives ou si vous souhaitez perdre du poids. Au Japon, les champignons maitaké sont considérés comme un puissant tonique pour le système immunitaire. De récentes études ayant démontré leurs propriétés anticancéreuses, ce sont des légumes très bénéfiques pour vous. Les oignons jaunes contiennent un flavonoïde appelé *quercétine*, un antioxydant très puissant. Le brocoli vous est aussi fortement recommandé pour ses mêmes propriétés antioxydantes. Parmi les autres légumes très bénéfiques, privilégiez les carottes, le chou cavalier (Collard), le chou frisé (Kale), la citrouille et les épinards. Consommez aussi de l'ail, antibiotique naturel et stimulant du système immunitaire, excellent pour votre sang.

GROUPE B. Vous pouvez consommer presque tous les légumes, à quelques exceptions près. Les tomates doivent être entièrement éliminées de votre alimentation. Les lectines dites panhémagglutinantes provoquent chez vous une forte réaction qui se traduit en général par une irritation de la muqueuse gastrique. Le maïs doit également être banni de votre alimentation à cause de ses lectines, nuisibles pour votre métabolisme et votre production d'insuline. La même recommandation s'applique aux olives dont les ferments peuvent susciter des réactions allergiques. Comme vous êtes particulièrement vulnérable aux virus et aux maladies auto-immunes, vous aurez avantage à consommer quantité de légumes verts à feuilles, riches en magnésium, un agent antiviral efficace. Cet oligoélément s'avère aussi excellent pour les enfants de votre groupe qui sont sujets à l'eczéma. À l'inverse des autres groupes sanguins, vous pouvez consommer sans inquiétude les pommes de terre, les ignames et le chou.

GROUPE AB. Les légumes frais sont une importante source de substances phytochimiques : ces éléments sont présents dans les aliments et jouent un rôle dans la prévention des cancers et des affections cardiovasculaires, lesquels affectent plus souvent les personnes des groupes A et AB à cause de leurs défenses immunitaires moins efficaces. Presque tous les légumes bénéfiques aux groupes A et B le sont aussi pour vous. La seule exception est la tomate. En effet, la composition de votre groupe sanguin est si riche que vous pouvez consommer les lectines des tomates sans problèmes.

Fruits

Comme dans le cas des légumes, nous avons la chance d'avoir accès à une vaste et délicieuse variété de fruits riches, nutritifs et bénéfiques. La botanique classe certains légumes dans la famille des fruits : ce sont l'avocat, la courge, la tomate, l'aubergine, l'olive et les noix. Chaque groupe sanguin peut choisir parmi une longue liste de fruits neutres et très bénéfiques ; seuls quelques fruits doivent être absolument évités.

Les agrumes représentent une importante source de vitamine C, et les fruits jaunes, comme les pêches, contiennent du carotène. Les figues sont une excellente source de calcium, et les fruits séchés constituent non seulement une source de sucre concentré, mais également celle d'une bonne quantité de fer. Les raisins, les prunes, les baies, les pommes et les poires s'ajoutent à la corne d'abondance qui s'offre au genre humain. De plus, à l'instar des légumes, les fruits fournissent une grande quantité de fibres.

GROUPE O. Les fruits sont pour vous non seulement une importante source de vitamines, de minéraux et de fibres, mais également un excellent substitut aux pains et aux pâtes. Manger un morceau de fruit à la place d'une tranche de pain est beaucoup plus bénéfique à votre organisme, et favorise en même temps votre objectif de perte de poids. Les prunes, les pruneaux et les figues sont très bénéfiques pour vous : en effet, la plupart des fruits de couleur rouge foncée, violette et bleue suscitent une réaction alcaline dans votre système digestif. Cette réaction aide à réduire les irritations de votre muqueuse gastrique. Cependant, tous les fruits alcalins ne sont pas bons pour vous. Ainsi, le melon est alcalin, mais il contient beaucoup de moisissures auxquelles les personnes de votre groupe sont très sensibles. Le cantaloup et le melon miel présentent le contenu le plus élevé en moisissures et doivent donc être évités.

Les oranges, les tangerines et les fraises doivent aussi être éliminées à cause de leur trop grande acidité. Le pamplemousse est également très acide, mais il affiche des tendances alcalines après sa digestion et, de ce fait, peut être inclus dans votre régime. La plupart des baies vous conviennent bien, sauf les mûres qui contiennent une lectine mauvaise pour votre digestion. Évitez la noix de coco et les produits en contenant : vous y êtes particulièrement sensible. Lisez attentivement les étiquettes pour vous assurer que vous ne consommez pas d'huile de coco à votre insu.

GROUPE A. Vous aurez avantage à consommer des fruits trois fois par jour. Efforcez-vous de privilégier les fruits plus alcalins, comme les baies et les prunes, qui équilibrent l'influence acide qu'ont, sur vos tissus musculaires, les céréales dont vous devez faire grande consommation. La haute teneur en moisissures des melons en font des aliments peu recommandés ; ainsi, le cantaloup et le melon miel vous sont carrément interdits. Vous tolérez mal les fruits tropicaux, comme la mangue et la papaye, qui vous donnent des indigestions. Substituez aux bananes d'autres fruits riches en potassium, tels les abricots, les figues et certains melons. L'ananas, en revanche, facilite votre digestion. Évitez également les oranges qui irritent votre estomac. Par contre, pamplemousses et citrons vous réussissent admirablement. Le pamplemousse affiche d'excellentes tendances alcalines après sa digestion, alors que le citron facilite à la fois votre digestion et l'élimination de vos mucosités.

GROUPE B. Comme vous jouissez d'un système digestif très équilibré, vous pouvez consommer de nombreux fruits qui sont nocifs pour les autres groupes. Très peu de fruits vous sont interdits : il y a fort à parier que vous souffrirez peu de devoir renoncer aux kakis, aux figues de Barbarie et aux grenades. Consommez de l'ananas : il contient une enzyme digestive, la *broméline*, qui vous aidera à diminuer la rétention d'eau à laquelle vous serez sujet jusqu'à ce que votre système se soit habitué à son nouveau régime.

Efforcez-vous de consommer au moins deux ou trois portions de fruits très bénéfiques chaque jour, afin de tirer parti des qualités médicinales qu'ils renferment et qui s'appliquent spécifiquement à votre groupe.

GROUPE AB. Dans vos préférences et intolérances pour certains fruits, vous êtes régi par votre héritage « groupe A ». Les raisins, les prunes et les baies sont des fruits plus alcalins qui contrebalancent l'action acidifiante des céréales sur vos tissus musculaires. Évitez les fruits tropicaux comme les bananes, les goyaves et les mangues. En revanche, consommez de l'ananas, qui vous aide à bien digérer. Évitez également les oranges qui, en plus d'être irritantes pour votre estomac, entravent la bonne absorption d'importants oligoéléments. Par contre, les citrons et les pamplemousses sont excellents pour votre système digestif. Le pamplemousse affiche d'excellentes tendances alcalines après sa digestion, alors que le citron facilite à la fois votre digestion et l'élimination de vos mucosités.

Jus de fruits et de légumes

Les recommandations faites pour chaque groupe en ce qui concerne les jus de fruits et de légumes suivent celles données quant aux fruits et aux légumes.

GROUPE O. À cause de leur alcalinité, les jus de légumes vous conviennent mieux que les jus de fruits. Si vous buvez des jus de fruits, choisissez les variétés qui contiennent moins de sucre que le jus de pomme ou le cidre. Bien que très sucré, le jus d'ananas contient l'enzyme *broméline*, particulièrement efficace pour prévenir la rétention d'eau et les ballonnements. Le jus de cerise noire, très alcalin, est également un jus bénéfique pour votre système.

GROUPE A. Préférez les jus de fruits alcalins aux jus de fruits trop sucrés, plus acidifiants. Buvez chaque matin au lever un grand verre d'eau chaude dans lequel vous aurez pressé un demi-citron. Cette boisson vous aidera à éliminer les mucosités accumulées pendant la nuit dans votre tube digestif un brin paresseux et favorisera votre transit intestinal.

GROUPE B. La plupart des jus de fruits et de légumes vous conviennent très bien. Il existe une boisson spéciale pour les sujets de votre groupe, surnommée *Membrosia* par quelques-uns de mes lecteurs, et que j'appelle « Cocktail fluidifiant pour les membranes ». En voici la recette : mélangez 15 ml (1 c. à table) d'huile de lin, 15 ml (1 c. à table) de granulés de lécithine de première qualité et 180 à 250 ml (6 à 8 oz) de jus de fruits recommandés. La lécithine est une enzyme présente dans certains aliments d'origine animale ou végétale, dotée d'une action stimulante sur le métabolisme et le système immunitaire. Ce cocktail matinal vous fournit donc un apport appréciable en choline, en sérine et en éthanolamine, trois phospholipides importants pour les sujets de votre groupe. Comme la lécithine émulsifie l'huile et lui permet de se mélanger au jus de fruits, vous constaterez que cette boisson est beaucoup plus savoureuse que son nom ne le laisse présager.

GROUPE AB. Privilégiez les jus des fruits très alcalins comme les jus de cerise noire, de canneberges ou de raisin. Buvez chaque matin au lever un grand verre d'eau chaude dans lequel vous aurez pressé un demi-citron. Cette boisson vous aidera à éliminer les mucosités accumulées pendant la nuit dans votre tube digestif un brin paresseux et favorisera votre transit intestinal. Buvez ensuite un verre de jus de pamplemousse ou de papaye dilué.

Épices et fines herbes

On pense souvent que les épices et les fines herbes sont interchangeables alors qu'elles sont en réalité très différentes. Les épices sont extraites d'écorces, de boutons floraux, de fruits, de racines et de graines. Les fines herbes sont des plantes à feuilles vertes qui poussaient à l'origine dans les zones de climat tempéré et que l'on retrouve aujourd'hui dans plusieurs potagers domestiques. Les épices et les herbes sont étonnamment riches en nutriments. Elles servent non seulement à améliorer le goût de la plupart de nos mets, mais possèdent également de grandes propriétés médicinales.

GROUPE O. Les épices peuvent revigorer vos systèmes digestif et immunitaire. Ainsi, les assaisonnements à base de varech vésiculeux sont excellents pour vous, car ils contiennent de l'iode, indispensable au bon fonctionnement de votre glande thyroïde. Le sel iodé représente une autre solution acceptable, mais veillez à l'utiliser avec parcimonie. Le fucose contenu dans le varech vésiculeux contient une molécule qui contribue à la protection de vos muqueuses gastro-intestinales en empêchant les bactéries génératrices d'ulcères d'y adhérer. Le varech exerce aussi un grand effet régulateur sur votre métabolisme et vous aide donc à perdre du poids. Comme la plupart des légumes verts, le persil aide à la coagulation du sang. Certaines épices échauffantes, comme le cari et le piment de Cayenne, ont des vertus calmantes pour votre groupe. Par contre, le vinaigre irrite votre estomac et le poivre noir peut provoquer une réaction allergique. Le sucre, le miel et le chocolat ne sont pas nocifs pour vous, mais leur consommation devrait être strictement limitée. Évitez le sirop de maïs et les édulcorants à base de sirop de maïs.

GROUPE A. Ne considérez pas les épices comme de simples agents de sapidité, car elles peuvent stimuler fort efficacement votre système immunitaire. Ainsi, les épices à base de soya, comme le tamari, le miso et la sauce soya, sont très bénéfiques pour vous. Si leur teneur en sodium vous préoccupe, utilisez la version allégée. La mélasse verte non raffinée (*black-strap*) représente une excellente source de fer, laquelle fait souvent défaut dans l'alimentation de votre groupe. Le varech vésiculeux vous fournit de l'iode et une foule d'autres oligoéléments. Évitez le vinaigre dont l'acidité irrite votre estomac. Vous pouvez consommer du sucre et du chocolat, mais en quantité très limitée. Bannissez autant que possible le sucre blanc raffiné. En effet, des études récentes démontrent que le système immunitaire fonctionne au ralenti pendant les heures suivant son absorption. Des suppléments d'aubépine sont

Le facteur sucre

Plusieurs adeptes du régime Groupe sanguin sont très heureux d'apprendre que le sucre et le chocolat figurent sur la liste des aliments neutres. Ils ont l'habitude de s'entendre dire qu'il faut éviter ces « mauvais » aliments, recommandation qui ressemble plutôt à une punition. En fait, le chocolat et le sucre ne contiennent pas de lectines nocives agglutinant les cellules d'aucun groupe sanguin. Cependant, ce n'est pas parce qu'ils apparaissent sur la liste des aliments neutres qu'ils sont sans effet. En lui-même, le sucre ne fournit aucun bénéfice nutritionnel, pas plus que le chocolat, bien que ce dernier contienne de la caféine. D'autres édulcorants, tel le miel et le sirop, sont tout aussi dépourvus de nutriments que le sucre blanc. La solution : faites preuve de bon sens lorsqu'il s'agit de consommer des aliments « vides ».

recommandés à ceux d'entre vous qui souffrent de problèmes cardiaques. Cette substance phytochimique accroît l'élasticité des muscles cardiaques et tonifie le cœur. Les plantes médicinales qui stimulent les défenses immunitaires, telle l'échinacée, peuvent vous aider à éviter rhumes et grippes.

GROUPE B. Les meilleures épices pour vous sont les variétés « échauffantes » comme le gingembre, le raifort, le cari et le piment de Cayenne. Évitez le poivre, qu'il soit blanc ou noir : il contient des lectines nocives pour vous. Paradoxalement, les substances plus douces tendent à irriter votre estomac. Évitez donc les édulcorants à base de malt d'orge ou de sirop de maïs, la cannelle et la fécule de maïs. Vous pouvez consommer avec modération du sucre blanc ou roux, de la mélasse et du miel, qui représentent des aliments neutres pour votre groupe. Vous pouvez également manger un peu de chocolat, mais avec parcimonie. Les tisanes de ginseng et de gingko biloba augmentent la capacité de rétention de la mémoire ainsi que la concentration, problèmes qui touchent quelquefois les personnes de votre groupe souffrant de désordres nerveux.

GROUPE AB. À la place du sel de table conventionnel, utilisez le sel de mer ou les algues, relativement pauvres en sodium, pour saler vos mets. Ainsi, le varech vésiculeux est non seulement excellent pour votre cœur et votre système immunitaire, mais il vous aidera également à contrôler efficacement votre poids. Le miso, dérivé du soya, est un excellent condiment pour vous : il vous permettra de cuisiner de délicieux potages et des sauces savoureuses. Évitez le poivre et le vinaigre. Assaisonnez salades et légumes avec une vinaigrette à base de jus de citron, d'huile d'olive, de fines herbes et de beaucoup d'ail, un tonique puissant et un antibiotique naturel. Vous pouvez manger du sucre et du chocolat, mais avec parcimonie.

Condiments

Le monde des condiments est très vaste et leurs définitions abondent. La mayonnaise est-elle un condiment ? Les *pickles* ? Et la *relish* ? Il en existe tellement : chutney à la mangue, au citron, aux noix, *relish* aux *pickles*, au maïs, à la tomate, à l'oignon, à la moutarde… Est-il étonnant qu'il règne une telle confusion à ce sujet ? Sachez que tous les condiments sont composés d'un mélange d'herbes, d'épices, de vinaigres et de marinades. Parmi ces ingrédients, certains se marient bien et d'autres pas. Tout comme les herbes et les épices, les condiments nous offrent d'innombrables variations de goût : épicé, aigre, sucré, amer, vinaigré, pimenté, fruité et piquant. Je vous offre plusieurs recettes de sauces et de condiments spécifiques à chaque groupe sanguin dans la deuxième partie. Pour ce qui est des condiments conventionnels, voici mes recommandations.

GROUPE O. Aucun condiment n'est très bénéfique pour vous. Si vous consommez de la moutarde ou de la vinaigrette avec vos aliments, veillez à en limiter la consommation. Vous pouvez manger des tomates, mais le ketchup contient du vinaigre, entre autres ingrédients, et doit donc être évité. La même restriction s'applique à la mayonnaise. Aucun aliment vinaigré ne vous convient : ils sont indigestes et irritent énormément les muqueuses de votre estomac. Remplacez les

---

De meilleurs condiments pour votre sang

Remplacez vos condiments habituels par quelques-unes des combinaisons suivantes. Assurez-vous de bien lire la liste de leurs ingrédients.

Huile pimentée (huile de chili): huile végétale épicée et savoureuse aromatisée aux piments rouges forts. (À éviter pour le groupe A.)

Poudre de chili: mélange d'ail, de cumin, d'origan, de clous de girofle, de coriandre et de piments forts séchés. (À éviter pour le groupe A.)

Sauce Hoisin: sauce brun-rouge à saveur à la fois sucrée et épicée, composée de haricots de soya, d'ail, de piments forts et de plusieurs épices. (Un bon aliment de substitution aux sauces soya conventionnelles, qui contiennent souvent du blé.)

Miso: pâte de haricot de soya aujourd'hui vendue en poudre, qui s'ajoute facilement à plusieurs recettes.

Tahini: pâte épaisse faite de graines de sésame broyées.

Tamari: sauce plus épaisse que la sauce soya, à saveur douce. Faite à partir de haricots de soya, elle est excellente pour arroser les plats de viande ou de légumes.

---

condiments par de l'huile d'olive, du jus de citron et de l'ail, assaisonnements beaucoup plus sains dans votre cas.

GROUPE A. Aucun condiment n'est très bénéfique pour vous. Vous pouvez consommer de petites quantités de confitures et de vinaigrettes pauvres en matières grasses. Évitez cependant les *pickles* ainsi que les aliments vinaigrés, qui ont été liés au cancer de l'estomac chez les personnes dont l'acidité gastrique est insuffisante. Éliminez également le ketchup dont les tomates et le vinaigre sont indigestes pour vous.

GROUPE B. Vous pouvez consommer presque tous les condiments, à l'exception du ketchup, qui contient des lectines nocives pour vous. Sachez cependant limiter votre consommation à de très petites portions occasionnelles.

GROUPE AB. Évitez tous les condiments vinaigrés à cause de votre vulnérabilité au cancer de l'estomac.

Tisanes

La plupart des groupes sanguins tirent de nombreux avantages de la consommation de tisanes. Les préparations à base d'herbes sont utilisées depuis des siècles pour traiter une foule de maladies, autant réelles qu'imaginaires. Aujourd'hui vendues dans de nombreux magasins, les tisanes ont retrouvé dans la plupart des foyers la place légitime qui leur revient.

GROUPE O. Vous pouvez utiliser les tisanes afin de stimuler votre organisme et de l'aider à combattre ses faiblesses naturelles. Votre impératif premier consiste à calmer vos systèmes digestif et immunitaire. Ainsi, la réglisse peut calmer les irritations de l'estomac auxquelles vous êtes sujet : il existe une préparation à la réglisse appelée DGL, disponible dans les magasins d'aliments naturels. Cette préparation est sans danger, car elle ne comprend pas l'élément qui, dans la réglisse crue, peut augmenter la pression sanguine. Les plantes comme la menthe poivrée, le persil, l'églantier et la salsepareille, exercent un effet calmant sur votre organisme. Par contre, la luzerne, l'aloès, la bardane et les barbes de maïs stimulent votre système immunitaire de manière non spécifique, ce qui peut accroître le danger de maladies auto-immunes.

GROUPE A. À l'inverse des personnes du groupe O, qui doivent privilégier les tisanes calmantes, vous avez besoin de stimuler votre système. La plupart des facteurs de risque pour votre santé sont en effet liés à votre système immunitaire plutôt paresseux. Consommez donc des plantes qui exerceront sur lui un puissant effet : aloès, luzerne, bardane et échinacée. Le thé vert présente des propriétés antioxydantes très puissantes pour le système digestif et contribue donc à prévenir certains cancers. L'aubépine est un bon tonique pour votre système cardiovasculaire. L'orme rouge, la gentiane et le gingembre augmentent votre taux d'acidité gastrique. Enfin, la camomille et la valériane sont excellentes pour relaxer votre système.

GROUPE B. Plusieurs tisanes vous sont très bénéfiques : le gingembre vous stimule et la menthe poivrée vous calme. Le ginseng a des effets positifs sur votre système nerveux, mais comme c'est un stimulant, buvez-en tôt le matin. La réglisse est excellente pour vous : ses propriétés antivirales contrecarrent en effet votre propension aux maladies auto-immunes. De plus, elle aide à réguler le taux de sucre sanguin, ce qui intéressera ceux parmi vous, et ils sont nombreux, qui sont sujets à des crises d'hypoglycémie après les repas. J'ai aussi découvert récemment que la réglisse constitue un élixir d'une grande efficacité dans les cas de syndrome de fatigue chronique. Cependant, une mise en garde est ici nécessaire : comme la réglisse augmente la pression sanguine, ne consommez jamais de racine ou de supplémentation de réglisse sans avis médical.

GROUPE AB. Vous aurez avantage à utiliser des tisanes qui stimuleront votre système immunitaire et aideront votre organisme à se protéger contre les affections cardiovasculaires et les cancers. Consommez donc de la luzerne, de la bardane, de la camomille et de l'échinacée, toutes excellentes pour stimuler votre système immunitaire. L'aubépine et la réglisse sont également recommandées pour améliorer la santé de votre système cardiovasculaire. En plus de son excellente influence sur votre système immunitaire, le thé vert vous fera profiter de ses remarquables propriétés anticancéreuses. Enfin, le pissenlit, la racine de bardane et les feuilles de fraisier favoriseront l'absorption du fer par votre organisme, contribuant de ce fait à la prévention de l'anémie.

Boissons diverses

Le café, le thé, le vin, la bière et les alcools forts (spiritueux) occupent une place fort importante dans plusieurs cultures. Les eaux et les boissons gazeuses, les sodas et autres boissons de toutes sortes font également partie intégrante de nos vies. Certaines parmi elles ont un effet positif sur certains groupes sanguins. D'autres devraient être évitées.

GROUPE O. Peu de boissons sont acceptables pour les personnes de votre groupe. Le thé et l'eau gazeuse sont sans danger. Vous pouvez boire de la bière en petite quantité, mais seulement si vous ne souhaitez pas perdre du poids. Vous pouvez également boire du vin, avec modération. Le café augmente votre taux d'acidité gastrique déjà fort élevé et devrait donc être entièrement éliminé de votre régime. Bien qu'il ne présente pas de propriétés curatives pour votre groupe, le thé vert représente une bonne solution de rechange pour un apport en caféine.

GROUPE A. Étonnamment, le café vous est recommandé, car il augmente votre taux d'acidité gastrique et possède certaines des enzymes que l'on retrouve dans le soya. Buvez régulièrement du thé vert. Vous pouvez aussi consommer du vin rouge, qui exerce une action positive sur votre système cardiovasculaire. Évitez en revanche toutes les autres boissons.

GROUPE B. Vous tirerez de grands avantages de votre consommation de tisanes, de thé vert, d'eau et de jus. Le café, le vin et les autres thés ne vous sont pas vraiment nocifs, mais ils ne vous sont pas particulièrement bénéfiques non plus. L'objectif du régime Groupe sanguin étant d'optimiser le fonctionnement de votre organisme, vous aurez avantage à éliminer ces stimulants superflus pour atteindre ce but.

GROUPE AB. Le café vous est recommandé, car il présente plusieurs enzymes que l'on retrouve dans le soya. À cause de ses puissantes propriétés antioxydantes, le thé vert vous est également très bénéfique. Le vin rouge est bon pour vous puisqu'il exerce une action protectrice sur votre système cardiovasculaire. La bière est pour vous une boisson neutre, mais doit être consommée avec modération.

Nous venons donc d'étudier les consignes générales en ce qui a trait aux aliments qui conviennent le mieux à votre groupe sanguin. Dans le prochain chapitre, nous aborderons le côté pragmatique du régime : comment acheter, préparer et manger ces aliments. Plus important encore pour ceux d'entre vous qui ne connaissent pas le régime Groupe sanguin, nous verrons quelle est la meilleure façon de commencer à le suivre.

5

Préparatifs

De l'épicerie à la table dans l'esprit du régime

Dans bien des cas, les gens abandonnent leurs régimes qu'ils perçoivent souvent trop moralisateurs. L'approche et le ton manichéens (« hors de cette voie, point de salut ! ») ont pour effet de créer un stress : on n'ose faire aucune entorse au plan proposé de peur de s'égarer hors d'un hypothétique droit chemin.

Je crois qu'un bon régime s'intègre petit à petit : ce ne doit pas être un changement radical qu'on s'impose du jour au lendemain. Un bon régime doit être agréable et *juste* ; ce n'est pas une camisole de force ! C'est l'une des raisons pour laquelle je ne m'intéresse pas au strict calcul des calories ou aux équations compliquées servant à déterminer le pourcentage de protéines, de gras et d'hydrates de carbone permis. Dans le même esprit, la grosseur des portions ne constitue qu'une recommandation générale. Des disparités individuelles existeront toujours selon votre taille, votre poids, votre âge, votre condition physique et la variété d'aliments disponibles. Mon but n'est pas de vous étouffer avec un régime. Au contraire, si vous souhaitez manger selon l'idéal prévu pour vous par la nature, votre régime doit aller de soi. Cela peut prendre un certain temps et requiert évidemment une certaine souplesse.

Si vous avez essayé d'autres régimes, et la plupart d'entre vous l'avez fait, vous êtes probablement familier avec le sentiment que des choses horribles vont se produire si vous cessez de suivre le plan prescrit. Je ne compte plus le nombre de personnes désespérées qui ont communiqué avec moi parce qu'elles se sont trouvées dans une situation totalement incompatible avec le régime Groupe sanguin. Ainsi, j'ai déjà reçu un coup de fil d'une femme affolée qui devait assister au mariage de sa meilleure amie et qui s'inquiétait de ce qui lui arriverait si elle mangeait un morceau du gâteau de noces. Je lui ai simplement répondu : « Eh bien ! J'imagine que vous l'apprécierez ». Cet exemple est typique de l'écrasante anxiété qu'éprouvent les gens à propos de la nourriture. Comme l'anxiété est très mauvaise pour la digestion, ce n'est pas un sentiment que je recommande. Dans les faits, si votre santé est généralement bonne, vous pouvez faire preuve de souplesse lorsque les circonstances l'exigent. Il y a fort peu de chances que vous soyez envahi par une armée de lectines qui détruiront votre forteresse. Pour ma part, je suis du groupe A et j'adore le tofu. J'en ai mangé toute ma vie. Or, environ une fois par année, je succombe à l'irrésistible envie de manger le chou farci à la viande que cuisine Martha, mon épouse. Et je ne me sens aucunement coupable d'avoir cédé à la tentation.

Le fait de vous engager à suivre le régime Groupe sanguin est en soi excellent. Mais la vie est trop courte pour s'inquiéter de cette pincée de cannelle que vous devez ajouter en huitième ingrédient à votre recette favorite.

LE RÉGIME GROUPE SANGUIN EST-IL NOUVEAU POUR VOUS ?

Vous êtes peut-être impatient de plonger immédiatement dans un régime qui convient à votre groupe sanguin. Mais avant de jeter aux ordures tous les aliments que vous devez éviter et de vous lancer avec abandon dans la consommation d'aliments très bénéfiques, prenez le temps de vous renseigner sur le régime en lui-même. La meilleure façon de commencer à intégrer le régime Groupe sanguin à votre vie est de compléter graduellement les étapes suivantes :

1. LISEZ ATTENTIVEMENT *4 GROUPES SANGUINS, 4 RÉGIMES* : ne vous contentez pas de passer tout de suite à la section qui traite de votre groupe sanguin. Vous ne pouvez comprendre les facteurs du groupe B si vous ne saisissez pas le contexte historique, c'est-à-dire le processus évolutif qui a déterminé le rôle que joue le groupe sanguin dans le régime particulier de chaque personne. Cela s'applique aussi aux groupes O, A et AB. Je sais que les gens ont tendance à suivre des régimes qui leur semblent arbitraires. On leur dit : « Mangez ceci, ne mangez pas cela », et ils suivent ces consignes à la lettre. Ils peuvent obtenir des résultats ou n'en constater aucun. Au bout du compte, il est certain que personne ne se soumettra à une méthode qui ne trouve pas écho dans sa tête et dans son cœur.

2. COMMENCEZ À AJOUTER À VOTRE RÉGIME ACTUEL DES ALIMENTS CONSIDÉRÉS COMME TRÈS BÉNÉFIQUES POUR VOTRE GROUPE. Jetez un coup d'œil aux aliments qui exercent un effet médicinal positif sur votre groupe sanguin. Commencez à incorporer à votre régime les aliments que vous ne consommez pas déjà.

3. ENTAMEZ LE RÉGIME D'EXERCICE RECOMMANDÉ POUR VOTRE GROUPE SANGUIN. L'exercice est un élément essentiel du régime Groupe sanguin. Vous trouverez, dans *4 Groupes sanguins, 4 Régimes,* des explications complètes sur les raisons qui font que certains types d'entraînement conviennent mieux aux différents groupes sanguins que d'autres. En bref, les recommandations sont les suivantes : pour le groupe O, un entraînement physique intense comme l'aérobie et le jogging ; pour le groupe A, des exercices calmants qui libèrent les tensions, tel le yoga, la marche et le taï chi ; pour le groupe B, des activités d'intensité moyenne, comme la randonnée pédestre, la bicyclette et les arts martiaux ; et enfin, pour le groupe AB, les

mêmes exercices relaxants que ceux qui sont conseillés au groupe A. Il a été démontré que les personnes qui commencent le régime Groupe sanguin constatent une nette différence si elles combinent la consommation d'aliments très bénéfiques à un entraînement sportif approprié à leur groupe sanguin.

4. COMMENCEZ À ÉLIMINER LES ALIMENTS QUI FIGURENT SUR LA LISTE «À ÉVITER». Recherchez tout d'abord des aliments de substitution pour ceux que vous devez éviter. Ainsi, une personne du groupe A, habituée à consommer de la viande, peut commencer à la remplacer par du poisson et manger du poulet à la place du bœuf ou de l'agneau. L'objectif est de remplacer graduellement les aliments à éviter par des aliments neutres et très bénéfiques. En lisant sur les interactions entre certains aliments et votre groupe sanguin, vous découvrirez que certaines lectines alimentaires sont particulièrement puissantes. Employez-vous donc à éliminer en premier lieu les aliments qui en contiennent.

À L'ÉPICERIE

Il n'est pas nécessaire que vous soyez un spécialiste de la science de l'alimentation, ou que vous apportiez une calculatrice et une balance diététique avec vous, lorsque vous allez à l'épicerie. Efforcez-vous seulement de choisir les aliments les plus frais et les plus près de leur état naturel. Utilisez également vos connaissances sur les principes nutritionnels de base. Voici quelques trucs :

Évitez les viandes très grasses. Le bétail et la volaille élevés en plein air l'ont été sans utilisation excessive d'antibiotiques et d'autres produits chimiques : aussi sont-ils recommandés dans le régime Groupe sanguin. L'expression « élevés en plein air » signifie exactement cela : ces animaux n'ont pas été parqués dans des enclos. Vous constaterez la différence en y goûtant : la chair est plus maigre, la couleur et la texture sont plus riches et

Liste de contrôle des priorités par groupe sanguin

De nombreuses raisons peuvent empêcher les gens de suivre à la lettre le régime Groupe sanguin. On me demande souvent : « Si je ne pouvais faire que deux ou trois choses pour constater une différence dans mon régime, quelles pourraient-elles être ? ». Voici quelques suggestions qui pourront également être utiles à ceux qui commencent tout juste leur régime.

GROUPE O : Commencez à manger de petites portions de viande rouge maigre trois à quatre fois par semaine. Éliminez le blé.

GROUPE A : Remplacez la viande par des protéines végétales et supplémentez-les avec du poisson. Consommez plus de légumineuses et de produits céréaliers.

GROUPE B : Commencez à manger des produits laitiers plusieurs fois par semaine et éliminez le poulet.

GROUPE AB : Consommez régulièrement des produits de la mer, du tofu et de petites quantités de viande, comme l'agneau et la dinde. Évitez le poulet, le maïs et la plupart des légumineuses.

TOUS LES GROUPES : Consommez des produits provenant de cultures et d'élevages biologiques – viande, volaille, fruits et légumes. Si vous ne pouvez vous le permettre financièrement, commencez par la viande et la volaille, et lavez soigneusement vos fruits et légumes. Adoptez un programme d'exercice qui suit les recommandations de votre groupe.

il y a fort peu de gras. Il est possible d'élever du bétail dont la viande rouge présente des pourcentages de gras et de cholestérol plus près de ceux qu'on retrouve dans la volaille déjà plus maigre, mais le résultat est moins tendre et moins savoureux pour nos papilles modernes. L'industrie agroalimentaire fonctionne encore selon l'idée traditionnelle que les consommateurs veulent de la viande riche en gras. Nos ancêtres consommaient du gibier plutôt maigre et du bétail domestique nourri de luzerne et d'autres fourrages. De nos jours, on nourrit le bétail avec du maïs, on le garde en santé à l'aide d'antibiotiques et on l'apprécie pour la tendreté de sa viande persillée. Heureusement, certaines entreprises commencent à répondre à la demande grandissante de viande maigre d'élevage biologique. Parlez-en à votre épicier s'il n'a pas encore adopté la tendance.

Il est assez facile de savoir si un poisson est frais : il suffit de regarder ses yeux. S'ils sont clairs et brillants, le poisson est probablement frais. Tirez sur les ouïes pour les écarter de la tête : elles doivent être rose sombre ou rouge vif. Si la peau est visqueuse au toucher, ou si elle dégage une odeur forte ou désagréable, le poisson n'est pas frais.

Évitez les conserves autant que faire se peut. Les aliments mis en conserve par l'industrie sont soumis à de hautes températures et des pressions élevées ; ils perdent donc une grande partie de leur contenu vitaminique, en particulier les antioxydants comme la vitamine C. Ils conservent cependant les vitamines qui ne sont pas sensibles à la chaleur, telle la vitamine A. Les aliments en conserve contiennent généralement peu de fibres, mais beaucoup de sel, lequel est ajouté pour rehausser la saveur affadie par les étapes de production. Ces aliments sont également pauvres en enzymes naturelles : en effet, la plupart d'entre elles sont détruites lors de la mise en conserve.

Outre les aliments frais, ce sont les aliments surgelés qui offrent la meilleure solution, puisque le procédé industriel de congélation ne modifie pas beaucoup le contenu nutritionnel. La qualité et la variété des produits surgelés se sont beaucoup améliorées au cours des dernières années. De nouvelles méthodes de traitement et de congélation permettent maintenant de conserver aux aliments le plus de fraîcheur possible.

Truc

Si vous achetez des légumes non biologiques, prenez soin de nettoyer leur pelure pour la débarrasser des produits chimiques. Pour ce faire, lavez vos légumes dans un évier rempli d'eau à laquelle vous ajouterez 10 ml (2 c. à thé) d'eau de Javel et 15 ml (1 c. à table) de liquide à vaisselle. Vous pouvez également vous procurer des solutions de nettoyage dans les magasins d'aliments naturels, ou les commandez par catalogue.

De nombreuses gammes d'aliments biologiques et végétariens sont aujourd'hui disponibles dans le commerce; il est donc plus facile que jamais de s'approvisionner en une très grande variété d'aliments qui pouvaient se révéler difficiles à trouver auparavant. Cela dit, je suis plutôt vieux jeu: mes aliments favoris restent les aliments frais!

Pour votre sécurité, faites preuve de vigilance

Selon un article du *New York Times* daté du 10 mars 1998, les autorités sanitaires pressent le gouvernement fédéral américain de tout mettre en œuvre pour détecter les cas de maladies causées par des aliments contaminés et pour prévenir l'apparition de cas semblables à l'avenir.

Le *National Center for Health Statistics* (Centre national de statistiques sur la santé) rapporte que les maladies véhiculées par les aliments comptent chaque année parmi les principales causes de visites aux salles d'urgence. À titre d'exemple, on estime qu'en un an, entre 1996 et 1997, les 4,4 millions de résidants de l'état du Minnesota ont souffert de 6,1 millions de maladies diarrhéiques.

Si vous n'avez pas accès à un magasin d'aliments naturels et ne pouvez trouver d'aliments biologiques:

- dites à votre épicier que vous êtes intéressé à acheter des aliments bios. Plusieurs chaînes ont commencé à offrir à leur clientèle des produits maraîchers, de la viande et de la volaille bios;

- faites le tour de la section des produits surgelés de votre épicerie. Il existe aujourd'hui plusieurs nouvelles variantes d'aliments végétariens sans gluten. Ces produits sont maintenant disponibles ailleurs que dans les magasins d'aliments naturels;

- consultez les annexes pour obtenir de l'information sur les commandes d'aliments par correspondance.

Il n'existe pas de chiffres précis sur la consommation d'aliments contaminés, mais on sait que les cas les plus communs de contamination véhiculée par le poisson comprennent le botulisme, la staphylococcie et la toxoplasmose. L'hépatite virale causée par la contamination fécale, des taux dangereusement élevés de mercure et de PCB représentent les risques potentiels auxquels s'exposent les personnes qui consomment des aliments provenant d'eaux polluées. Dans le cas des produits du règne animal, la contamination bactérienne et parasitaire est toujours possible. Fait alarmant, le poisson n'est pas soumis aux mêmes critères d'inspection fédérale que la viande et la volaille. En fait, ce sont les grossistes et les usines de traitement qui maintiennent un programme d'inspection librement consentie. Qui plus est, ce n'est qu'à partir de 1991 que la *Food and Drug Administration* (organisme américain qui teste, entre autres, l'innocuité des aliments) mettait sur pied un service chargé de contrôler l'innocuité des produits de la mer !

Les États-Unis ont longtemps été perçus comme le pays où l'approvisionnement en nourriture est le plus sécuritaire et le moins cher au monde. Or, c'est de moins en moins le cas. Parmi les aliments qui garnissent les étalages des marchés, une très grande quantité provient de pays où n'existent pas les consignes minimales de sécurité concernant la nourriture qui ont été établies sur le plan national. Dans les faits, un nombre croissant de maladies véhiculées par les aliments ressemble étrangement à ce qui était autrefois considéré comme la diarrhée classique du voyageur. En d'autres mots, la « turista » ne requiert plus de bagages, juste quelques achats à l'épicerie du coin.

N'allez pas non plus vous imaginer que vous pouvez relâcher votre vigilance lorsque vous faites vos achats dans un magasin d'aliments naturels. Pour plusieurs d'entre eux, et en particulier les plus petits, le roulement de marchandises n'est pas aussi important que celui d'un supermarché ou d'un magasin de fruits et de légumes achalandé. Vérifiez donc les dates d'expiration (« meilleur avant ») avant d'acheter quoi que ce soit.

Soyez bio-connaisseur

Aujourd'hui, les épiceries tendent à offrir des produits bios régulièrement, ce qui représente une innovation assez récente. La plupart des fruits et des légumes bios sont importés de Californie, état où des lois précises régissent l'utilisation du terme *biologique*. Dans certains magasins, on trouve des fruits et des légumes bios et des produits qui ne le sont pas les uns à côté des autres. Dans bien des cas, ils se vendent au même prix ! Je crois que la demande du consommateur forcera de plus en plus de producteurs de fruits et de légumes à adopter des méthodes d'agriculture biologique. Éventuellement, le coût des fertilisants et des pesticides fera en sorte que la culture des produits non bios sera plus coûteuse que celle des produits bios. En dépit des arguments bien connus pour et contre l'usage des pesticides, les faits sont simples : il n'a jamais été démontré que les pesticides, même en quantité infime, sont bénéfiques pour le corps humain. Par contre, il faut se rappeler que les fruits et les légumes bios s'abîment facilement et se gâtent rapidement. Le paradoxe est aussi que, sans pesticides, il serait impossible de maintenir une production d'aliments suffisante dans plusieurs régions de la planète.

D'un point de vue pratique, une bonne façon de faire est d'acheter des légumes bios de préférence aux autres, si leur prix n'est pas trop élevé. Ils sont plus savoureux et également meilleurs pour votre santé. Cependant, n'hésitez pas à improviser si vous ne pouvez vous permettre de dépenser beaucoup et si vous ne pouvez trouver de produits bios à prix raisonnable. Le plus important est de consommer beaucoup de fruits et de légumes. Qu'ils soient de source biologique ou de provenance traditionnelle, ils contiennent des nutriments importants qui ne demandent qu'à être assimilés.

UN GARDE-MANGER CONVIVIAL POUR LE RÉGIME GROUPE SANGUIN

Vous trouverez plus facile et plus commode de stocker votre garde-manger avec les aliments de base qui conviennent à votre groupe sanguin. Si votre famille compte plus d'un groupe sanguin, assurez-vous d'étiqueter boîtes et contenants en conséquence.

Tisanes

ALIMENT	ACHAT	ENTREPOSAGE
GROUPE O		
Cynorrhodon (baies d'églantier)		Se conservent
Fenugrec		1 an.
Gingembre		
Houblon		
Menthe poivrée		
Mouron des oiseaux		
Mûrier		
Orme rouge		
Persil		
Piment de Cayenne		
Pissenlit		
Salsepareille		
Tilleul		
GROUPE A		
Aloès		
Aubépine		
Bardane		
Camomille		
Chardon Marie		

ALIMENT	ACHAT	ENTREPOSAGE
Cynorrhodon (baies d'églantier)		Se conservent
Échinacée		1 an
Fenugrec		
Gingembre		
Ginseng		
Luzerne		
Millepertuis		
Orme rouge		
Thé vert		
Valériane		

GROUPE B

Cynorrhodon (baies d'églantier)		
Fraisier (feuilles)		
Framboisier (feuilles)		
Gingembre		
Ginseng		
Menthe poivrée		
Persil		
Réglisse		
Thé vert		

GROUPE AB

Aubépine		
Bardane		
Camomille		
Cynorrhodon (baies d'églantiers)		
Échinacée		
Fraisier (feuilles)		
Gingembre		
Ginseng		
Luzerne)		
Réglisse (racine		
Thé vert		

Épices et condiments

ALIMENT	ACHAT	ENTREPOSAGE
GROUPE O		
Cari		Séchés, se conservent
Caroube		indéfiniment.
Curcuma		
Gingembre		
Miso		
Persil		
Petit goémon		
Piment de Cayenne		
Raifort		
Tamari		Jusqu'à 4 mois.
GROUPE A		
Ail		
Gingembre		
Graines de moutarde		
Miso		
Sauce soya		
Tamari		
GROUPE B		
Algues Nori		
Cari		
Gingembre		
Persil		
Piment de Cayenne		
Raifort		
GROUPE AB		
Ail		
Cari		
Miso		
Persil		
Raifort		
Varech vésiculeux		

Édulcorants

ALIMENT	ACHAT	ENTREPOSAGE
GROUPE O		
Mélasse		Se conservent
Miel*		indéfiniment s'ils sont
Sirop d'érable		entreposés
Sirop de riz brun		correctement.
Sucre brut		
GROUPE A		
Malt d'orge		
Mélasse		
Miel*		
Sirop de riz brun		
Sucre brut		
Sucre roux		
GROUPE B		
Beurre de pomme		
Miel*		
Mélasse		
Sucre brut		
Sucre roux		
GROUPE AB		
Mélasse		
Miel*		
Sucre brut		

Les enfants de moins d'un an ne devraient pas consommer de miel, car il peut causer le botulisme chez les nourrissons.

Vinaigres, huiles et sauces

ALIMENT	ACHAT	ENTREPOSAGE
GROUPE O		
Huile de lin		Peuvent être
Huile d'olive		entreposées
Tamari		indéfiniment si les
Huile de canola (colza)		contenants sont
Huile de sésame		hermétiquement fermés.
GROUPE A		
Huile de lin		
Huile d'olive		
Moutarde		
Sauce soya		
Tamari		
GROUPE B		
Huile d'olive		
Raifort		
GROUPE AB		
Huile de canola (colza)		
Huile d'olive		
Miso		

Grains

ALIMENT	ACHAT	ENTREPOSAGE
GROUPE O		
Épeautre	Épiceries, magasins	Le meilleur endroit
Grains d'épeautre	d'aliments naturels,	pour l'entreposage
Kasha	achat par	est le réfrigérateur ou
Millet	correspondance.	le congélateur.
Quinoa		Les grains entiers se
Seigle		conservent plusieurs
		mois dans un
		contenant hermé
		tiquement fermé,
		placé dans un
		endroit frais et sec.
GROUPE A		
Amarante		Le riz se conserve 3 à
Avoine		6 mois s'il est entre-
Kasha		posé correctement
Millet		(contenant hermé-
Pâtes de sarrasin *(soba)*		tiquement fermé
Pâtes de riz		placé dans un endroit
Riz		frais et sec).
GROUPE B		
Avoine		Le riz refroidi se con-
Grains d'épeautre		serve seulement
Millet		quelques jours au
Quinoa		réfrigérateur. Il peut
Riz basmati		être congelé. Le
Riz brun		quinoa se conserve
		de 3 à 6 mois au
		réfrigérateur.

GROUPE AB

Avoine
Grains d'épeautre
Millet
Riz basmati
Riz blanc
Riz brun
Riz sauvage

Attention aux infestations par les insectes !

Farines

ALIMENT	ACHAT	ENTREPOSAGE
GROUPE O		
Épeautre (blanche/complète) Farine de seigle	Magasins d'aliments naturels, achat par correspondance, certaines épiceries.	La farine de grains entiers doit être conservée dans un contenant hermétiquement fermé, placé dans un endroit sec ou au réfrigérateur. La farine se conserve jusqu'à 6 mois.
GROUPE A		
Amarante Épeautre (blanche/entière) Farine d'avoine Farine de riz Farine de seigle Poudre de soya Quinoa Riz brun	Magasins d'aliments naturels, achat par correspondance, certaines épiceries.	

	GROUPE B	
Épeautre (blanche/entière)	Magasins d'aliments naturel, achat par correspondance, certaines épiceries.	
Poudre de soya (poudre de protéines)		
Son d'avoine		
	GROUPE AB	
Épeautre (blanche/entière)	Magasins d'aliments naturels, achat par correspondance, certaines épiceries.	
Farine d'avoine		
Farine de blé germé		
Farine de riz		
Farine de seigle		
Poudre de soya		

Attention aux infestations par les insectes !

Céréales

ALIMENT	ACHAT	ENTREPOSAGE
	GROUPE O	
Amarante	Magasins d'aliments naturels, certaines épiceries.	Les céréales doivent être conservées dans un contenant herméti-quement fermé à l'abri de la chaleur et de l'humidité. L'entre-posage au réfrigéra-teur ou dans un endroit frais (5 °C ou 40 °F) retarde le ran-cissement et l'appari-tion de moisissures, et aide à prévenir l'infestation par les insectes. Les céréales se conservent jusqu'à 6 mois.
Crème de riz		
Épeautre		
Riz soufflé		

GROUPE A

Amarante	Magasins d'aliments
Épeautre	naturels, certaines
Flocons d'avoine	épiceries.
Kasha	
Sarrasin	
Son d'avoine	

GROUPE B

Épeautre	Magasins d'aliments
Flocons d'avoine	naturels, certaines
Millet	épiceries.
Riz soufflé	
Son d'avoine	
Son de riz	

GROUPE AB

Épeautre	Magasins d'aliments
Flocons d'avoine	naturels, certaines
Millet	épiceries.
Riz soufflé	
Son d'avoine	
Son de riz	

Pâtes

ALIMENT	ACHAT	ENTREPOSAGE
	GROUPE O	
Pâtes d'épeautre	Épiceries, magasins	Les pâtes fraîches se
Pâtes de riz	d'aliments naturels,	conservent 1 ou 2 jours
Quinoa	achat par	au réfrigérateur et
	correspondance.	peuvent être congelées
		jusqu'à 1 mois. Les
		pâtes pré-emballées se
		conservent jusqu'à
		6 mois.

GROUPE A

Pâtes de sarrasin *(soba)*
Pâtes aux topinambours
Pâtes d'épeautre
Quinoa

GROUPE B

Pâtes aux épinards
Pâtes de riz
Quinoa

GROUPE AB

Pâtes de riz
Quinoa

Noix et graines

ALIMENT	ACHAT	ENTREPOSAGE
	GROUPE O	
Graines de citrouille Noix de Grenoble	Épiceries, magasins d'aliments naturels, achat par correspondance.	Les noix doivent être conservées dans un contenant hermétiquement fermé placé dans un endroit frais et sec. Les noix en écale se conservent jusqu'à 8 mois. Les noix écalées doivent être consommées à l'intérieur des 3 mois suivant leur achat.

GROUPE A

Arachides
Beurre d'arachide
Graines de citrouille

GROUPE B

Amandes
Noix de Grenoble

GROUPE AB

Arachides
Beurre d'arachide
Châtaignes
Noix de Grenoble

Haricots et légumineuses

ALIMENT	ACHAT	ENTREPOSAGE
GROUPE O		
Doliques à œil noir Haricots adzuki Haricots pinto	Magasins d'aliments naturels, certaines épiceries, achat par correspondance. Recherchez des légumineuses fermes, brillamment colorées et de taille uniforme.	Les légumineuses doivent être conservées dans un contenant hermétiquement fermé placé dans un endroit frais et sec. Elles se conservent jusqu'à 1 an.

GROUPE A

Doliques à œil noir

Haricots adzuki

Haricots de soya

Haricots noirs

Haricots pinto

Haricots verts

Lentilles brunes

Lentilles rouges

Lentilles vertes

GROUPE B

Haricots beurre (de Lima)

Haricots blancs (« navy »)

Haricots de soya

Haricots rognons rouges

GROUPE AB

Haricots blancs (« navy »)

Haricots de soya

Haricots pinto

Haricots rognons rouges

Lentilles vertes

À LA CUISINE

Préparation de la viande et du poisson

Une préparation inadéquate peut faire perdre à un aliment presque toute sa valeur nutritive. Cela s'applique particulièrement aux aliments de provenance animale, très riches en protéines, comme la viande et le poisson. Je recommande à ceux, parmi mes patients, qui consomment de la viande dans leur régime Groupe sanguin de prendre quelques précautions avant de faire cuire celle-ci. Enlevez d'abord la peau et le gras excédentaires. Faites ensuite bouillir de l'eau dans une casserole juste assez grande pour contenir la viande, puis éteignez le feu et laissez la viande tremper dans l'eau entre trois et cinq minutes. Cela, j'en conviens, peut sembler affligeant. La viande ne sera-t-elle pas altérée par ce traitement ? En fait, cela ne changera ni sa texture ni sa saveur, mais permettra de la débarrasser des éléments chimiques provenant de l'oxydation de sa surface. L'opération détruira également les bactéries qui auraient pu se développer suite à une manutention incorrecte. Attention, cependant : si vous soupçonnez la viande traitée de ne pas être de première fraîcheur, le fait de la laisser reposer dans l'eau chaude ne la rendra pas plus comestible. Si une viande est gâtée ou avariée, jetez-la. Agissez de même avec le poisson.

Aliments frits, salés, fumés et marinés

Tous les groupes sanguins devraient éviter les viandes ou les poissons frits, salés, fumés ou marinés. Plusieurs cultures apprécient la saveur des aliments frits, mais il faut savoir que cette méthode de cuisson produit de dangereux carcinogènes. De plus, les effets sur le cœur et le système cardiovasculaire, résultant de la consommation d'aliments frits, sont solidement documentés.

Les viandes et les poissons fumés ou salés, comme les viandes froides, les hot dogs, le jambon et le bacon, ainsi que le saumon fumé et le hareng mariné, contiennent énormément de nitrites, de nitrates et de sodium. Une corrélation a été faite entre les nitrates et le cancer de l'estomac auquel les groupes O, A et AB sont vulnérables : le groupe O à cause de son niveau d'acidité gastrique élevé, et les groupes A et AB à cause de leur niveau d'acidité gastrique insuffisant.

Aliments saisis

Il est beaucoup plus sain de saisir – ou sauter – les aliments que de les frire, en particulier parce que cette méthode de cuisson demande beaucoup moins d'huile. Il s'agit de faire cuire les aliments à feu élevé dans une poêle très chaude. Cette méthode emprisonne rapidement la saveur des aliments et leur confère une texture croustillante. La viande, le poisson, le tofu et les légumes peuvent tous être cuits de cette façon dans un wok conique et profond, conçu pour concentrer la chaleur sur une petite surface, soit le fond. Cela permet de faire cuire de petites quantités de nourriture, puis de les réserver sur les bords moins chauds du récipient. La viande et les légumes plus longs à cuire sont saisis en premier, puis mis de côté sur les bords du wok. À leur tour, les légumes qui demandent une cuisson moins longue sont déposés dans le fond du wok. L'idée est de garder tous les aliments chauds et de poursuivre leur cuisson à différentes températures et selon leur temps de cuisson respectif. Bien maîtrisée, cette méthode de cuisson peut faire ressortir éloquemment la saveur d'un plat composé de quelques légumes, d'un peu de viande, de poisson et de tofu.

Aliments grillés, pochés, bouillis et cuits au four

Griller les aliments génère certains éléments carcinogènes, mais c'est une méthode de cuisson généralement plus saine que la friture. Ce n'est pas un problème si la viande est maigre et si vous vous contentez d'en faire brunir la surface. Pocher les aliments, les faire bouillir ou cuire au four sont toutes des solutions

---

Truc

Une des meilleures façons de cuire le tofu est de le sauter. En cuisant, le tofu absorbe la saveur des autres ingrédients ; un peu d'ail ou de gingembre ajouté aux légumes fera ressortir les saveurs encore davantage. Si vous n'avez pas l'habitude de manger du tofu, cette méthode de cuisson est une bonne façon de vous y initier.

santé qui conviennent habituellement aux aliments dont la cuisson ne requiert que très peu de temps, comme les œufs ou les filets de poisson.

Aliments cuits à la vapeur

Pour une grande variété de légumes, je ne connais aucune méthode de cuisson plus délicieuse que la cuisson à la vapeur. Alors que les aliments bouillis dans l'eau y laissent la plus grande partie de leurs nutriments, la cuisson à la vapeur, rapide et efficace, les conserve tous. Vous pouvez vous procurer une étuveuse dans la plupart des supermarchés, des quincailleries ou des magasins à rayons. Placez l'étuveuse dans une casserole dont le niveau d'eau n'atteindra pas le fond de celle-ci. Ajoutez les légumes, couvrez et faites bouillir l'eau. Pour un brocoli croquant, il faut compter cinq ou six minutes ; un peu plus pour les choux de Bruxelles. Le plus important à se rappeler dans le cas des aliments cuits à la vapeur est que vous consommez tous les nutriments qu'ils contiennent. En effet, ni la saveur ni le contenu nutritionnel de l'aliment ne sont perdus au cours de la cuisson. L'aliment devient tout simplement plus digestible.

Casseroles, poêles et ustensiles

Il peut s'avérer dangereux d'utiliser la mauvaise sorte de casserole ou de poêle. Ne cuisinez jamais avec des casseroles ou des poêles décoratives, par exemple en cuivre ou en étain. Certaines d'entre elles sont faites d'un alliage de plomb et d'argent, des métaux toxiques qui peuvent s'infiltrer dans les aliments en cours de cuisson. Faites également très attention aux objets en céramique. Assurez-vous que peintures et glaçures ne contiennent pas de plomb. Vous pouvez néanmoins utiliser sans danger la porcelaine, le pyrex et les plats émaillés.

Les poêlons en fonte, grâce auxquels de petites quantités de fer s'infiltrent dans les aliments, sont généralement sans danger : ils ont probablement constitué une importante source de fer autrefois. Assurez-vous qu'ils ne sont ni rouillés ni corrodés ; enlevez toute accumulation à la surface du poêlon à l'aide d'un abrasif comme la laine d'acier.

Les batteries de cuisine en aluminium sont très bon marché ; elles sont encore beaucoup vendues et utilisées. Je crois que leur utilisation pour la cuisson présente un danger potentiel réel. En effet, l'aluminium n'est pas facilement éliminé de l'organisme, et la caractéristique commune aux personnes qui souffrent de la maladie d'Alzheimer est que leurs tissus cérébraux présentent une concentration anormalement élevée en aluminium. L'aluminium est un métal mou facilement transféré aux aliments par des cuillères ou des louches de métal plus dur. L'aluminium réagit également aux acides contenus dans les aliments ; il peut ainsi fixer la vitamine C qui sera alors perdue.

L'acier inoxydable est le choix le plus sécuritaire en ce qui concerne les casseroles et les poêles. C'est un métal dur et virtuellement inerte. En d'autres mots, il ne s'infiltrera pas dans vos aliments en cours de cuisson. Le fond extérieur de certaines batteries de cuisine en inox est recouvert d'aluminium afin de créer une surface conductrice de chaleur. Cela ne pose pas de problème, l'aluminium étant à l'extérieur et ne pouvant donc réagir aux aliments. La plupart des casseroles ou des poêles dont le fond est en teflon® finissent par être égratignées, à moins que vous ne soyez très soigneux en les lavant et en les séchant. Si vous faites usage de ce genre de batterie de cuisine, utilisez toujours des ustensiles de plastique mou lorsque vous cuisinez afin de ne pas en égratigner les surfaces. On trouve également sur le marché des batteries de cuisine dont les surfaces semblables au teflon® sont plus dures et par conséquent plus sécuritaires.

Outils de travail recommandés pour la cuisine

OUTIL	SUBSTITUT	TYPE DE CUISSON	AVANTAGES
Batterie de cuisine en inox		Tous	Sécuritaire
Poêle en fonte			Excellente conductrice de chaleur
Fonte émaillée			Excellente conductrice de chaleur
Wok	Poêle en fonte Poêlon	Saisir	Le wok cuit les aliments rapidement et à très haute température.
Poêlon de 25 cm (10 po)	Wok	Cuire à la vapeur Frittata Omelette Saisir Sauter	
Bonne batterie de cuisine *Revere Ware*			Dure longtemps
Cuillères en bois			Silencieuses
Cuillères, louches, etc., en inox			Sécuritaires
Jeu de tasses/ cuillères à mesurer			
Fouet			
Les meilleurs couteaux que vous pouvez vous offrir: couteau de chef 15 cm (6 po) couteau de chef 20 cm (8 po) couteau à désosser couteau à découper couteau à éplucher couteau à pain		Bien entretenus, ils dureront toute votre vie.	

OUTIL	SUBSTITUT	TYPE DE CUISSON	AVANTAGES
Étuveuse		Pour les légumes	Mieux que de les faire bouillir
Râpe en inox	Pour les légumes et les fromages		
Bols à mélanger			
Petite et grande passoires			
Mélangeur	Robot culinaire		
Boulangère (0,900 kg / 2 lb)			
Robot culinaire	Mélangeur	Boissons Sauces Vinaigrettes	

LES REPAS

L'alimentation va au-delà des aliments que vous ingérez. En fait, la digestion est vraiment un processus holistique. Vous seriez étonné de savoir quels sont les éléments qui exercent un effet réel sur la façon dont votre corps utilise les aliments. Pour retirer un maximum d'avantages de vos repas, suivez ces quelques conseils:

1. Ne buvez pas pendant le repas.

La première fois qu'elle m'a rendu visite chez mon père, avant notre mariage, Martha a été étonnée de constater qu'il n'y avait pas de verres à eau sur la table. Mon père avait en effet découvert, des années auparavant, que la consommation simultanée de liquides et de solides dilue les sucs digestifs. Nous incluons des boissons dans les menus de chaque groupe sanguin. Cependant, je vous recommande de les boire en dehors des repas. Vous pourrez, par exemple, boire un verre de vin une demi-heure avant le souper, et votre thé ou votre café une demi-heure après celui-ci.

2. Laissez tomber la tension avant de vous mettre à table.

Un proverbe romain affirme que le secret de la guérison est simple : « Régime, tranquillité et bonheur ». Si vous mangez lorsque vous êtes tendu ou nerveux, vos hormones de stress produisent trop de sucs digestifs, ce qui se traduit par de l'acidité gastrique et des brûlures d'estomac. L'heure du souper n'est pas le moment de discuter des difficultés scolaires de votre fils.

3. Mangez en silence.

Outre le lien évident entre le stress et la conversation, il existe une raison très pragmatique de prendre ses repas en silence. Lorsque vous parlez, vous avez tendance à avaler beaucoup d'air, ce qui provoque de la flatulence. La conversation nuit également à la mastication, et les aliments doivent être bien mastiqués pour être bien digérés. « On ne parle pas la bouche pleine » nous ont répété nos parents : c'est une règle pleine de bon sens, et non seulement en rapport avec les bonnes manières.

4. Mastiquez vos aliments.

Les gens qui avalent leur nourriture comme s'ils participaient à une compétition se privent d'un des plus grands plaisirs de la vie : manger des aliments en appréciant leur saveur, leur arôme, leur couleur et leur texture. Je ne saurais trop insister sur l'importance de la mastication, sur l'utilisation des dents, des lèvres, des gencives et de la bouche pour mastiquer et décomposer complètement tous les aliments que vous ingérez. La sécrétion des sucs gastriques étant déclenchée par le goût, le fait de bien mastiquer les aliments et de les garder en bouche suffi-samment longtemps pour en extraire toute la saveur contribue à préparer votre estomac à bien digérer. Cela explique égale-ment pourquoi les aliments devraient être consommés dans leur état naturel. Les enzymes digestives ne réagissent qu'à la sur-face des particules de nourriture, non à leur intérieur ; l'efficacité de la digestion dépend donc de la superficie totale exposée aux sécrétions gastriques et intestinales. Plus vous mastiquez vos ali-ments, plus grande est la surface totale, et donc plus efficace la digestion dans tout le tractus gastro-intestinal. En conséquence, le système digestif travaille moins fort et la nourriture passe plus facilement de l'estomac au petit intestin et aux autres parties du corps.

Si votre régime inclut viandes et produits de la mer, vous devez prendre le temps de bien mastiquer chaque bouchée, jusqu'à même trente fois. Comme les féculents, tel le pain, les pommes de terre et les fruits, commencent à être digérés dans

Comprendre les combinaisons d'aliments

Lorsque vous le pouvez, essayez de ne pas consommer ensemble aliments riches en féculents et viandes ou produits de la mer. La com-binaison féculents-protéines plaît à beaucoup de gens, en particulier sous forme de sandwich, repas rapide qui s'emporte bien et se mange facilement. Vous pouvez manger des sandwichs à l'occasion ; nous vous en suggérons même quelques-uns, délicieux et sains.

Le mot *sandwich* vient du patronyme de Lord Sandwich, noble anglais qui demanda un jour que sa viande soit placée entre deux tranches de pain afin qu'il puisse rester à la table de jeu. Est-ce ainsi que vous pensez lorsque vous devez décider quoi manger ? Prendre quinze minutes, le midi, pour engloutir un sandwich se traduit presque immanquablement par un sentiment de léthargie. C'est aussi le plus court chemin pour souffrir de ballonnements, de flatulence et d'autres problèmes intestinaux. Comme les protéines et les hydrates de carbone se digèrent à des rythmes différents, il est important que vous soyez attentif aux combinaisons d'aliments que vous ingérez.

la bouche, ils doivent être mastiqués complètement pour en faciliter la décomposition. En plus d'accélérer la digestion, le fait de mastiquer complètement les aliments facilite également le processus d'élimination, parce que la mastication les réchauffe, ce qui accélère l'action catalytique des enzymes. Avaler des aliments froids sans les mastiquer inhibe une bonne sécrétion des enzymes et ralentit le processus de la digestion.

Les recettes et les menus que nous avons conçus pour vous renforcent la philosophie selon laquelle bien manger est une expérience revigorante, énergisante et presque mystique. Attablons-nous donc tous dans un esprit de bonheur et de bonne santé.

Tableaux des aliments des groupes
O, A, B et AB

Régime du groupe O

ALIMENT *Portion*	FRÉQUENCE, SI VOUS ÊTES D'ORIGINE...	TRÈS BÉNÉFIQUES
VIANDES & VOLAILLES *Portion:* Hommes: 115-180 g (4-6 oz) Femmes et enfants: 60-140 g (2-5 oz)	**PAR SEMAINE** *Viande rouge maigre:* européenne: 4 à 6 fois africaine: 5 à 7 fois asiatique: 3 à 5 fois *Volaille:* européenne: 2 à 3 fois africaine: 1 à 2 fois asiatique: 3 à 4 fois	Agneau, bison, bœuf, bœuf haché, cœur, foie, gibier à poil, mouton, veau
POISSON, CRUSTACÉS ET MOLLUSQUES *Portion:* 115-180 g (4-6 oz)	**PAR SEMAINE** européenne: 3 à 5 fois africaine: 1 à 4 fois asiatique: 4 à 6 fois	Alose, bar rayé, brochet, corégone, espadon, esturgeon, flétan, hareng frais, maquereau, merlu, merluche, morue, perchaude, sardine, saumon, sériole, sole, tassergal, tile, truite arc-en-ciel, vivaneau
ŒUFS ET PRODUITS LAITIERS *Portion:* Œufs: 1 Fromages: 60 g (2 oz) Yogourt: 115-180 g (4-6 oz) Lait: 115-180 g (4-6 oz)	**PAR SEMAINE** *Œufs:* européenne: 3 à 4 fois africaine: 0 fois asiatique: 5 fois *Fromages:* européenne: 0 à 3 fois africaine: 0 fois asiatique: 0 à 3 fois *Yogourt:* européenne: 0 à 3 fois africaine: 0 fois asiatique: 0 à 3 fois *Lait:* européenne: 0 à 1 fois africaine: 0 fois asiatique: 0 à 2 fois	Aucun

NEUTRES	À ÉVITER
Caille, canard, dinde, faisan, lapin, perdrix, poulet, poulet de Cornouailles	Bacon, jambon, oie, porc
Acoupa royal, aiglefin, anchois, anguille, bar commun, baudroie, calmars, carpe, coquilles Saint-Jacques, crabe, crevettes, daurade, doré, écrevisses, éperlans, escargots, germon (thon blanc), grand sébaste, grenouilles, homard, huîtres, langouste, loup de mer, mahimahi, mérou, moules, ormeaux, palourdes, perche, pétoncles, plie, requin, sole grise, tortue, truite de mer, voilier	Barbotte, barbue de rivière, barracuda, bigorneaux, caviar, hareng mariné, pieuvre, saumon fumé
Beurre, boisson de soya*, chèvre, féta, fromage de soya*, fromages fermiers (raffinés et de production artisanale), mozzarella *bons substituts de produits laitiers	Babeurre, bleu, brie, camembert, caséine, cheddar, colby, cottage, crème glacée, édam, emmenthal, fromage à la crème, fromages à pâte filée, fromage frais, gouda, gruyère, jarlsberg, kéfir, lait de chèvre, lait (demi-écrémé, écrémé, entier), monterey jack, munster, neufchâtel, parmesan, petit-lait, petit suisse, provolone, ricotta, yogourt (toutes variétés)

Régime du groupe O

ALIMENT *Portion :*	FRÉQUENCE, SI VOUS ÊTES D'ORIGINE...	TRÈS BÉNÉFIQUES
HUILES ET CORPS GRAS *Portion :* 15 ml (1 c. à table)	PAR SEMAINE européenne : 4 à 8 fois africaine : 1 à 5 fois asiatique : 3 à 7 fois	Huile de lin, huile d'olive
NOIX ET GRAINES *Portion :* Noix et graines : 6 à 8 Beurres de noix : 15 ml (1 c. à table)	PAR SEMAINE *Noix et graines :* européenne : 3 à 4 fois africaine : 2 à 5 fois asiatique : 2 à 3 fois *Beurres de noix :* européenne : 3 à 7 fois africaine : 3 à 4 fois asiatique : 2 à 4 fois	Graines de citrouille, noix de Grenoble
LÉGUMINEUSES ET AUTRES PROTÉINES VÉGÉTALES *Portion (légumineuses sèches) :* 125 g (1 tasse)	PAR SEMAINE européenne : 1 à 2 fois africaine : 2 à 3 fois asiatique : 2 à 6 fois	Doliques à œil noir, haricots adzuki, haricots pinto
CÉRÉALES *Portion (céréales sèches) :* 125 g (1 tasse)	PAR SEMAINE européenne : 2 à 3 fois africaine : 2 à 3 fois asiatique : 2 à 4 fois	Aucune
PAINS ET MUFFINS *Portion :* 1 tranche de pain ou 1 biscotte 1 muffin	PAR JOUR *Pains et craquelins :* européenne : 0 à 2 fois africaine : 0 à 4 fois asiatique : 0 à 4 fois *Muffins :* européenne : 0 à 1 fois africaine : 0 à 2 fois asiatique : 0 à 1 fois	Pain de céréales germées (essénien), pain Manna®

NEUTRES	À ÉVITER
Huile de canola (colza), huile de foie de morue, huile de sésame	Huile d'arachide, huile de carthame, huile de coton, huile de maïs
Amandes, avelines, beurre d'amandes, beurre de sésame (tahini), beurre de tournesol, châtaignes, graines de sésame, graines de tournesol, noix d'hickory, noix de macadamia, pacanes, pignons	Arachides, beurre d'arachide, graines de pavot, litchis, noix de cajou, noix du Brésil, pistaches
Fèves-gourganes, haricots beurre (de Lima), haricots blancs fins, haricots cannellini, haricots de soya, haricots frais, haricots Great Northern, haricots noirs, haricots rouges, haricots verts, jicamas, petits pois, pois cassés, pois chiches, pois mange-tout	Graines de tamarin, lentilles (brunes, rouges, vertes), haricots blancs (« navy »), haricots rognons rouges
Amarante, crème de riz, épeautre, kamut, kasha, millet soufflé, orge, riz soufflé, sarrasin, son de riz	Blé concassé, crème de blé, Familia® (céréales pour bébés), flocons d'avoine, flocons de maïs, germe de blé, Grape Nuts® (céréales de petit déjeuner), gruau, sept céréales, son d'avoine, son de blé
Biscottes Ryvita®, biscottes de seigle, biscottes Wasa®, craquelins Fin Crisp®, galettes de riz, millet, pain à l'épeautre, pain à la farine de soya, pain sans gluten, pain sans levain Ideal®, pain 100 % de seigle, pain de riz brun	Bagels de blé, muffins anglais, muffins de maïs, muffins de son de blé, pain aux protéines, pain azyme, pain de blé entier, pain de blé germé, pain multicéréales, pain de seigle noir, pain de son d'avoine, semoule de blé dur

Régime du groupe O

ALIMENT *Portion*	FRÉQUENCE, SI VOUS ÊTES D'ORIGINE...	TRÈS BÉNÉFIQUES
GRAINS (CÉRÉALES) ET PÂTES *Portion:* Céréales sèches: 125 g (1 tasse) Pâtes sèches: 125 g (1 tasse)	**PAR SEMAINE** Toutes les origines: *Céréales:* 0 à 3 fois *Pâtes:* 0 à 3 fois	Aucune
LÉGUMES *Portion (crus, cuits ou vapeur):* 125 g (1 tasse) parés	**PAR JOUR** Toutes les origines: *Crus:* 3 à 5 fois *Cuits ou vapeur:* 3 à 5 fois	Ail (gousses), algues, artichaut, bette à carde, betterave (fanes), brocoli, chicorée, chou cavalier (Collard), chou frisé (Kale), chou-rave (Kohlrabi), citrouille, épinards, gombos (okras), navet, oignons (espagnols, jaunes, rouges), panais, patate douce, persil, pissenlit (feuilles), poireau, poivron rouge, raifort, romaine, scarole, topinambour
FRUITS *Portion:* 1 fruit ou 100-160 ml (3 à 5 oz)	**PAR JOUR** Toutes les origines: 3 à 4 fois	Figues (fraîches, séchées), prunes (bleues, rouges, vertes), pruneaux

NEUTRES	À ÉVITER
Farine d'épeautre, farine d'orge, farine de riz, farine de seigle, kasha, pâtes aux topinambours, quinoa, riz (basmati, blanc, brun, sauvage), sarrasin	Boulghour, couscous, farine blanche, farine d'avoine, farine de blé dur, farine de blé entier, farine de blé germé, farine au gluten, farine graham, pâtes aux épinards, pâtes de sarrasin (avec blé), semoule de blé
Aneth, asperges, bambou (pousses), betterave, carotte, carvi, céleri, cerfeuil, champignons abalone, champignons collybie, champignons portobellos, châtaignes d'eau, chou Pak-choï (Bok choy), concombre, coriandre, courges (toutes variétés), courgette (zucchini), cresson, crosses de fougère, daïkon, échalotes, échalotes grises, endive, fenouil, fèves germées mungo, gingembre, haricots beurre (de Lima), igname, laitues (Boston, Bibb, mesclun, pommée), olives vertes, oignons verts, piment jalapeño, pleurotes, poivrons (jaunes, verts), radicchio, radis, radis (pousses), rapini, roquette (arugula), rutabaga, tempeh, tofu, tomate	Avocat, aubergine, champignons de Paris, choux (blanc, chinois, rouge), choux de Bruxelles, chou-fleur, luzerne (pousses), maïs (blanc, jaune), moutarde (feuilles), olives (noires, grecques, espagnoles), pommes de terre (rouges, blanches), shiitaké
Abricot, ananas, baies de sureau, banane, bleuets, canneberges, carambole, cerises, citron, dattes, figue de Barbarie, framboises, goyave, grenade, groseilles à maquereau, groseilles (noires, rouges), kaki, kiwi, kumquat, lime, mangue, melons (canang, Casaba, Christmas, Crenshaw, espagnol), melon d'eau, mûres (de Boysen, de Logan), nectarine, pamplemousse, papaye, pêche, poire, pomme, raisin (Concorde, noir, rouge, vert), raisins secs	Banane plaintain, cantaloup, fraises, melon miel, mûres noires, noix de coco, orange, rhubarbe, tangerine

Régime du groupe O

ALIMENT *Portion*	FRÉQUENCE, SI VOUS ÊTES D'ORIGINE...	TRÈS BÉNÉFIQUES
JUS ET BOISSONS *Portion:* Jus: 250 ml (8 oz) Eau: 250 ml (8 oz)	PAR JOUR Toutes les origines: *Jus:* 2 à 3 fois *Eau:* 4 à 7 fois	Ananas, cerise noire, pruneaux
ÉPICES		Cari, caroube, curcuma, persil, petit goémon, piment de Cayenne, varech vésiculeux
CONDIMENTS		Aucun
TISANES		Cynorrhodon (baies d'églantier), fenugrec, gingembre, houblon, menthe poivrée, mouron des oiseaux, mûrier, orme rouge, persil, piment de Cayenne, pissenlit, salsepareille, tilleul
BOISSONS		Eaux gazeuses

NEUTRES	À ÉVITER
Abricot, carotte, canneberges, céleri, concombre, jus de légumes autorisés, pamplemousse, papaye, tomate (avec citron), raisin	Cidre, choux, orange, pomme
Agar-agar, ail, aneth, anis, basilic, bergamote, cardamone, cerfeuil, chocolat, ciboulette, coriandre, crème de tartre, cumin, essence d'amande, estragon, fécule de maranta (arrow-root), flocons de piment rouge, gélatine, girofle (clous), laurier, malt d'orge, marjolaine, mélasse, menthe (poivrée, verte), miel, miso, moutarde en poudre, paprika, piment de la Jamaïque («allspice»), piment doux, poivre, poivre en grains, raifort, romarin, safran, sarriette, sauce soya, sauge, sel, sirop d'érable, sirop de riz (blanc, brun), Sucanat®, sucre (blanc, roux), tamari, tamarin, tapioca, thé des bois, thym	Cannelle, câpres, essence de vanille, fécule de maïs, muscade, poivre (blanc, noir moulu), sirop de maïs, vinaigre balsamique, vinaigre blanc, vinaigre de cidre, vinaigre de vin rouge
Beurre de pomme, confitures et gelées de fruits autorisés, moutarde, sauce à salade (pauvre en gras et composée d'ingrédients autorisés), sauce Worcestershire	*Relish*, cornichons (à l'aneth, kasher, sucrés, vinaigrés), ketchup, mayonnaise
Achillée millefeuille, aubépine, bouleau blanc, camomille, cataire, dong quai, écorce de chêne blanc, framboisier (feuilles), ginseng, marrube blanc, menthe verte, molène (bouillon blanc), réglisse (racine)*, sauge, scutellaire, sureau, thé vert, thym, valériane, verveine *ne jamais absorber sans avis médical	Aloès, bardane, bourse-à-pasteur, échinacée, fraisier (feuilles), gentiane, hydraste du Canada, luzerne, maïs (barbes), millepertuis, patience, rhubarbe, séné, trèfle rouge, tussilage (pas-d'âne)
Bière, vin (blanc, rouge), thé vert	Alcools forts, boissons gazeuses (toutes), boissons gazeuses «diète», café, café décaféiné, thé déthéiné, thé noir

Régime du groupe A

ALIMENT *Portion*	FRÉQUENCE, SI VOUS ÊTES D'ORIGINE...	TRÈS BÉNÉFIQUES

**VIANDES &
VOLAILLES**
Portion:
Hommes:
  115-180 g (4-6 oz)
Femmes et enfants:
  60-140 g (2-5 oz)
	PAR SEMAINE
	Viande rouge maigre:
	européenne: 0 fois
	africaine: 0 à 1 fois
	asiatique: 0 à 1 fois
	Volaille:
	européenne: 0 à 3 fois
	africaine: 0 à 3 fois
	asiatique: 1 à 4 fois
		Aucune

POISSON, CRUSTACÉS ET MOLLUSQUES *Portion:* 115-180 g (4-6 oz)	PAR SEMAINE européenne: 1 à 4 fois africaine: 0 à 3 fois asiatique: 1 à 4 fois	Baudroie, carpe, corégone, doré, escargots, maquereau, mérou, morue, perchaude, perche, sardine, saumon, truite arc-en-ciel, truite de mer, vivaneau

**ŒUFS ET
PRODUITS
LAITIERS**
Portion:
Œufs: 1
Fromages:
  60 g (2 oz)
Yogourt:
  115-180 g (4-6 oz)
Lait:
  115-180 g (4-6 oz)
	PAR SEMAINE
	Œufs:
	européenne: 1 à 3 fois
	africaine: 1 à 3 fois
	asiatique: 1 à 3 fois
	Fromages:
	européenne: 2 à 4 fois
	africaine: 1 à 3 fois
	asiatique: 0 fois
	Yogourt:
	européenne: 1 à 3 fois
	africaine: 0 fois
	asiatique: 0 à 3 fois
	Lait:
	européenne: 0 à 4 fois
	africaine: 0 fois
	asiatique: 0 fois
		Boisson de soya*, fromage de soya*
		
		*bons substituts de produits laitiers

HUILES ET CORPS GRAS *Portion:* 15 ml (1 c. à table)	PAR SEMAINE européenne: 2 à 6 fois africaine: 3 à 8 fois asiatique: 2 à 6 fois	Huile de lin, huile d'olive

NEUTRES	À ÉVITER
Dinde, poulet, poulet de Cornouailles	Agneau, bacon, bison, bœuf, bœuf haché, caille, canard, cœur, faisan, foie, gibier à poil, jambon, lapin, mouton, oie, perdrix, porc, veau
Acoupa royal, brochet, daurade, éperlans, espadon, esturgeon, germon (thon blanc), grand sébaste, loup de mer, mahimahi, ormeaux, perchaude, requin, sébaste, sériole, voilier	Aiglefin, alose, anchois, anguille, barbotte, bar commun, barracuda, bar rayé, bigorneaux, calmars, caviar, coquilles Saint-Jacques, crabe, crevisses, flétan, grenouilles, hareng, homard, huîtres, langouste, merlu, merluche, moules, palourdes, pieuvre, plie, saumon fumé, sole, sole grise, tassergal, tile, tortue
Chèvre, féta, fromages à pâte filée, fromages fermiers (raffinés et de production artisanale), kéfir, lait de chèvre, mozzarella (faible en gras), ricotta (faible en gras), yogourt (aux fruits autorisés, glacé)	Babeurre, beurre, bleu, brie, camembert, caséine, cheddar, colby, cottage, crème glacée, édam, emmenthal, fromage à la crème, fromage frais, gouda, gruyère, jarlsberg, lait (demi-écrémé, écrémé, entier), monterey jack, munster, neufchâtel, parmesan, petit-lait, petit suisse, provolone, sorbet
Huile de canola (colza), huile de foie de morue	Huile d'arachide, huile de carthame, huile de coton, huile de maïs, huile de sésame

Régime du groupe A

ALIMENT *Portion*	FRÉQUENCE, SI VOUS ÊTES D'ORIGINE...	TRÈS BÉNÉFIQUES

NOIX ET GRAINES
Portion :
Noix et graines :
   petite poignée
Beurres de noix :
  15 ml (1 c. à table)
	PAR SEMAINE
	Noix et graines :
	européenne : 2 à 5 fois
	africaine : 4 à 6 fois
	asiatique : 4 à 6 fois
	Beurres de noix :
	européenne : 1 à 4 fois
	africaine : 3 à 5 fois
	asiatique : 2 à 4 fois
		Arachides, beurre d'arachide, graines de citrouille

LÉGUMINEUSES ET AUTRES PROTÉINES VÉGÉTALES *Portion (légumineuses sèches):* 125 g (1 tasse)	**PAR SEMAINE** européenne : 3 à 6 fois africaine : 4 à 7 fois asiatique : 2 à 5 fois	Doliques à œil noir, flageolets, haricots adzuki, haricots de soya, haricots noirs, haricots pinto, haricots verts, lentilles (vertes, rouges, brunes)
CÉRÉALES *Portion (céréales sèches):* 125 g (1 tasse)	**PAR SEMAINE** européenne : 5 à 9 fois africaine : 6 à 10 fois asiatique : 4 à 8 fois	Amarante, kasha

GRAINS (CÉRÉALES) ET PÂTES
Portion :
Céréales sèches :
  125 g (1 tasse)
Pâtes sèches :
  125 g (1 tasse)
	PAR SEMAINE
	Céréales :
	européenne : 2 à 4 fois
	africaine : 2 à 3 fois
	asiatique : 2 à 4 fois
	Pâtes :
	européenne : 2 à 4 fois
	africaine : 2 à 3 fois
	asiatique : 2 à 3 fois
		Farine d'avoine, farine de riz, farine de seigle, kasha, pâtes de sarrasin *(soba)*, pâtes aux topinambours

PAINS ET MUFFINS *Portion :* 1 tranche de pain ou 1 biscotte 1 muffin	**PAR JOUR** *Pains et craquelins :* européenne : 3 à 5 fois africaine : 2 à 4 fois asiatique : 2 à 4 fois *Muffins :* européenne : 1 à 2 fois africaine : 1 fois asiatique : 1 fois	Galettes de riz, pain à la farine de soya, pain de céréales germées, pain essénien, pain Manna®

NEUTRES	À ÉVITER
Amandes, avelines, beurre d'amandes, beurre de sésame (tahini), beurre de tournesol, châtaignes, graines de pavot, graines de sésame, graines de tournesol, litchis, noix d'hickory, noix de Grenoble, noix de macadamia, pignons	Noix de cajou, noix du Brésil, pistaches
Fèves-gourganes, haricots blancs fins, haricots cannellini, haricots frais, haricots Great Northern, jicamas, petits pois, pois cassés, pois mange-tout	Graines de tamarin, haricots beurre (de Lima), haricots blancs (« navy »), haricots rognons rouges, haricots rouges, pois chiches
Crème de riz, épeautre, farine de maïs, flocons de maïs, gruau, kamut, millet soufflé, orge, riz soufflé, son d'avoine, son de riz	Blé concassé, crème de blé, Familia® (céréales pour bébés), germe de blé, Grape Nuts® (céréales de petit déjeuner), muesli, sept céréales, son de blé
Boulghour, couscous, farine au gluten, farine de blé dur, farine de blé germé, farine d'orge, farine graham, pâtes d'épeautre, quinoa, riz (basmati, blanc, brun, sauvage)	Farine blanche, farine de blé entier, pâtes aux épinards, semoule de blé
Biscottes de seigle, biscottes Ryvita®, biscottes Wasa®, craquelins Fin Crisp®, millet, muffins au maïs, muffins au son d'avoine, pain 100 % de seigle, pain d'épeautre, pain de riz brun, pain sans gluten, pain sans levain Ideal®	Blé dur, muffins anglais, muffins au son de blé, pain azyme, pain de blé entier, pain multicéréales, pain aux protéines, pain de seigle noir

Régime du groupe A

ALIMENT *Portion*	FRÉQUENCE, SI VOUS ÊTES D'ORIGINE...	TRÈS BÉNÉFIQUES
LÉGUMES *Portion:* crus: 125 g (1 tasse) cuits: 125 g (1 tasse) Produits de soya cuits: 180-250 ml (6-8 oz)	PAR JOUR *Légumes crus:* européenne: 2 à 5 fois africaine: 3 à 6 fois asiatique: 2 à 5 fois *Légumes cuits:* européenne: 3 à 6 fois africaine: 1 à 4 fois asiatique: 3 à 6 fois PAR SEMAINE *Produits de soya:* européenne: 4 à 6 fois africaine: 4 à 6 fois asiatique: 5 à 7 fois	Ail (gousses), artichaut, bette à carde, betterave (fanes), brocoli, carotte, chicorée, chou cavalier (Collard), chou frisé (Kale), chou-rave (Kohlrabi), citrouille, épinards, gombos (okras), luzerne (pousses), navet, oignons (espagnols, jaunes, rouges), panais, persil, pissenlit (feuilles), poireau, raifort, romaine, scarole, tempeh, tofu, topinambour
FRUITS *Portion:* 1 fruit ou 100-160 ml (3 à 5 oz)	PAR JOUR Toutes les origines : 3 à 4 fois	Abricot, ananas, bleuets, canneberges, cerises, citron, figues (fraîches, séchées), mûres, mûres de Boysen, pamplemousse, prunes (bleues, rouges, vertes), pruneaux
JUS ET BOISSONS *Portion:* Jus: 250 ml (8 oz)	PAR JOUR Toutes les origines *Jus:* 4 à 5 fois *Eau et citron:* 1 fois (matin) *Eau:* 1 à 3 fois	Abricot, ananas, carotte, céleri, cerise noire, eau citronnée, pamplemousse, pruneaux

NEUTRES	À ÉVITER
Algues, asperges, avocat, bambou (pousses), betterave, carvi, céleri, cerfeuil, champignons abalone, champignons collybie, champignons maitaké, champignons portobellos, châtaignes d'eau, chou Pak-choï (Bok choy), choux de Bruxelles, chou-fleur, concombre, coriandre, courges (toutes variétés), courgette (zucchini), cresson, crosses de fougère, daïkon, échalotes, échalotes grises, endive, fenouil, fèves germées mungo, laitues (Bibb, Boston, mesclun, pommée), maïs (blanc, jaune), moutarde (feuilles), oignons verts, olives vertes, pleurotes, radicchio, radis, radis (pousses), rapini, roquette (arugula), rutabaga, shiitaké	Aubergine, champignons de Paris, choux (blanc, chinois, rouge), haricots beurre (de Lima), igname, olives (espagnoles, grecques, noires), patate douce, piment jalapeño, poivrons (jaunes, rouges, verts), pommes de terre (rouges, blanches), tomate
Baies de sureau, carambole, dattes, figue de Barbarie, fraises, framboises, goyave, grenade, groseilles à maquereau, groseilles (noires, rouges), kaki, kiwi, kumquat, lime, melons (brodé, canang, casaba, Christmas, Crenshaw, espagnol), melon d'eau, mûres de Logan, nectarine, pêche, poire, pomme, raisin (Concorde, noir, rouge, vert), raisins secs	Banane, banane plantain, cantaloup, mangue, melon miel, noix de coco, orange, papaye, rhubarbe, tangerine
Canneberges, cidre, chou, concombre, jus de légumes autorisés, pomme, raisin	Orange, papaye, tomate

Régime du groupe A

ALIMENT *Portion*	FRÉQUENCE, SI VOUS ÊTES D'ORIGINE...	TRÈS BÉNÉFIQUES
ÉPICES		Ail, gingembre, malt d'orge, mélasse verte non raffinée, miso, sauce soya, tamari
CONDIMENTS		Moutarde
TISANES		Aloès, aubépine, bardane, camomille, chardon Marie, cynorrhodon (baies d'églantier), échinacée, fenugrec, gingembre, ginseng, luzerne, millepertuis, orme rouge, thé vert, tripe de roche, valériane
BOISSONS		Café, café décaféiné, thé vert, vin rouge

NEUTRES	À ÉVITER
Agar-agar, aneth, anis, basilic, bergamote, cannelle, cardamone, cari, caroube, cerfeuil, ciboulette, chocolat, coriandre, crème de tartre, cumin, curcuma, essence d'amande, essence de vanille, estragon, fécule de maïs, fécule de maranta (arrow-root), girofle (clous), laurier, marjolaine, menthe (poivrée, verte), miel, moutarde en poudre, muscade, origan, paprika, persil, petit goémon, piment de la Jamaïque («allspice»), piment doux, raifort, romarin, safran, sarriette, sauge, sel, sirop d'érable, sirop de maïs, sirop de riz (blanc, brun), sucre (brun, blanc), tamarin, tapioca, thym, varech vésiculeux	Câpres, gélatine, flocons de piment rouge, piment de Cayenne, poivre (blanc, noir moulu), poivre en grains, thé des bois, vinaigre (balsamique, blanc), vinaigre de cidre, vinaigre de vin rouge
Confitures et gelées de fruits autorisés, sauce à salade (pauvre en gras et composée d'ingrédients autorisés)	Cornichons, ketchup, mayonnaise, *relish* de cornichons, sauce Worcestershire
Achillée millefeuille, bouleau blanc, bourse-à-pasteur, dong quai, écorce de chêne blanc, fraisier (feuilles), framboisier (feuilles), gentiane, houblon, hydraste du Canada (gargarismes seulement), marrube blanc, menthe (poivrée, verte), molène (bouillon blanc), mouron des oiseaux, mûrier, persil, pissenlit, réglisse (racine)*, salsepareille, sauge, scutellaire, séné (courtes périodes seulement), sureau, thym, tilleul, tussilage (pas-d'âne), verveine	Cataire, maïs (barbes), patience, piment de Cayenne, rhubarbe, trèfle rouge
*ne jamais absorber sans avis médical	
Vin blanc	Alcools forts, bière, boissons gazeuses (toutes), boissons gazeuses «diète», eaux gazeuses, thé déthéiné, thé noir

Régime du groupe B

ALIMENT *Portion*	FRÉQUENCE, SI VOUS ÊTES D'ORIGINE...	TRÈS BÉNÉFIQUES

VIANDES &
VOLAILLES
Portion:
Hommes:
  115-180 g (4-6 oz)
Femmes et
enfants:
  60-140 g (2-5 oz)
	PAR SEMAINE
	Viande rouge maigre:
	européenne: 2 à 3 fois
	africaine: 3 à 4 fois
	asiatique: 2 à 3 fois
	Volaille:
	européenne: 0 à 3 fois
	africaine: 0 à 2 fois
	asiatique: 1 à 2 fois
		Agneau, gibier à poil, lapin, mouton

POISSON, CRUSTACÉS ET MOLLUSQUES *Portion:* 115-180 g (4-6 oz)	PAR SEMAINE européenne: 3 à 5 fois africaine: 4 à 6 fois asiatique: 3 à 5 fois	Alose, aiglefin, baudroie, brochet, caviar, daurade, doré, esturgeon, flétan, grand sébaste, maquereau, mahimahi, merlu, merluche, mérou, morue, plie, sardine, sole, truite de mer

ŒUFS ET
PRODUITS
LAITIERS
Portion:
Œufs: 1
Fromages:
  60 g (2 oz)
Yogourt:
  115-180 g (4-6 oz)
Lait:
  115-180 g (4-6 oz)
	PAR SEMAINE
	Œufs:
	européenne: 3 à 4 fois
	africaine: 3 à 4 fois
	asiatique: 5 à 6 fois
	Fromages:
	européenne: 3 à 5 fois
	africaine: 3 à 4 fois
	asiatique: 2 à 3 fois
	Yogourt:
	européenne: 2 à 4 fois
	africaine: 0 à 4 fois
	asiatique: 1 à 3 fois
	Lait:
	européenne: 4 à 5 fois
	africaine: 0 à 3 fois
	asiatique: 2 à 3 fois
		Chèvre, cottage, féta, fromages fermiers
		(raffinés et de production artisanale), kéfir, lait
		de chèvre, lait (demi-écrémé, écrémé),
		mozzarella, ricotta, yogourt (aux fruits
		autorisés, glacé)

NEUTRES	À ÉVITER
Bison, bœuf, bœuf haché, dinde, faisan, foie, veau	Bacon, caille, canard, cœur, jambon, oie, perdrix, porc, poulet, poulet de Cornouailles
Acoupa royal, barbotte, barbue de rivière, calmars, carpe, coquilles Saint-Jacques, corégone, éperlans, espadon, germon (thon blanc), hareng (frais, mariné), ormeaux, perchaude, perche, pétoncles, requin, saumon, sébaste, tassergal, tile, truite arc-en-ciel, vivaneau, voilier	Anchois, anguille, bar commun, bar rayé, barracuda, bigorneaux, crabe, crevettes, écrevisses, escargots, grenouilles, homard, huîtres, langouste, loup de mer, moules, palourdes, pieuvre, saumon fumé, sériole, tortue
Babeurre, beurre, boisson de soya, brie, camembert, caséine, cheddar, colby, fromage à la crème, fromage de soya, édam, emmenthal, gouda, gruyère, jarlsberg, lait entier, monterey jack, munster, neufchâtel, parmesan, petit-lait, petit suisse, provolone, sorbet	Bleu, crème glacée, fromages à pâte filée, fromage frais

Régime du groupe B

ALIMENT *Portion*	FRÉQUENCE, SI VOUS ÊTES D'ORIGINE...	TRÈS BÉNÉFIQUES
HUILES ET CORPS GRAS *Portion:* 15 ml (1 c. à table)	PAR SEMAINE européenne: 4 à 6 fois africaine:　3 à 5 fois asiatique:　5 à 7 fois	Huile d'olive
NOIX ET GRAINES *Portion:* Noix et graines: 　6 à 8 noix Beurres de noix: 　15 ml (1 c. à table)	PAR SEMAINE *Noix et graines:* européenne: 2 à 5 fois africaine:　3 à 5 fois asiatique:　2 à 3 fois *Beurres de noix:* européenne: 2 à 3 fois africaine:　2 à 3 fois asiatique:　2 à 3 fois	Aucune
LÉGUMINEUSES ET AUTRES PROTÉINES VÉGÉTALES *Portion (légumineuses sèches):* 　125 g (1 tasse)	PAR SEMAINE européenne: 2 à 3 fois africaine:　3 à 4 fois asiatique:　4 à 5 fois	Haricots beurre (de Lima), haricots blancs («navy»), haricots rognons rouges
CÉRÉALES *Portion (céréales sèches):* 　125 g (1 tasse)	PAR SEMAINE européenne: 2 à 4 fois africaine:　2 à 3 fois asiatique:　2 à 4 fois	Épeautre, gruau, millet, riz soufflé, son d'avoine, son de riz
PAINS ET MUFFINS *Portion:* 1 tranche de pain ou 1 biscotte 1 muffin	PAR JOUR Toutes les origines: *Pains et craquelins:* 　　　0 à 1 fois *Muffins:*　0 à 1 fois	Galettes de riz, millet, pain essénien, pain Manna®, pain de riz brun

NEUTRES	À ÉVITER
Huile de foie de morue, huile de lin	Huile d'arachide, huile de canola (colza), huile de carthame, huile de coton, huile de maïs, huile de sésame, huile de tournesol
Amandes, beurre d'amandes, châtaignes, litchis, noix de Grenoble, noix d'hickory, noix de macadamia, noix du Brésil, pacanes	Arachides, avelines, beurre d'arachide, beurre de sésame (tahini), beurre de tournesol, graines de citrouille, graines de pavot, graines de sésame, graines de tournesol, noix de cajou, pignons, pistaches
Fèves-gourganes, graines de tamarin, haricots blancs fins, haricots cannellini, haricots de soya, haricots frais, haricots Great Northern, haricots rouges, haricots verts, jicamas, petits pois, pois cassés, pois mange-tout	Doliques à œil noir, lentilles (brunes, rouges, vertes), haricots adzuki, haricots pinto, haricots noirs, pois chiches
Crème de riz, Familia® (céréales pour bébés), Grape Nuts® (céréales de petit déjeuner), muesli	Amarante, blé concassé, crème de blé, farine de maïs, flocons de maïs, germe de blé, kamut, orge, sarrasin, seigle, sept céréales, son de blé
Muffins au son d'avoine, pain d'épeautre, pain de soya, pain sans blé aux protéines, pain sans gluten	Bagels de blé, biscottes de seigle, biscottes Ryvita®, biscottes Wasa®, blé dur, craquelins Fin Crisp®, muffins au maïs, muffins au son de blé, pain de blé entier, pain 100% de seigle, pain de seigle noir, pain multicéréales, pain sans levain Ideal®

Régime du groupe B

ALIMENT *Portion*	FRÉQUENCE, SI VOUS ÊTES D'ORIGINE...	TRÈS BÉNÉFIQUES

**GRAINS
(CÉRÉALES)
ET PÂTES**
Portion :
Céréales sèches :
   125 g (1 tasse)
Pâtes sèches :
   125 g (1 tasse)
	PAR SEMAINE
	Céréales :
	européenne : 3 à 4 fois
	africaine : 3 à 4 fois
	asiatique : 2 à 3 fois
	Pâtes :
	européenne : 3 à 4 fois
	africaine : 3 à 4 fois
	asiatique : 2 à 3 fois
		Farine d'avoine, farine de riz

LÉGUMES
Portion
crus : 125 g (1 tasse)
cuits et parés :
   125 g (1 tasse)
	PAR JOUR
	Toutes les origines :
	Légumes crus :
	   3 à 5 fois
	Légumes cuits :
	   3 à 5 fois
		Aubergine, betterave, betterave (fanes),
		brocoli, carotte, chou (blanc, chinoix, rouge)
		chou cavalier (Collard), chou frisé (Kale),
		choux de Bruxelles, chou-fleur, haricots beurre
		(de Lima), igname, moutarde (feuilles), panais,
		patate douce, persil, piment jalapeño, poivrons
		(jaunes, rouges, verts), shiitaké

FRUITS *Portion :* 1 fruit ou 100-160 ml (3 à 5 oz)	PAR JOUR Toutes les origines : 3 à 4 fois	Ananas, banane, canneberges, papaye, prunes (bleues, rouges, vertes), raisin (Concorde, noir, rouge, vert)

NEUTRES	À ÉVITER
Farine blanche, farine d'épeautre, farine graham, pâtes aux épinards, quinoa, riz (basmati, blanc, brun), semoule de blé dur	Boulghour, couscous, farine au gluten, farine de blé dur, farine de blé entier, farine d'orge, farine de seigle, kasha, pâtes aux topinambours, pâtes de sarrasin *(soba)*, riz sauvage, sarrasin
Algues, ail (gousses), asperges, bambou (pousses), bette à carde, céleri, cerfeuil, châtaignes d'eau, champignons abalone, champignons collybie, champignons de Paris, champignons portobellos, chicorée, chou Pakchoï (Bok choy), chou-rave (Kohlrabi), concombre, courges (toutes variétés), courgette (zucchini), cresson, crosses de fougère, daïkon, échalotes, échalotes grises, endive, épinards, fenouil, gingembre, gombos (okras), laitues (Bibb, Boston, mesclun, pommée, romaine), luzerne (pousses), navet, oignons verts, oignons (jaunes, espagnols), pissenlit (feuilles), pleurotes, poireau, pommes de terre (blanches, rouges), radicchio, raifort, rapini, roquette (arugula), rutabaga, scarole	Artichaut, avocat, citrouille, fèves germées mungo, maïs (blanc, jaune), olives (grecques, espagnoles, noires, vertes), radis, radis (pousses), soya (pousses), tempeh, tofu, tomate, topinambour
Abricot, baies de sureau, banane plantain, bleuets, cantaloup, cerises, citron, dattes, figues (fraîches, séchées), fraises, framboises, goyave, groseilles à maquereau, groseilles (noires, rouges), kiwi, kumquat, lime, mangue, melon d'eau, melons (brodé, canang, casaba, Christmas, Crenshaw, espagnol), melon miel, mûres noires, mûres (de Boysen, de Logan), nectarine, orange, pamplemousse, pêche, poire, pomme, pruneaux, raisins secs, tangerine	Carambole, figue de Barbarie, grenade, kaki, noix de coco, rhubarbe

Régime du groupe B

ALIMENT *Portion*	FRÉQUENCE, SI VOUS ÊTES D'ORIGINE...	TRÈS BÉNÉFIQUES
JUS ET BOISSONS *Portion :* Jus : 250 ml (8 oz)	PAR JOUR Toutes les origines : ***Jus:*** 2 à 3 fois ***Eau:*** 4 à 7 fois	Ananas, canneberges, chou, papaye, raisin
ÉPICES		Cari, gingembre, persil, piment de Cayenne, raifort
CONDIMENTS		Aucun
TISANES		Cynorrhodon (baies d'églantier), framboisier (feuilles), gingembre, ginseng, menthe poivrée, persil, réglisse (racine)*, sauge *ne jamais absorber sans avis médical
BOISSONS		Thé vert

NEUTRES	À ÉVITER
Abricot, carotte, céleri, cerise noire, cidre, concombre, eau citronnée, jus de légumes autorisés, orange, pamplemousse, pomme, pruneaux	Tomate
Ail, agar-agar, aneth, anis, basilic, bergamote, câpres, cardamone, caroube, carvi, cerfeuil, chocolat, ciboulette, coriandre, crème de tartre, cumin, essence de vanille, estragon, fécule de maranta (arrow-root), flocons de piment rouge, girofle (clous), graines de céleri, laurier, marjolaine, mélasse, menthe (poivrée, verte), miel, miso, moutarde en poudre, muscade, origan, paprika, petit goémon, piment doux, poivre en grains, romarin, safran, sarriette, sauce soya, sauge, sel, sirop d'érable, sirop de riz (blanc, brun), sucre (blanc, roux), tamari, tamarin, thé des bois, thym, varech vésiculeux, vinaigre (balsamique, blanc), vinaigre de cidre, vinaigre de vin rouge	Cannelle, essence d'amande, fécule de maïs, gélatine, malt d'orge, piment de la Jamaïque (« allspice »), poivre (blanc, noir moulu), sirop de maïs, tapioca
Beurre de pomme, confitures et gelées de fruits autorisés, cornichons (à l'aneth, kasher, sucrés, vinaigrés), mayonnaise, moutarde, sauce à salade (pauvre en gras et composée d'ingrédients autorisés), sauce Worcestershire, *relish*	Ketchup
Achillée millefeuille, aubépine, bardane, bouleau blanc, camomille, cataire, dong quai, échinacée, écorce de chêne blanc, fraisier (feuilles), luzerne, marrube blanc, menthe verte, millepertuis, mouron des oiseaux, mûrier, orme rouge, patience, piment de Cayenne, pissenlit, salsepareille, sureau, thé vert, thym, valériane, verveine	Aloès, bourse-à-pasteur, fenugrec, gentiane, houblon, hydraste du Canada, maïs (barbes), molène (bouillon blanc), rhubarbe, scutellaire, séné, tilleul (gargarismes seulement), trèfle rouge, tussilage (pas-d'âne)
Bière, café, café décaféiné, thé noir, thé noir déthéiné, vin (rouge, blanc)	Alcools forts, boissons gazeuses (toutes), boissons gazeuses « diète », eaux gazeuses

Régime du groupe AB

ALIMENT *Portion*	FRÉQUENCE, SI VOUS ÊTES D'ORIGINE...	TRÈS BÉNÉFIQUES
VIANDES & VOLAILLES *Portion:* Hommes: 115-180 g (4-6 oz) Femmes et enfants: 60-140 g (2-5 oz)	**PAR SEMAINE** *Viande rouge maigre:* européenne: 1 à 3 fois africaine: 1 à 3 fois asiatique: 1 à 3 fois *Volaille:* européenne: 0 à 2 fois africaine: 0 à 2 fois asiatique: 0 à 2 fois	Agneau, dinde, lapin, mouton
POISSON, CRUSTACÉS ET MOLLUSQUES *Portion:* 115-180 g (4-6 oz)	**PAR SEMAINE** européenne: 3 à 5 fois africaine: 3 à 5 fois asiatique: 4 à 6 fois	Alose, baudroie, brochet, daurade, doré, escargots, esturgeon, germon (thon blanc), grand sébaste, mahimahi, maquereau, merlu, merluche, mérou, morue, sardine, truite arc-en-ciel, truite de mer, vivaneau, voilier
ŒUFS ET PRODUITS LAITIERS *Portion:* Œufs: 1 Fromages: 60 g (2 oz) Yogourt: 115-180 g (4-6 oz) Lait: 115-180 g (4-6 oz)	**PAR SEMAINE** *Œufs:* européenne: 3 à 4 fois africaine: 3 à 5 fois asiatique: 2 à 3 fois *Fromages:* européenne: 3 à 4 fois africaine: 2 à 3 fois asiatique: 3 à 4 fois *Yogourt:* européenne: 3 à 4 fois africaine: 2 à 3 fois asiatique: 1 à 3 fois *Lait:* européenne: 3 à 6 fois africaine: 1 à 6 fois asiatique: 2 à 5 fois	Chèvre, cottage, crème sure faible en gras, féta, fromages fermiers (raffinés et de production artisanale), kéfir, lait de chèvre, mozzarella, ricotta, yogourt
HUILES ET CORPS GRAS *Portion* 15 ml (1 c. à table)	**PAR SEMAINE** européenne: 4 à 8 fois africaine: 1 à 5 fois asiatique: 3 à 7 fois	Huile d'olive

NEUTRES	À ÉVITER
Faisan, foie	Bacon, bison, bœuf, bœuf haché, caille, canard, cœur, gibier à poil, jambon, oie, perdrix, porc, poulet, poulet de Cornouailles, veau
Acoupa royal, barbotte, barbue de rivière, calmars, carpe, caviar, coquilles Saint-Jacques, corégone, éperlans, espadon, hareng frais, moules, ormeaux, perchaude, perche, pétoncles, requin, saumon, sébaste, tassergal, tile	Aiglefin, anchois, anguille, barracuda, bar commun, bar rayé, bigorneaux, crabe, crevettes, écrevisses, flétan, grenouilles, hareng mariné, homard, huîtres, langouste, loup de mer, palourdes, pieuvre, plie, saumon fumé, sériole, sole, tortue
Boisson de soya, caséine, cheddar, colby, fromage à la crème, fromages à pâte filée, fromage de soya*, édam, emmenthal, gouda, gruyère, jarlsberg, monterey jack, munster, neufchâtel, lait (demi-écrémé, écrémé), petit-lait, petit suisse	Babeurre, beurre, bleu, brie, camembert, crème glacée, fromage frais, lait entier, parmesan, provolone, sorbet
*bons substituts de produits laitiers	
Huile d'arachide, huile de canola (colza), huile de foie de morue, huile de lin	Huile de carthame, huile de coton, huile de maïs, huile de sésame, huile de tournesol

Régime du groupe AB

ALIMENT *Portion*	FRÉQUENCE, SI VOUS ÊTES D'ORIGINE...	TRÈS BÉNÉFIQUES
NOIX ET GRAINES *Portion:* Noix et graines: 6 à 8 noix Beurres de noix: 15 ml (1 c. à table)	PAR SEMAINE *Noix et graines:* européenne: 2 à 5 fois africaine: 2 à 5 fois asiatique: 2 à 3 fois *Beurres de noix:* européenne: 3 à 7 fois africaine: 3 à 7 fois asiatique: 2 à 4 fois	Arachides, beurre d'arachide, châtaignes, noix de Grenoble
LÉGUMINEUSES ET AUTRES PROTÉINES VÉGÉTALES *Portion (légumineuses sèches):* 125 g (1 tasse)	PAR SEMAINE européenne: 2 à 3 fois africaine: 3 à 5 fois asiatique: 4 à 6 fois	Lentilles vertes, haricots de soya, haricots blancs («navy»), haricots pinto, haricots rouges
CÉRÉALES *Portion (céréales sèches):* 125 g (1 tasse)	PAR SEMAINE européenne: 2 à 3 fois africaine: 2 à 3 fois asiatique: 3 à 4 fois	Épeautre, gruau, millet, riz soufflé, seigle, son d'avoine, son de riz
PAINS ET MUFFINS *Portion:* 1 tranche de pain ou 1 biscotte 1 muffin	PAR JOUR Toutes les origines: *Pains et craquelins:* 0 à 1 fois *Muffins:* 0 à 1 fois	Biscottes de seigle, biscottes Ryvita®, biscottes Wasa®, craquelins Fin Crisp®, galettes de riz, millet, pain 100 % de seigle, pain de blé germé, pain essénien, pain Manna®, pain de riz brun, pain de soya
GRAINS (CÉRÉALES) ET PÂTES *Portion:* Céréales sèches: 125 g (1 tasse) Pâtes sèches: 125 g (1 tasse)	PAR SEMAINE *Céréales:* européenne: 3 à 4 fois africaine: 2 à 4 fois asiatique: 3 à 4 fois *Pâtes:* européenne: 3 à 4 fois africaine: 2 à 3 fois asiatique: 3 à 4 fois	Farine d'avoine, farine de blé germé, farine de riz, farine de seigle, riz (basmati, brun, blanc, sauvage)

NEUTRES	À ÉVITER
Amandes, beurre d'amandes, litchis, noix de cajou, noix de macadamia, noix d'hickory, noix du Brésil, pignons, pistaches	Avelines, beurre de sésame (tahini), beurre de tournesol, graines de citrouille, graines de pavot, graines de sésame, graines de tournesol
Graines de tamarin, lentilles (brunes, rouges), haricots blancs fins, haricots cannellini, haricots frais, haricots Great Northern, haricots verts, jicamas, petits pois, pois cassés, pois mange-tout	Doliques à œil noir, fèves-gourganes, haricots adzuki, haricots beurre (de Lima), haricots noirs, haricots rognons rouges, pois chiches
Amarante, blé concassé, crème de blé, crème de riz, Familia® (céréales pour bébé), flocons de soya, germe de blé, granulé de soya, Grape Nuts® (céréales de petit déjeuner), muesli, orge, sept céréales, son de blé	Farine de maïs, flocons de maïs, kamut, sarrasin
Bagels de blé, blé dur, muffins au son d'avoine, muffins au son de blé, pain aux protéines, pain azyme, pain de blé, pain de blé entier, pain d'épeautre, pain de seigle noir, pain multicéréales, pain sans gluten, pain sans levain Ideal®	Muffins au maïs
Boulghour, couscous, farine au gluten, farine blanche, farine de blé dur, farine de blé entier, farine d'épeautre, farine graham, pâtes aux épinards, quinoa, semoule de blé dur	Farine d'orge, pâtes aux topinambours, pâtes de sarrasin (soba), sarrasin

Régime du groupe AB

ALIMENT *Portion*	FRÉQUENCE, SI VOUS ÊTES D'ORIGINE...	TRÈS BÉNÉFIQUES
LÉGUMES *Portion :* crus : 125 g (1 tasse) cuits ou vapeur, parés : 125 g (1 tasse)	**PAR JOUR** Toutes les origines : *Légumes crus :* 3 à 5 fois *Légumes cuits :* 3 à 5 fois	Ail (gousses), aubergine, betterave (fanes), betterave, brocoli, céleri, champignons maitaké, chou cavalier (Collard), chou-fleur, chou frisé (Kale), concombre, igname, luzerne (pousses), moutarde (feuilles), panais, patate douce, persil, pissenlit, tempeh, tofu
FRUITS *Portion :* 1 fruit ou 100-160 ml (3 à 5 oz)	**PAR JOUR** Toutes les origines : 3 à 4 fois	Ananas, canneberges, cerises, citron, figues (fraîches, séchées), groseilles à maquereau, kiwi, mûres de Logan, pamplemousse, prunes (bleues, rouges, vertes), raisin (Concorde, noir, rouge, vert)
JUS ET **BOISSONS** *Portion :* Jus : 250 ml (8 oz)	**PAR JOUR** Toutes les origines : *Jus:* 2 à 3 fois *Eau:* 4 à 7 fois	Canneberges, carotte, céleri, cerise noire, chou, papaye, raisin

NEUTRES	À ÉVITER
Algues, asperges, bambou (pousses), bette à carde, carotte, carvi, cerfeuil, châtaignes d'eau, champignons abalone, champignons collybie, champignons de Paris, champignons portobellos, chicorée, chou Pak-choï (Bok choy), choux (blanc, chinois, rouge), choux de Bruxelles, chou-rave (Kohlrabi), citrouille, coriandre, cresson, crosses de fougère, courges (toutes variétés), courgette (zucchini), daïkon, échalotes, échalotes grises, endive, épinards, fenouil, gingembre, gombos (okras), laitues (Bibb, Boston, mesclun, pommée, romaine), navet, oignons verts, oignons (espagnols, jaunes, rouges), olives (espagnoles, grecques, vertes), pleurotes, poireau, pommes de terre (blanches, rouges), radicchio, raifort, rapini, roquette (arugula), rutabaga, scarole, shiitaké, tomate	Artichaut, avocat, fèves germées mungo, haricots beurre (de Lima), maïs (blanc, jaune), olives noires, piment jalapeño, poivrons (jaunes, rouges, verts), radis, radis (pousses), topinambour
Abricot, baies de sureau, banane plantain, bleuets, cantaloup, dattes, fraises, framboises, groseilles (noires, rouges), kumquat, lime, melons (brodé, canang, casaba, Christmas, Crenshaw, espagnol), melon d'eau, melon miel, mûres noires, mûres de Boysen, nectarine, papaye, pêche, poire, pomme, pruneaux, raisins secs, tangerine	Banane, carambole, figue de Barbarie, goyave, grenade, kaki, mangue, noix de coco, orange, rhubarbe
Abricot, ananas, cidre, concombre, eau citronnée, jus de légumes autorisés, pamplemousse, pomme, pruneaux	Orange

Régime du groupe AB

ALIMENT *Portion*	FRÉQUENCE, SI VOUS ÊTES D'ORIGINE...	TRÈS BÉNÉFIQUES
ÉPICES		Ail, cari, miso, persil, raifort
CONDIMENTS		Aucun
TISANES		Aubépine, bardane, camomille, cynorrhodon (baies d'églantier), échinacée, fraisier (feuilles), gingembre, ginseng, luzerne, réglisse (racine)*, thé vert *ne jamais absorber sans avis médical
BOISSONS		Café, café décaféiné, thé vert

NEUTRES	À ÉVITER
Agar-agar, aneth, basilic, bergamote, cannelle, ciboulette, cardamone, caroube, cerfeuil, chocolat, coriandre, crème de tartre, cumin, curcuma, estragon, fécule de maranta (arrow-root), girofle (clous), laurier, marjolaine, mélasse, menthe (poivrée, verte), miel, moutarde en poudre, muscade, paprika, petit goémon, romarin, safran, sarriette, sauce soya, sauge, sel, sucre (blanc, roux), sirop d'érable, sirop de riz (blanc, brun), tamari, tamarin, thé des bois, thym, vanille, varech vésiculeux, vinaigre balsamique, vinaigre de cidre, vinaigre de vin rouge	Anis, câpres, essence d'amande, fécule de maïs, flocons de piment rouge, gélatine, malt d'orge, piment de Cayenne, piment de la Jamaïque («allspice»), poivre (blanc, noir moulu), poivre en grains, sirop de maïs, tapioca, vinaigre blanc
Confitures et gelées de fruits autorisés, mayonnaise, moutarde, sauce à salade (pauvre en gras et composée d'ingrédients autorisés)	Cornichons (à l'aneth, kasher, sucrés, vinaigrés), ketchup, *relish*, sauce Worcestershire
Achillée millefeuille, bouleau blanc, cataire, dong quai, écorce de chêne blanc, framboisier (feuilles), hydraste du Canada, marrube blanc, menthe (poivrée, verte), millepertuis, mouron des oiseaux, mûrier, orme rouge, patience, persil, piment de Cayenne, pissenlit, salsepareille, sauge, sureau, thym, valériane, verveine	Aloès, bourse-à-pasteur, fenugrec, gentiane, houblon, maïs (barbes), molène (bouillon blanc), rhubarbe, scutellaire, séné, tilleul, trèfle rouge, tussilage (pas-d'âne)
Bière, *club soda*, eaux gazeuses, vin (blanc, rouge)	Alcools forts, boissons gazeuses (toutes variétés), boissons gazeuses «diète», thé noir, thé noir déthéiné

DEUXIÈME PARTIE

RECETTES

Cette vaste sélection de recettes inclut des mets savoureux, sains et originaux qui conviennent à votre groupe sanguin. Si vous craignez que le régime Groupe sanguin vous prive du plaisir de manger de délicieux aliments, ces recettes vous convaincront du contraire. Elles ont été conçues par deux chefs : Martine Lloyd Warner et Gabrielle Sindorf. Abordez ces recettes comme des suggestions et inventez vos propres variantes.

Au fil des pages, vous verrez apparaître des encadrés comme celui-ci :

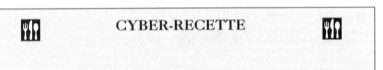

CYBER-RECETTE

Grâce aux merveilleuses possibilités d'Internet, nous avons pu entamer un dialogue sur le régime Groupe sanguin avec plusieurs centaines de milliers de personnes. Notre page *Recipe Files* (Fichier de recettes) est très populaire et permet aux gens de partager quelques-unes de leurs créations personnelles. Ces recettes ont toutes été approuvées et essayées. Ce sont les contributions personnelles de gens qui, tout comme vous, ont trouvé des façons d'intégrer le régime Groupe sanguin dans leur vie quotidienne.

Chaque recette est conçue pour un groupe sanguin. Consultez l'encadré qui précède la recette et dont l'interprétation est la suivante :

- TRÈS BÉNÉFIQUE indique que les premiers ingrédients sont très bénéfiques pour votre groupe. Les ingrédients moins importants sont soit très bénéfiques, soit neutres. Il n'y a pas d'ingrédients à éviter.
- NEUTRE indique que les premiers ingrédients sont neutres pour votre groupe. Les ingrédients moins importants peuvent être neutres ou très bénéfiques. Il n'y a pas d'ingrédients à éviter.

- À ÉVITER indique qu'il y a dans cette recette des ingrédients que les personnes de votre groupe sanguin devraient éviter.

TRÈS BÉNÉFIQUE		NEUTRE		À ÉVITER	

Les recettes incluent toutes les catégories d'aliments qui figurent sur la liste de votre groupe sanguin. Chacun y trouvera donc son compte.

Sections

Viandes et volailles

Poisson, crustacés et mollusques

Tofu et tempeh

Pâtes

Pizza

Légumineuses et produits céréaliers

Légumes

Soupes et ragoûts

Pains, muffins, pains briochés et pâtes à frire

Salades

Sandwiches, œufs, tartelettes, frittatas et crêpes

Desserts, fromages et fruits

Vinaigrettes, sauces, chutneys et *relish*

Boissons

Collations, gourmandises et grignotines

LISTE DE REPAS RAPIDES
POUR TOUTE LA FAMILLE

Comme la plupart des gens vivent dans des familles où il y a plus d'un groupe sanguin, la liste ci-dessous propose des recettes qui vous permettront de préparer un seul repas pour toute la famille. Lorsque vous êtes pressé, vous pouvez vous fier à ces recettes pour préparer un repas qui convient à tous les groupes sanguins. Affichez cette liste sur votre réfrigérateur.

Viandes et volailles

Burgers à la dinde

Croquettes de dinde

Dinde rôtie

Poisson, crustacés et mollusques

Espadon grillé à l'indonésienne

Baudroie sautée

Darne de thon marinée au jus de citron et à l'ail

Vivaneau vapeur

Pâtes

Pâtes aux rapinis

Pizza

Pâte à pizza de base

Pizza salade

Pizza blanche

Pizza aux courgettes (zucchinis) et au basilic

Légumineuses et produits céréaliers

Pilaf d'épeautre

Taboulé au millet

Couscous au millet

Pilaf de riz basmati et de grains d'épeautre

Risotto de quinoa

Pilaf de riz brun

Salade aux grains d'épeautre

Légumes

Navets et oignons glacés

Carottes et panais à l'ail, à la coriandre et au gingembre

Fenouil braisé à l'ail

Beignets aux légumes

Sardines et bette à carde

Chou cavalier (Collard) braisé

Portobellos grillés

Poireaux sautés

Soupes et ragoûts

Bouillon de dinde de base

Bouillon de légumes de base

Soupe à la dinde

Soupe à la courge au gingembre

Soupe de légumes racines

Soupe au miso

Soupe au poisson consistante

Soupe aux haricots et à la bette

Soupe au mérou

Salades

Salade de mesclun

Salade aux épinards, aux œufs et au bacon

Salade grecque

Salade aux carottes et aux raisins secs

Salade de maquereau fumé à l'aulne

Super salade César

Haricots verts, chèvre et noix de Grenoble

Sandwiches, etc.

Cheddar de chèvre grillé sur pain essénien

Salade de thon rapide et courgettes (zucchinis)

Mozzarella et courgettes (zucchinis) sautées à l'ail

Chèvre doux et chutney

Salade aux œufs au cari

Fromage grillé sur pain essénien

Frittata aux pâtes et à l'oignon

Frittata au champignon et aux courgettes (zucchinis)

Frittata aux épinards

Crêpes

Desserts

Carrés de riz croustillant

Gâteau aux pommes

Pouding de riz basmati

Gâteau renversé à l'ananas

Poires ou pommes sautées

Salade tropicale

Compote de fruits ou pommes cuites

Tarte aux pommes

6

Viandes et volailles

La façon la plus savoureuse et la plus saine d'apprêter la viande consiste à la dégraisser et à la faire cuire simplement ; il faut la servir très maigre, seule ou avec des légumes. Lorsque vous n'avez pas le temps de cuisiner un repas élaboré, un plat de viande s'avère simple et rapide. Les recettes qui suivent conviennent autant aux repas de tous les jours qu'aux occasions spéciales ; elles redonnent à la viande et à la volaille ce goût que nous aimions tant lorsque la vie était plus simple.

Consommez de préférence des produits d'élevage biologique. La plupart des bestiaux et des volailles dont la viande est vendue dans le commerce sont nourris d'aliments dans lesquels on trouve des résidus chimiques de pesticides, d'herbicides et de fertilisants. On donne également à ces animaux des hormones qui servent à accélérer leur croissance. D'énormes efforts ont été entrepris pour produire des aliments sains et relativement purs, mais ces efforts doivent être encouragés par les consommateurs. Une plus grande demande pour la viande et la volaille bios se traduira par une augmentation de la quantité et une diminution des prix.

Poitrine de bœuf

TRÈS BÉNÉFIQUE	O	NEUTRE	B	À ÉVITER	A, AB

Voici une recette pour un souper d'automne ou d'hiver réconfortant. Ajoutez 6 gros oignons jaunes au cours de la dernière heure de cuisson pour rehausser le goût.

30 ml (2 c. à table) d'huile d'olive

1 poitrine de bœuf d'environ 900 à 1 350 g (2 à 3 lb)

1 oignon, en dés

500 ml (2 tasses) de vin rouge

4 gousses d'ail, pelées et écrasées

5 ml (1 c. à thé) de thym séché

3 feuilles de laurier

500 ml (2 tasses) d'eau bouillante

Sel

Dans une casserole à fond épais, faire chauffer l'huile à feu doux. Faire brunir la poitrine de bœuf des deux côtés. Ajouter l'oignon et faire revenir plusieurs minutes, jusqu'à ce qu'il soit doré. Verser le vin et porter à ébullition. Réduire le feu et laisser mijoter 20 minutes. Ajouter l'ail, le thym, les feuilles de laurier et l'eau bouillante. Porter à nouveau à ébullition. Réduire le feu et laisser mijoter 3 heures, en retournant la viande une ou deux fois en cours de cuisson, jusqu'à ce qu'elle soit à point. Saler au goût. La poitrine de bœuf doit mijoter assez longtemps pour être tendre. *Donne 8 portions.*

Poulet ou dinde au paprika

TRÈS BÉNÉFIQUE	AB	NEUTRE	A, B	À ÉVITER	O

Cette recette est parfaite pour les températures plus froides. Les personnes des groupes A et AB remplaceront le poulet par de la dinde.

30 ml (2 c. à table) d'huile d'olive

1 gros oignon jaune, en dés

Paprika

1 poulet, découpé en 8 morceaux

250 à 500 ml (1 à 2 tasses) d'eau ou de bouillon de poulet (ou de dinde)

Sel

Farine d'épeautre

250 ml (8 oz) de crème sure (ou de yogourt égoutté)

Dans un grand poêlon, faire chauffer l'huile et faire revenir l'oignon jusqu'à ce qu'il soit doré. Saupoudrer généreusement de paprika et continuer la cuisson en remuant constamment pour éviter qu'il brûle. Pousser l'oignon sur les côtés du poêlon et ajouter le poulet. Faire brunir les morceaux d'un côté, puis les retourner et les recouvrir d'oignon. Laisser brunir. Lorsque la viande a pris une belle couleur rouge, verser l'eau ou le bouillon. Porter à ébullition. Saler au goût, réduire le feu et laisser mijoter 45 minutes, ou jusqu'à ce que la volaille soit à point.

Réserver le poulet et la sauce dans un bol. Mettre 30 à 45 ml (2 à 3 c. à table) de farine dans le poêlon. Verser lentement la sauce dans le poêlon en remuant constamment, jusqu'à ce qu'elle épaississe. Incorporer la crème sure ou le yogourt et mélanger. Ajouter le poulet pour le réchauffer. Éviter de porter à ébullition. Servir sur un lit de nouilles ou de riz. *Donne de 4 à 8 portions.*

Poulet à l'italienne

TRÈS BÉNÉFIQUE		NEUTRE	O, A	À ÉVITER	B, AB

Une recette de poulet simple et facile à préparer. Servez ce plat accompagné d'un risotto ou d'un pilaf et de légumes verts en salade.

45 ml (3 c. à table) d'huile d'olive

1 poulet, découpé en 8 morceaux

6 à 8 gousses d'ail, pelées et écrasées

2 ml (1/2 c. à thé) de romarin frais, ciselé

Sel

Poivre

Eau ou bouillon de poulet

Dans un grand poêlon, faire chauffer 15 ml (1 c. à table) d'huile à feu doux. Ajouter le poulet et laisser cuire plusieurs minutes. Lorsque la viande change de couleur, ajouter le reste de l'huile d'olive et l'ail. Retourner le poulet. Assaisonner de romarin, de sel et de poivre. Ajouter 125 à 250 ml (1/2 à 1 tasse) d'eau ou de bouillon. Porter à ébullition, réduire le feu et couvrir. Laisser cuire 35 à 45 minutes, en vérifiant fréquemment s'il reste du liquide. Ajouter un peu d'eau (15 à 30 ml ou 1 à 2 c. à table à la fois) au besoin. La volaille est cuite lorsque la chair se détache facilement de l'os. Disposer le poulet dans des assiettes et déglacer le poêlon avec quelques millilitres (1c. à table environ) d'eau ou de vin. Napper le poulet de sauce. *Donne de 4 à 8 portions.*

Lapin braisé

TRÈS BÉNÉFIQUE	B, AB	NEUTRE	O	À ÉVITER	A

Le goût du lapin est semblable à celui du poulet ; en fait, c'est une viande qui est souvent apprêtée de la même manière. Notre recette ne demande pas de marinade, traditionnellement réservée au lièvre dont le fumet est assez prononcé. Résultat : une viande tendre et juteuse.

30 ml (2 c. à table) d'huile d'olive

1 lapin, découpé en environ 12 morceaux

30 ml (2 c. à table) de beurre

(HUILE D'OLIVE POUR LE GROUPE AB)

1 grosse carotte, en dés

4 gousses d'ail, hachées

1 branche de céleri, en julienne

1 oignon de taille moyenne, en dés

375 ml (1 1/2 tasse) de vin blanc

Eau

Sel

Dans un grand poêlon, faire chauffer l'huile à feu doux. Ajouter le lapin et faire brunir. Réserver. Faire fondre le beurre ou l'huile d'olive et faire revenir la carotte, l'ail, le céleri et l'oignon jusqu'à ce qu'ils soient bien dorés. Pousser les légumes sur les côtés du poêlon et ajouter le lièvre. Recouvrir la viande avec les légumes et verser le vin. Laisser cuire quelques instants, puis ajouter 250 ml (1 tasse) d'eau, ou suffisamment pour faire braiser le lièvre. Porter à ébullition. Couvrir le poêlon, réduire le feu, après avoir vérifié qu'il reste suffisamment de liquide. Saler au goût. Laisser cuire au moins 90 minutes, ou jusqu'à ce que la viande soit très tendre. Servir avec du riz. *Donne de 3 à 4 portions.*

Poulet au sésame

TRÈS BÉNÉFIQUE		NEUTRE	O, A	À ÉVITER	B, AB

Essayez cette recette d'une grande simplicité lorsque vous voulez faire un bon repas, mais que le temps manque pour le préparer. Servez le poulet avec du riz ou des pâtes d'épeautre et une salade verte.

8 morceaux ou poitrines de poulet

30 ml (2 c. à table) de sauce soya ou de tamari

3 à 4 gousses d'ail, pelées et écrasées

50 ml (1/4 tasse) de graines de sésame

Préchauffer le four à 190 °C (375 °F). Placer les morceaux de poulet dans un plat allant au four. Badigeonner le poulet de sauce soya, frotter d'ail et saupoudrer de graines de sésame. Faire cuire 50 minutes ou jusqu'à cuisson complète. *Donne de 4 à 8 portions.*

Gigot d'agneau grillé au cari

TRÈS BÉNÉFIQUE	O,A, AB	NEUTRE		À ÉVITER	A

L'agneau est très bénéfique pour tous les groupes sanguins, sauf le groupe A. C'est une viande qui présente de multiples avantages : elle est non seulement extrêmement savoureuse, mais aussi très maigre. Quant à son rapport qualité prix, une fois désossé et dégraissé, le gigot d'agneau s'avère abordable : il peut facilement nourrir deux fois une famille de quatre personnes.

Élégante mais simple, notre recette peut être simplifiée encore davantage si vous faites griller les légumes en même temps que la viande. Essayez les courges d'été, les poivrons, l'aubergine, les patates douces, les oignons... ou n'importe quel légume recommandé pour votre groupe sanguin. Ne lésinez pas sur l'huile d'olive et surveillez attentivement la cuisson.

30 ml (2 c. à table) de cari
30 ml (2 c. à table) de cumin moulu
15 ml (1 c. à table) de sel
30 ml (2 c. à table) de poudre de varech vésiculeux
15 ml (1 c. à table) de poudre de cinq-épices
1 gigot d'agneau, désossé, coupe papillon

Mélanger les épices et frotter entièrement le gigot. Laisser reposer 1 heure. Préparer le gril et faire griller l'agneau 20 minutes de chaque côté pour une cuisson à point, 25 à 30 minutes pour une viande bien cuite. Retirer la viande du gril et laisser reposer 10 minutes avant de découper en tranches fines. *Donne 4 portions.*

Côtelettes d'agneau rôties

TRÈS BÉNÉFIQUE	O, B, AB	NEUTRE		À ÉVITER	A

Les côtelettes d'agneau s'apprêtent rapidement et facilement. En fait, plus la préparation est simple, meilleur est le résultat. Les côtelettes de côte sont savoureuses ; elles ont plus de gras et moins de viande. Les côtelettes de longe sont souvent plus petites et plus maigres, mais elles ont plus de viande.

2 à 3 côtelettes d'agneau par personne
1 grosse gousse d'ail, pelée et coupée
15 ml (1 c. à table) de romarin frais et de sel mélangés (par portion)
Huile d'olive

Préchauffer le gril. Ajuster la rôtissoire de façon que les côtelettes soient à 6 ou 8 cm (3 à 4 po) de la source de chaleur. Dégraisser les côtelettes et placer dans un plat allant au four. Frotter la viande d'ail puis du mélange sel-romarin. Verser un peu d'huile d'olive sur les côtelettes et retourner pour enrober. Placer dans la rôtissoire et faire cuire pendant 5 à 7 minutes de chaque côté, ou jusqu'à ce que la viande soit bien brune. Retourner les côtelettes et laisser brunir. Servir avec une purée de patates douces et des légumes verts braisés.

Burgers à la dinde

TRÈS BÉNÉFIQUE	AB	NEUTRE	O, A, B	À ÉVITER

La dinde étant en général une viande maigre, comment peut-on en faire un bon burger? En y ajoutant des œufs, des oignons et du pain, ce qui donne un burger moelleux, léger et délicieux. Et si vous n'êtes pas certain que la recette plaise, attendez-vous à une surprise: les enfants adorent!

450 g (1 lb) de dinde hachée
2 tranches de pain essénien ou d'épeautre
15 ml (1 c. à table) d'huile d'olive
1 oignon de taille moyenne, finement haché
2 œufs
Poignée de persil frais, ciselé
Pincée de sel
Huile d'olive, pour la cuisson

Déposer la dinde hachée dans un grand bol et ajouter le pain déchiqueté. Dans une poêle à frire, faire chauffer l'huile à feu moyen. Faire revenir l'oignon jusqu'à ce qu'il soit fondant et doré. Ajouter au mélange dinde et pain. Dans un autre bol, battre les œufs légèrement et verser sur le mélange. Assaisonner de persil et de sel. Mélanger les ingrédients avec les mains, délicatement mais complètement. Le mélange ne doit pas être trop compacté et doit rester léger. Une fois les ingrédients mélangés, façonner en 5 ou 6 boulettes légèrement aplaties. Faire frire dans l'huile d'olive, à feu moyen, environ 5 minutes. Retourner et poursuivre la cuisson pendant encore 5 minutes. Couvrir et réduire le feu. Laisser cuire quelques instants à la vapeur, jusqu'à ce que le jus de cuisson soit clair. Ces instants supplémentaires gardent les burgers moelleux. *Donne de 5 à 6 portions.*

Côtelettes de longe d'agneau grillées

TRÈS BÉNÉFIQUE	O, B, AB	NEUTRE		À ÉVITER	A

Ces côtelettes font un bon repas à déguster à l'extérieur. La marinade convient aussi à un gigot d'agneau en coupe papillon.

6 à 8 côtelettes de longe, ou 1 gigot d'agneau, coupe papillon
Marinade au tamari et à la moutarde

Laisser mariner l'agneau 1 à 2 heures. Préparer le gril. Faire griller les côtelettes à feu moyen 15 minutes de chaque côté, ou le gigot désossé 30 à 35 minutes de chaque côté. Laisser reposer 10 minutes avant de servir. *Donne de 6 à 8 portions.*

MARINADE AU TAMARI ET À LA MOUTARDE

Utiliser cette marinade pour badigeonner des morceaux de poulet, ou une darne de thon, avant de les faire griller ou rôtir au four.

50 ml (1/4 tasse) de tamari
30 ml (2 c. à table) de moutarde de Dijon ou de moutarde en poudre
15 ml (1 c. à table) de miel
2 gousses d'ail, émincées
Zeste et jus de 1 citron
15 ml (1 c. à table) de gingembre moulu
15 ml (1 c. à table) de cumin moulu
30 ml (2 c. à table) d'huile d'olive
(HUILE DE SÉSAME POUR LE GROUPE O, SI DÉSIRÉ)

Mélanger tous les ingrédients et conserver la marinade au réfrigérateur, dans un contenant hermétiquement fermé. *Donne environ 175 ml (3/4 tasse).*

Poulet à l'origan

TRÈS BÉNÉFIQUE		NEUTRE	O, A	À ÉVITER	B, AB

Ce plat est parfait lorsque vous êtes pressé par le temps. Servi froid, il est idéal pour un pique-nique.

250 ml (1 tasse) de chapelure d'épeautre,
faite à partir de la croûte du pain
50 ml (1/4 tasse) de romano, râpé
45 ml (3 c. à table) d'origan séché, ou 60 g d'origan frais ciselé
30 ml (2 c. à table) de poudre de varech vésiculeux
8 morceaux ou poitrines de poulet

Préchauffer le four à 190 °C (375 °F). Mélanger tous les ingrédients, à l'exception du poulet. Enrober chaque morceau de poulet du mélange d'assaisonnement. Placer les morceaux dans un plat allant au four et faire cuire 50 minutes, ou jusqu'à ce que la volaille soit à point. *Donne de 4 à 8 portions.*

Poulet aux amandes ou aux arachides

TRÈS BÉNÉFIQUE		NEUTRE	O, A	À ÉVITER	B, AB

Voici un plat de poulet absolument délectable. Servez-le froid, en entrée, ou comme hors-d'œuvre. Les personnes du groupe O utiliseront des amandes, celles du groupe A des arachides.

900 g (2 lb) de poitrines de poulet, désossées
500 ml (2 tasses) d'amandes ou d'arachides,
non salées et grillées à sec
Sauce au yogourt et au chutney à l'ananas (p. 367)
Laitue en lanières (facultatif)

Faire pocher les poitrines de poulet, égoutter et refroidir. Découper en morceaux de la longueur d'un doigt et réserver. Dans un poêlon, faire griller les amandes (ou les arachides) à feu moyen, pendant quelques minutes, en remuant constamment pour ne pas qu'elles brûlent. Refroidir. Hacher finement au mélangeur ou au robot. Tremper chaque morceau de poulet dans la sauce au yogourt et l'enrober de noix. Dresser sur un plat de service ou un lit de laitue en lanières. *Donne de 6 à 8 portions.*

Rôti de bœuf braisé à l'ancienne

TRÈS BÉNÉFIQUE	O	NEUTRE	B	À ÉVITER	A, AB

Préparez cette recette si vous prévoyez rester à la maison une bonne partie de la journée. La meilleure façon de cuisiner cette pièce de viande est de la laisser mijoter lentement. C'est aussi un plat qui peut être cuisiné à l'avance, réfrigéré et servi le lendemain. Une fois refroidi, le gras se retire facilement. Servez ce rôti de bœuf avec des pâtes d'épeautre, pour un bon souper réconfortant, les soirs frisquets d'automne ou d'hiver.

Vous avez le choix de plusieurs bouillons ; évitez cependant les cubes de bouillon contenant du glutamate de sodium (*MSG*). Lisez les étiquettes. Si vous devez utiliser de l'eau pour cuisiner un bouillon, ajoutez simplement plus de légumes dans la marmite – courgettes (zucchinis) ou courges, poireaux et ail.

50 ml (1/4 tasse) d'huile de canola ou d'olive
(pour faire brunir les ingrédients)
1 rôti de paleron de bœuf de 1 350 à 1 800 g (3 à 4 lb)
1 l de bouillon (poulet, bœuf ou légumes) ou d'eau
1 brin de romarin, de marjolaine et de thym
1 feuille de laurier
2 grosses carottes

2 branches de céleri

1 gros oignon

1 patate douce

Dans un faitout, faire chauffer l'huile 1 minute à feu moyen-vif. Ajouter la viande et faire brunir des deux côtés. Verser le bouillon ou l'eau, ajouter le bouquet d'herbes et saler. Porter à ébullition. Réduire le feu et laisser mijoter de 1 à 1 1/2 heure. Peler et couper les légumes, et les ajouter au faitout. Laisser cuire encore 45 à 60 minutes. Vérifier la tendreté de la viande et continuer la cuisson de 20 à 30 minutes au besoin, ou jusqu'à cuisson complète. Égoutter le jus de cuisson avant de servir. *Donne de 4 à 6 portions – et des restes succulents.*

Pain de viande inégalé

TRÈS BÉNÉFIQUE	O	NEUTRE	AB	À ÉVITER	A, B

Réussir un pain de viande léger dépend de deux choses : les ingrédients doivent être de qualité et leur mélange ne doit pas être trop manipulé. Notre recette constitue un plat principal bourré de protéines dont les restes font de succulents sandwiches.

1 œuf

250 ml (1 tasse) de boisson de soya ou de bouillon de poulet

3 tranches de pain rassis (épeautre ou essénien)

450 g (1 lb) de bœuf haché, biologique

450 g (1 lb) de viande hachée de dinde élevée en plein air

30 ml (2 c. à table) de poudre de varech vésiculeux

15 ml (1 c. à table) de cumin moulu

30 ml (2 c. à table) de tamari

45 ml (3 c. à table) de pâte de tomates

Dans un grand bol, battre l'œuf, puis incorporer la boisson de soya ou le bouillon de poulet. Découper le pain rassis en cubes et faire tremper dans le liquide jusqu'à ce qu'il soit bien ramolli. Incorporer le reste des ingrédients. Préchauffer le four à 190 °C (375 °F). Façonner un pain de 25 x 12 x 12 cm (10 x 5 x 5 po) et déposer sur une plaque allant au four. Cuire 1 heure 15 minutes, ou jusqu'à ce que le jus de cuisson soit bien clair. Laisser reposer 10 minutes avant de servir. Découper en tranches de 2,5 cm (1 po) et servir avec des pâtes d'épeautre. *Donne 4 portions.*

Brochettes d'agneau

TRÈS BÉNÉFIQUE	O,B,AB	NEUTRE		À ÉVITER	A

L'agneau est délicieux lorsqu'il est mariné et grillé. Cette recette permet d'utiliser le reste d'agneau du ragoût aux épinards à l'indienne (p. 258).

900 g (2 lb) d'agneau, en cubes, prélevé sur le gigot

Marinade au tamari et au citron vert (voir plus bas)

Laisser mariner l'agneau au réfrigérateur pendant une période allant de deux heures à deux jours. Au moment de la cuisson, choisissez parmi les légumes suivants :

Groupes O et B

2 poivrons rouges, en carrés de 5 cm (2 po)

1 gros oignon, en quartiers

1 courgette (zucchini), en tranches de 2,5 cm (1 po)

Groupe AB

1 aubergine, en carrés de 5 cm (2 po)

1 gros oignon, en quartiers

12 champignons, entiers

Préparer le gril. Sur des brochettes en inox, alterner légumes et cubes d'agneau (environ 4 cubes par brochette). Plus il y a de légumes, mieux c'est! Faire griller 20 minutes à feu moyen-vif, en tournant fréquemment. Servir sur un lit de riz ou avec des pitas d'épeautre. Les personnes des groupes B et AB mangeront ces kébabs avec, au choix, la sauce au yogourt et au concombre (p. 366) ou la sauce au yogourt et au chutney à l'ananas (p. 367). *Donne 4 portions.*

MARINADE AU TAMARI ET AU CITRON VERT

45 ml (3 c. à table) de mélange ail-échalote (p. 372)

50 ml (1/4 tasse) d'huile d'olive

30 ml (2 c. à table) de tamari

Jus de 1 citron vert

15 ml (1 c. à table) de cumin moulu

Mélanger tous les ingrédients. Cette marinade convient à tous les groupes sanguins.

Croquettes de dinde

TRÈS BÉNÉFIQUE	AB	NEUTRE	0, A, B	À ÉVITER	

Une poitrine prétranchée change agréablement de la dinde rôtie, d'autant que sa cuisson ne prend que quelques minutes. Un bon choix pour les petites familles ou les célibataires, lorsqu'il faut préparer le souper en vitesse. Les restes font aussi des sandwiches simples et rapides.

30 ml (2 c. à table) d'huile d'olive

Environ 450 g (1 lb) de croquettes de dinde

50 ml (1/4 tasse) de chapelure d'épeautre

Quelques gouttes de jus de citron

Sel

Dans un grand poêlon, faire chauffer l'huile à feu moyen-vif, jusqu'à ce qu'elle soit très chaude, sans fumer. Enrober les croquettes de chapelure et placer dans le poêlon sans trop les entasser. Au besoin, procéder en deux étapes. Faire cuire 4 à 5 minutes de chaque côté, ou jusqu'à ce que la viande prenne une belle couleur brune. Retourner une fois seulement. Arroser d'un peu de jus de citron et saler au goût. *Donne 4 portions.*

Foie aux oignons

TRÈS BÉNÉFIQUE	O	NEUTRE	B, AB	À ÉVITER	A

En dépit de nos souvenirs d'enfance, un plat de foie cuit à la perfection est un plaisir pour les papilles. Plusieurs sortes de foie sont disponibles sur le marché : foie de bœuf, de veau, de poulet et d'agneau. Les foies de morue, de raie et de baudroie sont également appréciés. Le foie est en quelque sorte l'usine d'épuration du corps ; il filtre les impuretés du sang et est donc susceptible de contenir une grande concentration de toxines. Une stricte réglementation a été mise en place afin qu'il puisse être consommé sans danger. C'est un trésor nutritionnel, riche en fer, en protéines, en minéraux et en vitamines. Procurez-vous du foie frais bio pour un apport santé inégalé. À défaut, vous pouvez trouver du foie bio surgelé assez facilement.

*30 ml (2 c. à table) de beurre clarifié ou d'huile d'olive allégée,
selon votre groupe*

*50 ml (1/4 tasse) de beurre clarifié ou d'huile d'olive allégée,
selon votre groupe*

1 gros oignon, pelé et finement tranché

45 ml (3 c. à table) de madère ou de sherry

*450 g (1 lb) de foie, finement tranché
(selon le produit bio disponible)*

*125 ml (1/2 tasse) de farine d'épeautre (si vous le voulez,
utilisez moitié farine blanche et moitié farine complète)*

Sel

Dans un poêlon de taille moyenne, faire chauffer 30 ml (2 c. à table) de beurre ou d'huile. Faire revenir l'oignon jusqu'à ce qu'il soit fondant et légèrement bruni. Verser le madère et laisser cuire 1 minute. Réserver.

Dans un grand poêlon, faire chauffer le reste d'huile ou de beurre à feu moyen, jusqu'à ce qu'il soit très chaud, mais sans fumer. Passer le foie dans la farine et secouer l'excédent. Déposer les morceaux dans le poêlon sans trop les entasser. Faire cuire 4 à 5 minutes de chaque côté. Retourner une seule fois. Recouvrir le foie d'oignons et servir. *Donne de 4 à 5 portions.*

Bifteck de flanc

TRÈS BÉNÉFIQUE	O	NEUTRE	B	À ÉVITER	A, AB

Le bifteck de flanc est une coupe de bœuf étonnamment maigre. La cuisson sur le gril lui conserve toute sa saveur, mais vous pouvez également le faire rôtir. Selon son épaisseur, cette méthode prend peu de temps. En général, 10 minutes de chaque côté donnent une viande à point ou assez cuite. Pour obtenir un bifteck tendre et savoureux, tranchez-le très mince et en biseau.

30 ml (2 c. à table) d'ail, émincé
30ml (2 c. à table) de cumin moulu
15 ml (1 c. à table) de piment de Cayenne moulu
15 ml (1 c. à table) de coriandre moulue
2 ml (1/2 c. à thé) de clous de girofle moulus
2 ml (1/2 c. à thé) de flocons de piment rouge
15 ml (1 c. à table) de sel
1 bifteck de flanc d'environ 450 à 675 g (1 à 1 1/2 lb)

Préparer le gril. Mélanger l'ail, les épices et le sel. Frotter généreusement chaque côté du bifteck. Faire griller la viande à feu moyen 8 à 10 minutes de chaque côté. Laisser reposer

5 minutes avant de découper. Servir avec la sauce à la menthe fraîche (p. 370) qui offrira un contraste rafraîchissant au goût piquant des épices. *Donne de 4 à 6 portions.*

Dinde rôtie

TRÈS BÉNÉFIQUE	AB	NEUTRE	O, A, B	À ÉVITER	

Il y a toujours une bonne raison de faire rôtir une petite dinde, ou plus simplement une poitrine. Ce mets n'est plus réservé aux jours de fête ou aux soupers réunissant des invités : c'est également une bonne façon de prévoir les repas des jours suivants. Cela ne signifie pas que vous devrez manger de la dinde matin, midi et soir ! Servez-la une première fois au souper, puis découpez la poitrine en tranches pour les sandwiches du lendemain. Cuisinez ensuite un pâté que vous servirez durant la semaine, et faites congeler la carcasse pour en faire un bouillon le week-end suivant, lequel vous servira à faire de la soupe.

1 dinde d'environ 3 600 à 5 400 g (8 à 12 lb), ou 1 125 à 1 575 g
(2 1/2 à 3 1/2 lb) de poitrine de dinde
Sauge ou romarin frais
15 ml (1 c. à table) de sel

Il n'y a pas vraiment de secret pour réussir une dinde rôtie. Vous n'êtes pas obligé de l'assaisonner, de la farcir, de la trousser ou d'en minuter la cuisson. Les minuteries automatiques dont sont aujourd'hui munies la plupart des volailles sont très utiles, même s'il est préférable de prolonger la cuisson de quelques minutes. En général, il faut compter 15 à 18 minutes par kilo (livre). On peut également piquer la cuisse de la volaille avec une fourchette : si le jus qui s'écoule est clair, la cuisson est terminée. Une dinde de 4 500 g (10 lb) prendra au moins 2 1/2 heures à cuire. Laissez toujours reposer la volaille rôtie 10 minutes avant de la découper. Cela permet à la viande et au jus de cuisson de se déposer, facilitant ainsi le découpage.

Préchauffer le four à 190 °C (375 °F). Vider la dinde de tous ses abats (à conserver dans un sac Zip-loc™, au congélateur, pour en faire du bouillon). Nettoyer la cavité et assécher avec des essuie-tout. Frotter la volaille d'herbes et de sel (si cette suggestion vous déplaît, salez la volaille et déposez les herbes dans la cavité). Faire cuire au four jusqu'à cuisson complète. Si la volaille est grosse, recouvrir la poitrine d'une tente de papier d'aluminium pendant la première 1 1/2 heure. La retirer pendant la dernière heure de cuisson. Une peau brune et croustillante fait partie des attraits de la dinde rôtie. Faire attention en retirant la rôtissoire du four : s'assurer que la surface sur laquelle la dinde sera déposée n'est pas loin.

Poulet rôti à l'ail et aux herbes

TRÈS BÉNÉFIQUE		NEUTRE	O, A	À ÉVITER	B, AB

Un bon poulet rôti peut être servi n'importe quel jour de la semaine, d'autant que l'ail est bénéfique pour tout le monde. Notre recette est très simple et se prépare en quelques minutes.

1 gros poulet
10 gousses d'ail, pelées et écrasées
30 ml (2 c. à table) d'herbes de Provence
(ou un mélange de romarin, thym, marjolaine et origan)
15 ml (1 c. à table) de sel

Préchauffer le four à 190 °C (375 °F). Apprêter le poulet pour la cuisson et frotter d'ail. Déposer le reste de l'ail dans la cavité et assaisonner avec les herbes et le sel. Cuire 1 heure 15 minutes, ou jusqu'à ce que le jus de cuisson soit clair. Laisser reposer 5 à 10 minutes avant de découper. *Donne de 4 à 6 portions.*

CYBER-RECETTE

Boulettes de gibier et sauce au miso

PROVENANCE : Micayla <sacredworld@yahoo.com>

Groupes O et B

J'ai créé cette recette avec du gibier offert un jour par un membre de ma famille et ce que j'avais sous la main à ce moment-là. Les personnes du groupe O devront omettre le fromage, ce qui modifiera un peu la saveur.

BOULETTES

225 g (1/2 lb) de gibier haché
50 ml (1/4 tasse) de romano, râpé
30 ml (2 c. à table) de coriandre fraîche, ciselée
1 œuf battu
1 petit oignon, finement haché
2 gousses d'ail, finement hachées
15 ml (1 c. à table) d'huile d'olive

SAUCE

500 ml (2 tasses) d'eau
15 ml (1 c. à table) de tamari sans blé
15 ml (1 c. à table) de fécule de maranta (arrow-root),
diluée dans 125 ml (1/2 tasse) d'eau
30 ml (2 c. à table) de miso blanc

Mélanger tous les ingrédients des boulettes, à l'exception de l'huile. Façonner. Dans une poêle à frire, faire chauffer l'huile à feu moyen. Ajouter les boulettes et faire sauter 20 minutes. Ajouter l'eau et le tamari. Poursuivre la cuisson 30 minutes.

Diluer la poudre de maranta dans l'eau. Verser dans le poêlon et poursuivre la cuisson jusqu'à ce que le bouillon épaississe légèrement. Utiliser 125 ml (1/2 tasse) de bouillon pour diluer le miso. Verser le mélange dans le poêlon. Évitez de porter à ébullition. Rectifier l'assaisonnement avant de servir. *Donne de 4 à 6 portions.*

7

Poisson, crustacés et mollusques

Tous les groupes sanguins peuvent goûter aux délices des lacs, des fleuves et de la mer. Les fruits de mer, dans lesquels on peut retrouver les crustacés comme les crevettes et le homard, et les mollusques comme les pétoncles, les moules et les huîtres, présentent une plus grande complexité. Bien que les poissons et les fruits de mer soient de bonnes sources de protéines et d'autres nutriments, ils sont spécifiques à chaque groupe sanguin. Vérifiez donc quels sont ceux qui vous sont recommandés.

Plusieurs poissons ne sont disponibles qu'en saison ; ils sont d'ailleurs meilleurs lorsque vous les achetez au plus fort de celle-ci. Règle générale, les poissons importés ont été congelés, leur texture est donc très différente de celle du poisson frais. Le poisson contient également des parasites, et certaines espèces plus que d'autres. Assurez-vous de toujours bien le faire cuire.

Les méthodes de cuisson simples et rapides sont celles qui font le mieux ressortir les qualités de la chair du poisson. Le fait de trop cuire celle-ci la rend sèche et dure. Les poissons perdent très rapidement leur fraîcheur délicate et leurs bénéfices nutritionnels.

Brochettes de crevettes

TRÈS BÉNÉFIQUE		NEUTRE	O	À ÉVITER	A, B, AB

Jus de 1 citron

50 ml (1/4 tasse) d'huile d'olive

3 gousses d'ail, pelées et écrasées

30 ml (2 c. à table) de persil frais, ciselé

1 brin de lemon-grass (tiers inférieur seulement), pelé et ciselé

2,5 cm (1 po) de gingembre frais, pelé et haché, ou râpé

450 g (1 lb) de grosses crevettes, décortiquées et déveinées

Dans un bol de taille moyenne, mélanger tous les ingrédients, à l'exception des crevettes. Ajouter les crevettes et laisser mariner au moins 4 heures (une nuit entière est encore mieux), en les retournant pour qu'elles soient entièrement enrobées. Plus longtemps elles marinent, meilleures elles sont.

Préparer le gril. Enfiler 4 à 6 crevettes sur chaque brochette et faire griller à feu vif 3 minutes de chaque côté. *Donne 2 portions.*

Saumon rôti au lemon-grass

TRÈS BÉNÉFIQUE	O, A	NEUTRE	AB	À ÉVITER	B

3 brins de lemon-grass (tiers inférieur seulement), finement ciselés

45 ml (3 c. à table) de sauce soya

30 ml (2 c. à table) de gingembre, pelé et grossièrement râpé

2 tomates cerises (GROUPE O SEULEMENT)

30 ml (2 c. à table) de coriandre fraîche, finement ciselée

Jus de 1 citron

2 oignons verts, en julienne

4 à 6 darnes ou filets de saumon d'environ 500 à 675 g (1 à 1 1/2 lb)

Mélanger tous les ingrédients, à l'exception du saumon. Placer le saumon dans une grande assiette et verser la marinade dessus. Laisser mariner environ 2 heures.

Préchauffer le gril. Retirer le saumon de la marinade et faire rôtir 15 minutes pour qu'il soit à point, et 20 minutes pour qu'il soit bien cuit. *Donne de 4 à 6 portions.*

Mérou sauté

TRÈS BÉNÉFIQUE	A, B, AB	NEUTRE	O	À ÉVITER	

Ce plat de poisson enchantera les enfants. Il est facile à réaliser et laisse les bâtonnets de poisson surgelés loin derrière.

45 ml (3 c. à table) d'huile d'olive

*450 à 675 g (1 à 1 1/2 lb) de mérou frais,
désossé et découpé en bâtonnets*

50 ml (1/4 tasse) de farine de quinoa

Sel

Dans un grand poêlon de fonte, faire chauffer l'huile à feu moyen. Passer le mérou dans la farine et secouer l'excédent. Placer les morceaux dans le poêlon, en prenant soin de ne pas trop les entasser. Procéder par petites quantités, en ajoutant de l'huile si nécessaire. L'huile doit être très chaude avant d'y ajouter le poisson. Laisser brunir d'un côté, puis retourner et laisser cuire 3 à 4 minutes. Vérifier la cuisson. Égoutter sur des essuie-tout et servir. *Donne de 3 à 4 portions.*

Espadon aux tomates cerises, à l'oignon rouge et au basilic

TRÈS BÉNÉFIQUE	O	NEUTRE	AB	À ÉVITER	A, B

Voici une recette d'espadon colorée et savoureuse. Vous pouvez apprêter le flétan, le requin et toute autre darne de poisson à chair compacte de la même manière.

30 ml (2 c. à table) d'huile d'olive

2 gousses d'ail, pelées et écrasées

450 g (1 lb) d'espadon

Eau

1 petit oignon rouge, haché

250 ml (1 tasse) de tomates cerises rouges ou jaunes, coupées en deux

125 ml (1/2 tasse) de basilic frais, ciselé

Quelques gouttes de vin blanc (facultatif)

Faire chauffer l'huile à feu doux et faire fondre l'ail. Ajouter l'espadon et l'entourer d'ail. Verser 125 ml (1/2 tasse) d'eau. Couvrir et laisser cuire à l'étuvée 7 à 10 minutes. Ajouter l'oignon et les tomates. Laisser cuire 5 minutes. L'oignon et les tomates doivent être fondants. Incorporer le basilic et laisser cuire encore un peu. Disposer l'espadon et les légumes dans une assiette, en utilisant les légumes pour orner le poisson. Si désiré, déglacer le poêlon au vin blanc, napper le plat et servir. *Donne 2 portions.*

Espadon rôti à l'indonésienne

TRÈS BÉNÉFIQUE	O	NEUTRE	A, B, AB	À ÉVITER	

Cette recette toute simple s'inspire de la cuisine asiatique. Pour un repas sain et léger, servez l'espadon avec du riz vapeur et une salade de fruits comme dessert.

45 ml (3 c. à table) de tamari

2 gousses d'ail, émincées

30 ml (2 c. à table) d'huile d'olive

15 ml (1 c. à table) de miel

15 ml (1 c. à table) de tahini (graines de sésame moulues)

Jus de 1 citron

15 ml (1 c. à table) de cumin moulu

15 ml (1 c. à table) de coriandre fraîche, ciselée

900 g (2 lb) d'espadon

GROUPE B : *Remplacez le tahini par 15 ml (1 c. à table) de beurre d'amandes*

GROUPE AB : *Remplacez le tahini par 15 ml (1 c. à table) de beurre d'arachide ou d'amandes.*

Mélanger tous les ingrédients, à l'exception de l'espadon. Placer l'espadon dans une assiette et verser la marinade dessus. Retourner le poisson une fois. Laisser mariner au moins 1 heure. Retourner.

Préchauffer le gril et placer le poisson aussi près que possible de la source de chaleur. Laisser rôtir 5 à 8 minutes de chaque côté, selon l'épaisseur de la darne. L'intérieur du poisson doit être bien cuit. *Donne 4 portions.*

Escargots de Peter

TRÈS BÉNÉFIQUE	A, AB	NEUTRE	O	À ÉVITER	B

La plupart des recettes d'escargots demandent beaucoup de beurre et d'ail, ce qui fait qu'on ne sait jamais ce qu'ils goûtent vraiment. Pour une expérience gastronomique impossible à imiter, nous vous proposons cette recette, qui est l'une des favorites des membres du groupe A de la famille D'Adamo.

Vous pouvez utiliser des escargots en boîte. Étant donné les extraordinaires propriétés curatives des escargots pour les groupes A et AB, faites à ce plat très simple une place de choix dans votre régime.

50 ml (1/4 tasse) d'huile d'olive

30 ml (2 c. à table) d'ail, pelé, haché et pressé

12 escargots

Flocons de persil

Préchauffer le gril. Dans un petit bol, disposer l'huile et l'ail qu'on écrase à l'aide du dos d'une cuillère pour en faire une pâte. Placer les escargots sur une plaque allant au four et badigeonner de pâte. Faire rôtir environ 10 minutes. Lorsque les escargots sont presque prêts, garnir de flocons de persil et faire rôtir encore 1 minute. *Donne 2 portions.*

Darnes de saumon rôties

TRÈS BÉNÉFIQUE	O, A	NEUTRE	B, AB	À ÉVITER	

Voici une recette rapide et facile à réaliser pour les familles comptant plusieurs groupes sanguins.

4 darnes de saumon

15 ml (1 c. à table) de mélange ail-échalote (p. 372)

30 ml (2 c. à table) d'huile d'olive

Jus de 1 citron

Sel

45 ml (3 c. à table) de fenouil frais, haché (facultatif)

Quartiers de citron (facultatif)

Préchauffer le gril. Frotter les darnes du mélange ail-échalote, d'huile, de citron et de sel. Placer les darnes aussi près que possible de la source de chaleur et faire rôtir environ 4 à

8 minutes de chaque côté. Vérifier la cuisson à l'aide d'une fourchette : le poisson est à point si la chair se défait facilement. Les darnes de saumon peuvent être servies chaudes ou froides, garnies de fenouil frais haché et accompagnées d'un ou deux quartiers de citron. *Donne 4 portions.*

Baudroie sautée

TRÈS BÉNÉFIQUE	A, B, AB	NEUTRE	O	À ÉVITER	

La baudroie est un poisson délicieux qui peut être découpé en morceaux et passé dans la farine pour être ensuite sauté. Vous pouvez également l'enfiler sur des brochettes. On donne souvent à la baudroie le nom de « homard du pauvre ». En effet, on dit que ce poisson, une fois cuit, a un goût et une texture qui rappellent ceux du célèbre crustacé.

675 g (1 1/2 lb) de baudroie

45 ml (3 c. à table) d'huile d'olive

5 ml (1 c. à thé) d'origan séché

Farine de riz brun ou d'épeautre

1 ou 2 œufs

Sel

Découper la baudroie en cubes de 2,5 cm (1 po). Dans un grand poêlon en fonte, faire chauffer l'huile à feu moyen. Mélanger la farine et l'origan. Battre les œufs. Tremper la baudroie dans les œufs, quelques cubes à la fois, puis passer dans la farine assaisonnée. Disposer les cubes dans le poêlon, en prenant soin de ne pas les entasser. Faire sauter doucement, quelques minutes de chaque côté, jusqu'à ce que la pâte soit croustillante et le poisson cuit à point. Saler au goût. *Donne 4 portions.*

Darne de thon mariné à l'ail et au citron

TRÈS BÉNÉFIQUE	AB	NEUTRE	0, A, B	À ÉVITER

Le thon est un poisson très populaire, même si les gens sont plus habitués à le consommer en boîte qu'autrement. La recette simple et élégante que nous vous proposons contribuera à changer cette habitude.

Servez cette darne avec du riz basmati, et utilisez la marinade cuite comme sauce légère pour le riz.

Darne de thon de 450 g (1 lb)
30 à 45 ml (2 à 3 c. à table) d'huile d'olive
Jus de 1 citron
Zeste de citron de 6 cm (3 po)
4 gousses d'ail, pelées et écrasées
30 ml (2 c. à table) de coriandre fraîche, ciselée
2,5 cm (1 po) de gingembre frais, râpé
15 à 30 ml (1 à 2 c. à table) de tamari
Eau

Placer le thon dans un bol en verre ou en céramique. Mélanger l'huile, le jus et le zeste de citron, l'ail, la coriandre, le gingembre et le tamari. Verser le mélange sur le poisson. Laisser mariner 2 heures, en retournant quelques fois.

Dans un grand poêlon en fonte, faire chauffer l'huile à feu moyen. Placer le thon dans le poêlon. Verser la marinade et 15 à 30 ml (1 à 2 c. à table) d'eau. Laisser frémir. Couvrir et cuire à l'étuvée de 8 à 10 minutes. Surveiller attentivement: le temps de cuisson variera selon vos goûts et l'épaisseur de la darne. Au besoin, ajouter de l'eau, 5 ml (1 c. à thé) à la fois. *Donne 4 portions.*

Vivaneau vapeur

TRÈS BÉNÉFIQUE	O, AB	NEUTRE	A, B	À ÉVITER	

Vous pouvez utiliser cette méthode pour faire cuire n'importe quel poisson entier à chair blanche. En variant les sauces, vous aurez accès à une foule de goûts différents! (Consultez la section Vinaigrettes, sauces, chutneys et *relish*.) Faites cuire le poisson dans un grand plat du genre utilisé en restauration, qui se place sur le dessus d'un récipient à étuver. Un grand wok, une étuveuse de bambou ou une poissonnière traditionnelle, dont la grille est conçue pour que le poisson ne touche pas à l'eau bouillante, peuvent également être utilisés. Prenez le temps de concevoir un système adéquat pour cette recette : non seulement est-elle facile à réaliser, mais accompagnée de sauces spécifiques, elle convient à tous les groupes sanguins.

Vivaneau entier de 675 à 900 g (1 1/2 à 2 lb),
lavé, nettoyé, écaillé et paré
45 ml (3 c. à table) d'huile d'olive
3 gousses d'ail
5 oignons verts, finement hachés
2,5 cm (1 po) de gingembre frais, en lamelles
30 ml (2 c. à table) de tamari
1 oignon vert, en julienne
125 ml (1/2 tasse) de coriandre fraîche, ciselée

Faire cuire le poisson à l'étuvée de 10 à 15 minutes. Entretemps, préparer la sauce : dans un grand poêlon en fonte, faire chauffer l'huile à feu moyen-doux. Sans laisser brunir, faire fondre l'ail, les oignons verts et le gingembre. Retirer le poêlon du feu et ajouter le tamari. Lorsque le poisson est à point, égoutter et napper de sauce. Garnir d'oignon vert en julienne et de coriandre ciselée. *Donne de 3 à 4 portions.*

Tassergal à l'ail et au persil

TRÈS BÉNÉFIQUE	O	NEUTRE	B, AB	À ÉVITER	A

Le tassergal est un poisson marin, riche en huiles béné-fiques aux personnes des groupes O, B et AB. C'est un poisson gras qui, comme le maquereau et les autres poissons riches en huiles oméga-3, a un goût prononcé auquel il faut s'habituer. Le résultat en vaut cependant la peine, car rien n'est plus savoureux qu'un tassergal très frais grillé sur le barbecue.

45 ml (3 c. à table) d'huile d'olive
Tassergal de 500 à 675 g (1 à 1 1/2 lb)
4 gousses d'ail, pelées et écrasées
Pincée de sel
Petite poignée de persil frais, ciselé

Préchauffer le four à 180 °C (350 °F), ou utiliser une grille chaude. Huiler un poêlon allant au four avec 15 ml (1 c. à table) d'huile. Placer les filets dans le poêlon, la peau dessous. Verser le reste de l'huile sur les filets, assaisonner d'ail et de sel. Faire cuire de 10 à 15 minutes ou jusqu'à cuisson complète. Garnir de persil ciselé. *Donne de 4 à 6 portions.*

8

Tofu et tempeh

Tofu est le nom que donnent les Japonais au caillé produit à partir du liquide semblable au lait qu'on extrait de la fève de soya. Le tofu vient de Chine, où il est connu sous le nom de *doufu*. La fève de soya est l'une des cinq céréales sacrées de ce pays, et le tofu est un aliment de base dans toute l'Asie. Pour des millions de personnes, il constitue en effet la principale source de protéines. Il existe différentes textures de tofu, de moelleux à ferme et extra ferme. Le tofu soyeux est moelleux, délicat, et a la consistance d'un flan. Le tofu s'apprête d'innombrables manières : son goût neutre en fait un aliment tout indiqué pour les sauces, les épices et les assaisonnements, et sa texture se prête à quasiment toutes les méthodes de cuisson.

Les personnes des groupes A et AB auront particulièrement avantage à expérimenter avec le tofu. Utilisez-le dans les soupes et les ragoûts, à la place de la viande ou du poulet. Le tofu se vend à prix très abordable, est facile à trouver, se conserve plusieurs jours au réfrigérateur, et peut être servi à tous les repas.

En Indonésie, le tempeh est un aliment de base depuis plus de deux mille ans. Plusieurs supermarchés et magasins d'aliments naturels le gardent aujourd'hui en stock dans la section des produits réfrigérés. Le tempeh se présente sous la forme d'un pain rectangulaire compact et fermenté ; il se compose de fèves de soya et d'une culture bactérienne appelée *Rhizopus oligosporus*. Ce champignon filamenteux produit une moisissure blanche qui se répand dans tout le pain de tempeh ; il en transforme la texture et le recouvre d'une sorte de croûte semblable à celle d'un fromage. Le tempeh prend alors un goût prononcé de noisette et devient très ferme, avec une consistance serrée qui rappelle la viande. Certaines personnes trouvent d'ailleurs que le tempeh goûte le veau aux noisettes. Le tempeh peut être confectionné avec du riz, du quinoa, des arachides, des haricots rouges, du blé, de l'avoine, de l'orge ou de la noix de coco. Cet aliment est très populaire dans la cuisine végétarienne à l'échelle du monde entier.

Le tempeh est soutenant, nourrissant et polyvalent. C'est un aliment protéique parfait qui peut être grillé, frit, cuit ou sauté. Il se conserve au réfrigérateur pendant quelques semaines si son emballage est intact mais, aussitôt ce dernier ouvert, le tempeh doit être cuit en quelques jours. Il doit être cuit à la vapeur avant d'être utilisé, à moins qu'il marine suffisamment longtemps, auquel cas cette étape peut être éliminée. Il est normal de trouver des taches noires sur le tempeh; par contre, s'il change de couleur ou si son odeur est aigre, jetez-le.

Ragoût de tofu et légumes au cari

TRÈS BÉNÉFIQUE	A, AB	NEUTRE	O	À ÉVITER	B

Il est très facile de préparer des légumes au cari. Si vous les servez avec du tofu et du riz brun, vous aurez un repas protéique complet. Choisissez les légumes les plus appropriés pour votre ragoût, et ajustez les proportions pour équilibrer les saveurs. Le bouillon vous semblera peut-être un peu clair: ajoutez une pomme de terre blanche ou un gombo (okra) pour l'épaissir.

30 ml (2 c. à table) d'huile d'olive

4 gousses d'ail, hachées

1 oignon de taille moyenne, en dés

15 à 30 ml (1 à 2 c. à table) de poudre de cari

500 ml (2 tasses) d'eau

2 petits navets, coupés en deux et finement tranchés

1 petite citrouille sucrée, en cubes de 2,5 cm (1 po)

1 petite courge d'hiver, en cubes de 2,5 cm (1 po)

1 carotte, finement tranchée

1 panais, finement tranché

1 pomme de terre blanche, en dés (GROUPE AB)

1 patate douce, en dés (GROUPES O ET AB)

1/2 chou-fleur, en fleurettes (GROUPES A ET AB)

1/2 brocoli, en fleurettes

12 gombos (okras) entiers, équeutés

1 gros pain de tofu, en dés

125 ml (1/2 tasse) de coriandre fraîche, ciselée

Dans un grand poêlon à fond épais, faire chauffer l'huile à feu moyen. Faire fondre l'ail et l'oignon en remuant constamment. Assaisonner de cari au goût. Poursuivre la cuisson 5 minutes, en évitant de laisser brûler l'ail et le cari. Verser l'eau et porter à ébullition. Ajouter les ingrédients les uns après les autres, en commençant par ceux qui prennent le plus de temps à cuire. Lorsque l'eau bout, couvrir, réduire le feu et laisser mijoter 15 minutes, ou jusqu'à ce que les légumes soient presque tendres. Ajouter alors le chou-fleur, le brocoli et les gombos. Laisser mijoter encore de 10 à 15 minutes. Cinq minutes avant la fin de la cuisson, ajouter le tofu. Servir à la louche dans des bols de riz brun. Garnir d'un peu de coriandre. *Donne de 6 à 8 portions.*

Sauté de tofu aux légumes

TRÈS BÉNÉFIQUE	A, AB	NEUTRE	O	À ÉVITER	B

Les repas sautés sont toujours rapides et demandent ensuite fort peu de rangement. Pendant que le riz brun cuit – environ 45 minutes – vous avez le temps de préparer les autres ingrédients. Ensuite, 10 minutes de cuisson et le sauté est prêt!

30 ml (2 c. à table) d'huile d'olive

1 oignon de taille moyenne, en dés

1 tête de brocoli, en fleurettes, branches émincées

1 petite tête de chou Pak-choï (Bok choy), en morceaux de 2,5 cm (1 po)

6 gousses d'ail, écrasées et pelées

125 ml (1/2 tasse) d'eau ou de bouillon de légumes

225 g (1/2 lb) de pois mange-tout

1 pain de tofu, en cubes de 2,5 cm (1 po)

15 ml (1 c. à table) de tamari

Fécule de maranta (facultatif)

Dans un wok ou une grande casserole, faire chauffer l'huile à feu vif. Faire fondre l'oignon en remuant constamment. Ajouter le brocoli et mélanger. Répéter avec le Pak-choï et l'ail. Verser 125 ml (1/2 tasse) d'eau ou de bouillon de légumes et porter à ébullition. Couvrir, réduire le feu et laisser cuire quelques minutes à la vapeur, jusqu'à ce que le brocoli soit tendre, mais encore croquant. Incorporer les pois mange-tout et le tofu. Réduire le feu à nouveau et poursuivre la cuisson à la vapeur. Incorporer délicatement le tamari juste avant de servir. Pour une sauce plus épaisse, pousser les légumes sur les côtés du wok, ajouter environ 5 ml (1 c. à thé) de fécule de maranta (arrow-root) au bouillon et remuer jusqu'à épaississement. Incorporer aux légumes avant de servir. *Donne de 4 à 6 portions.*

CYBER-RECETTE

Sauté saveur au tofu et à la citrouille

PROVENANCE : Ruby <arubastar@foxinternet.net>

Groupes A et AB

En plus d'être réconfortant, ce plat embaumera votre cuisine !

Une petite tarte sucrée à la citrouille, crue, en dés

Huile de votre choix

1 pain de tofu cuit au miel et au sésame, en dés
(ou selon votre choix)

Environ 1 ml (1/4 c. à thé) de cannelle

Environ 1 ml 1/4 c. à thé) de muscade

Une pincée de girofle

Riz brun cuit

Sel (facultatif)

Pendant que le riz cuit à la vapeur, faire sauter la tarte à la citrouille dans l'huile (j'utilise l'huile de tournesol pour sa saveur de noisette). Une fois la citrouille attendrie, ajouter les épices et faire sauter une minute de plus. Ajouter le tofu et faire réchauffer. Servir sur du riz. Saler au goût. *Donne de 2 à 3 portions.*

Sauté de tofu au sésame

TRÈS BÉNÉFIQUE	A, AB	NEUTRE	O	À ÉVITER	B

Le tofu constitue un solide petit déjeuner lorsqu'il est servi avec du riz brun et du miso, une pâte salée, riche et savoureuse, faite de haricots de soya fermentés.

30 ml (2 c. à table) d'huile d'olive

1 pain de tofu

*15 à 30 ml (1 à 2 c. à table) de graines
de sésame blanches (GROUPES A ET O)*

*15 à 30 ml (1 à 2 c. à table) de graines
de sésame noires (GROUPES A ET O)*

*30 à 60 ml (2 à 4 c. à table) d'arachides,
grossièrement hachées (GROUPE AB)*

Sel

Jus de citron

45 à 60 ml (3 à 4 c. à table) de tahini (GROUPES A ET O)

Jus de 1/2 citron (facultatif)

5 ml (1 c. à thé) de tamari (facultatif)

Dans une grande casserole, faire chauffer l'huile à feu moyen-vif. Découper le tofu en tranches de 1,5 cm (1/2 po). Couvrez un côté de graines de sésame blanches, l'autre de graines de sésame noires, ou les deux côtés avec des arachides. Faire sauter le tofu dans l'huile, quelques minutes de chaque côté. Servir 2 tranches, assaisonnées d'un soupçon de sel et d'un filet de jus de citron, ou nappées d'une sauce faite de tahini liquéfié dans du jus de citron et 5 ml (1 c. à thé) de tamari. *Donne de 3 à 4 portions.*

Quinoa et tempeh sur lit de nouilles de riz

TRÈS BÉNÉFIQUE	A, AB	NEUTRE	O	À ÉVITER	B

1 pain de tempeh

30 ml (2 c. à table) d'huile d'olive

1 oignon, finement tranché

2 gousses d'ail, écrasées et pelées

50 ml (1/4 tasse) de coriandre fraîche, ciselée

2 champignons portobellos
50 ml (1/4 tasse) de sherry sec
1 paquet d'épinards frais, lavés et déchiquetés
15 ml (1 c. à table) de tamari
450 g (1 lb) de nouilles de riz

Porter une casserole d'eau à ébullition. Faire bouillir le tempeh de 5 à 10 minutes. Utiliser une écumoire pour le retirer de l'eau et réserver. Conserver l'eau pour faire cuire les nouilles. Dans un grand poêlon, faire chauffer l'huile à feu moyen-vif. Faire fondre l'oignon, l'ail, la coriandre et les champignons. Incorporer le tempeh tranché, le sherry, les épinards et le tamari. Couvrir et laisser mijoter 15 minutes. Entre-temps, faire cuire les nouilles, égoutter et dresser dans 4 assiettes. Servir 2 tranches de tempeh, accompagnées de légumes, par assiette. *Donne 4 portions.*

Bâtonnets de riz et tofu aux légumes

TRÈS BÉNÉFIQUE	A, AB	NEUTRE	O	À ÉVITER	B

Les bâtonnets de riz sont différents des nouilles de riz. Ils ont en fait une texture semblable aux nouilles de haricots. Plusieurs autres légumes conviennent bien à ce plat; expérimentez donc avec ce que vous trouvez dans votre réfrigérateur ou à l'épicerie.

MARINADE
125 ml (1/2 tasse) de tamari
75 ml (1/3 tasse) de vin de riz
15 ml (1 c. à table) de sucre turbinado
5 gousses d'ail, écrasées et pelées, ou en purée
5 oignons verts, finement tranchés

2,5 cm (1 po) de gingembre frais, râpé

30 ml (2 c. à table) d'huile de canola

2 pains de tofu ferme, égouttés

Mélanger tous les ingrédients de la marinade. Verser sur le tofu et laisser mariner au moins 1 heure. Faire chauffer le gril ou la rôtissoire. Faire cuire le tofu 5 minutes de chaque côté et réserver.

1 paquet de bâtonnets de riz

1 paquet d'épinards frais, lavés et équeutés

450 g (1 lb) de haricots verts ou de pois mange-tout, lavés et équeutés

50 ml (1/4 tasse) de coriandre fraîche, ciselée

Faire cuire les nouilles, rincer à l'eau chaude et égoutter. Dresser sur un plat. Disposer les légumes autour des nouilles. Placer ensuite le tofu tranché sur les nouilles. Verser la marinade sur le tout et garnir de coriandre. *Donne 4 portions.*

Kébabs au tempeh

TRÈS BÉNÉFIQUE	A, AB	NEUTRE	O	À ÉVITER	B

Ces kébabs sont délicieux sur le barbecue. Servez-les sur un lit de riz vapeur ou avec un pilaf de riz basmati et de riz sauvage (p. 225).

1 pain de tempeh

SAUCE BARBECUE

180 ml (6 oz) de confiture de prunes

60 ml (2 oz) de jus d'ananas (du fruit utilisé ci-dessous)

45 ml (3 c. à table) de tamari

2 gousses d'ail, pressées

2 échalotes, en julienne

5 cm (2 po) de gingembre frais, râpé

BROCHETTES

1 gros oignon, en quartiers divisés en feuilles (par paires)

2 champignons portobellos, en morceaux de 2,5 cm (1 po)

2 courgettes (zucchinis) de taille moyenne, en tranches de 2,5 cm (1 po)

500 ml (2 tasses) d'ananas, en cubes de 2,5 cm (1 po)

Préparer le gril. Faire cuire le tempeh à la vapeur de 10 à 15 minutes. Entre-temps, mélanger les ingrédients de la sauce et préparer les légumes. Trancher le tempeh tiède en morceaux de la même taille que les légumes. Monter les brochettes, en alternant les légumes, le tempeh et l'ananas. Veiller à embrocher la pelure des courgettes ; la chair amollit en cours de cuisson et ne tient pas bien. Badigeonner de sauce et faire griller à feu moyen jusqu'à ce que la cuisson soit à point. Servir sur un lit de riz. *Donne 4 portions.*

Chili au tofu et aux haricots noirs

TRÈS BÉNÉFIQUE	A	NEUTRE	O	À ÉVITER	B, AB

Un plat principal savoureux et épicé, au goût riche mais non pimenté. La couleur pâle du tofu forme un agréable contraste avec celle des haricots noirs.

50 ml (1/4 tasse) d'huile de canola ou d'olive

2 oignons, en dés

1 poivron rouge, en dés (GROUPE O SEULEMENT)

7,5 ml (1/2 c. à table) de chili moulu (GROUPE O SEULEMENT)

7,5 ml (1/2 c. à table) de piment de Cayenne (SAUF LE GROUPE A)

15 ml (1 c. à table) de coriandre moulue

15 ml (1 c. à table) de thym frais

5 ml (1 c. à thé) de girofle moulu

30 ml (2 c. à table) de farine d'épeautre

15 ml (1 c. à table) de sherry

1 pain de tofu ferme, égoutté et en cubes
2 boîtes de haricots noirs, rincés et égouttés, ou 125 g ou 1/2 tasse de
haricots noirs secs, cuits al dente, après une nuit de trempage
250 à 375 ml (1 à 1 1/2 tasse) de bouillon de poulet
1 feuille de laurier
6 gousses d'ail, pelées et hachées

Dans un faitout, faire chauffer l'huile à feu moyen. Faire revenir l'oignon et le chili pendant 2 minutes. Ajouter les autres épices en remuant bien pour libérer les saveurs. Incorporer la farine et cuire 2 minutes. Le mélange d'épices ne doit pas brûler. Déglacer avec le sherry, ajouter les haricots noirs et bien mélanger. Incorporer 250 ml (1 tasse) de bouillon de poulet, la feuille de laurier et l'ail. Bien mélanger. Laisser mijoter 30 minutes, en ajoutant du bouillon au besoin. Incorporer le tofu 10 minutes avant la fin de la cuisson. Comme il est fragile, utiliser une cuillère en bois pour le manipuler. Retirer la feuille de laurier avant de servir sur un lit de riz ou avec des tortillas maison. *Donne de 4 à 6 portions.*

Tofu soyeux brouillé

TRÈS BÉNÉFIQUE	A, AB	NEUTRE	O	À ÉVITER	B

Le tofu soyeux est le plus doux et le plus moelleux des tofus sur le marché; il remplace bien les œufs, le ricotta et le yogourt.

15 ml (1 c. à table) d'huile d'olive
5 ml (1 c. à thé) de mélange ail-échalote (p. 372)
1 petite carotte, râpée
1 petite courgette (zucchini), râpée
75 g (5 oz) de tofu soyeux
Sel
15 ml (1 c. à table) de persil ou de basilic frais, ciselé

Dans une petite poêle à frire, faire chauffer l'huile à feu doux. Faire revenir le mélange ail-échalote pendant 2 minutes. Ajouter la carotte et laisser cuire de 3 à 4 minutes. Incorporer la courgette et le tofu. Émietter le tofu et remuer jusqu'à ce qu'il soit cuit. Saler et garnir d'herbes fraîches. *Donne 2 portions.*

Tempeh grillé au riz sauvage

TRÈS BÉNÉFIQUE	A, AB	NEUTRE	O	À ÉVITER	B

1 pain de tempeh au riz sauvage

MARINADE
45 ml (3 c. à table) d'huile d'olive
30 ml (2 c. à table) de tamari
30 ml (2 c. à table) de mélange ail-échalote (p. 372)
30 ml (2 c. à table) de coriandre fraîche, ciselée
30 ml (2 c. à table) de jus de citron

Placer le tempeh dans un bol peu profond. Préparer la marinade et verser sur le tempeh. Retourner. Réfrigérer plusieurs heures. Truc pour économiser du temps : faire cuire le tempeh à la vapeur 20 minutes, laisser mariner 1 heure.

Préparer le gril. Faire cuire le tempeh à feu moyen en le tournant et en le badigeonnant de marinade toutes les 15 minutes. Il est cuit lorsque bien brun. Laisser reposer quelques minutes avant de trancher. Servir avec un pilaf de riz brun et une romaine croustillante. *Donne 4 portions.*

Tofu soyeux aux fruits brouillé

TRÈS BÉNÉFIQUE	A, AB	NEUTRE	O	À ÉVITER	B

Ce petit déjeuner est si délicieux qu'il peut être servi comme dessert. Rapide et facile à préparer.

Groupe O

30 ml (2 c. à table) de beurre, non salé

1 banane, tranchée

50 ml (1/4 tasse) de bleuets

125 g (8 oz) de tofu soyeux, égoutté

Sel au goût

Groupes A et AB

30 ml (2 c. à table) de margarine de canola

1 pêche, dénoyautée et tranchée

50 ml (1/4 tasse) de bleuets

125 g (8 oz) de tofu soyeux, égoutté

Sel au goût

Dans une poêle de taille moyenne, faire fondre le beurre ou la margarine à feu doux. Ajouter les fruits et laisser cuire 2 à 3 minutes. Laisser la banane ou la pêche caraméliser légèrement, puis incorporer les bleuets et faire sauter 2 à 3 minutes. Pousser les fruits sur les côtés. Ajouter le tofu et l'émietter pendant qu'il cuit, environ 2 à 3 minutes. Afin de conserver au tofu sa couleur, ne le mélanger aux fruits qu'en fin de cuisson. Saler et servir dans un bol à fruits. *Donne 2 portions.*

CYBER-RECETTE

Tofu au maïs

PROVENANCE : Kay A <alex1kay@aol.com>

Groupe A

Voici un plat savoureux, facile et rapide à réaliser.

45 ml (3 c. à table) d'huile d'olive

240 g (16 oz) de tofu ferme

750 ml (3 tasses) de grains de maïs frais

5 ml (1 c. à thé) de sel

Oignons verts, en julienne, pour garnir

Dans une marmite, faire chauffer l'huile à feu doux. Émietter le tofu et verser le maïs sur le tofu. Couvrir et faire cuire 3 à 4 minutes, jusqu'à ce que le tofu soit chaud et le maïs cuit. Saler au goût et mélanger. Garnir d'oignons verts et servir. *Donne de 4 à 6 portions.*

«Tofufrites» au four

TRÈS BÉNÉFIQUE	A, AB	NEUTRE	O	À ÉVITER	B

Ces frites sont excellentes en plat d'accompagnement. Servez-les avec la sauce trempette (p. 374) ou le ketchup maison (p. 368).

75 ml (1/3 tasse) de chapelure faite à partir de craquelins de seigle

30 ml (2 c. à table) de farine de quinoa

30 ml (2 c. à table) d'épices (cumin ou piment de Cayenne moulu, ou ail et origan)

5 ml (1 c. à thé) de sel

1 pain de tofu ferme, égoutté et pressé, en bâtonnets

Préchauffer le four à 180 °C (350 °F). Mélanger les 4 premiers ingrédients listés. Enrober les bâtonnets de tofu avec le mélange. Placer les bâtonnets sur une plaque à biscuits huilée et faire cuire 35 minutes. Vérifier la cuisson, retourner et, au besoin, faire cuire 10 minutes de plus. *Donne 2 portions.*

Tofu épicé au cari avec amandes et abricots

TRÈS BÉNÉFIQUE	A	NEUTRE	O	À ÉVITER	B, AB

Le goût épicé du tofu est mis en valeur par les amandes croquantes et les abricots sucrés et moelleux, ce qui donne à ce plat texture et saveur. Servez-le sur un lit de riz brun, accompagné d'une généreuse portion de brocoli vapeur.

MARINADE ÉPICÉE AU CARI
30 ml (2 c. à table) de tamari
15 ml (1 c. à table) de jus de citron ou de citron vert frais
15 ml (1 c. à table) de persil ou de coriandre frais, ciselé
15 ml (1 c. à table) de ciboulette fraîche, ciselée
15 ml (1 c. à table) de sucre turbinado
10 ml (2 c. à thé) de poudre de cari
5 ml (1 c. à thé) de chili en poudre (GROUPE O SEULEMENT)
5 ml (1 c. à thé) de graines de sésame noires
1 pain de tofu ferme, égoutté et en cubes

Dans un bol de taille moyenne, mélanger les ingrédients de la marinade. Ajouter les cubes de tofu et bien recouvrir de marinade. Laisser reposer 1 heure ou plus. Entre-temps, préparer les ingrédients suivants :

45 ml (3 c. à table) d'huile d'olive
1 petit oignon ou 3 oignons verts, tranchés

3 carottes, coupées en biseau

2 gousses d'ail, pelées et hachées

30 ml (2 c. à table) d'eau

125 ml (1/2 tasse) d'abricots séchés (en morceaux)

75 ml (1/3 tasse) d'amandes effilées

Dans un wok ou un grand poêlon, faire chauffer l'huile à feu moyen-vif. Faire revenir l'oignon ou les oignons verts environ 3 minutes. Incorporer les carottes et l'ail. Poursuivre la cuisson 2 minutes, en évitant de laisser brûler l'ail. Égoutter le tofu et réserver la marinade. Placer le tofu dans le wok et laisser cuire. Incorporer les abricots et les amandes et laisser cuire 3 minutes. Servir sur un lit de riz basmati. *Donne de 4 à 6 portions.*

9

Pâtes

Comme la plupart des pâtes sont faites de semoule de blé dur, plusieurs personnes ne connaissent pas les pâtes faites à partir d'autres variétés de céréales. Essayez les pâtes de riz, de seigle, de topinambour, d'épeautre, de quinoa et aux épinards. Le goût et la texture de ces pâtes sont vraiment très différents, mais délicieux. Les sauces réussissent particulièrement bien aux pâtes. Une bonne sauce se prépare à partir de n'importe quel ingrédient, mais plus la préparation est simple, meilleure elle est.

La farine d'épeautre est celle qui donne les pâtes dont le goût et la texture se rapprochent le plus des pâtes de blé habituelles. Il existe deux types de pâtes d'épeautre, tout comme il y a deux sortes de farine d'épeautre. À l'instar du blé, l'épeautre est vendu en grains entiers ou sous forme de farine blanche. Du point de vue nutritionnel, il est toujours préférable de choisir le grain entier. Néanmoins, les pâtes de farine d'épeautre blanche sont celles qui ressemblent le plus aux pâtes habituelles. Si vous voulez une pâte un peu plus rustique, essayez les nouilles d'épeautre entier ou les nouilles de sarrasin, dites nouilles *soba*.

Vous pouvez confectionner la recette de pâte à pizza avec de la farine d'épeautre blanche ou de la farine d'épeautre entier. La farine d'épeautre entier ne lève pas autant que la farine d'épeautre blanche, laquelle lève cependant moins que la farine blanche ordinaire.

Quelques-unes de nos recettes suggèrent d'ajouter un peu de romano ou de parmesan au moment de servir. Cette proposition inoffensive est toutefois facultative.

Coquilles farcies au pesto

TRÈS BÉNÉFIQUE	B, AB	NEUTRE	A	À ÉVITER	O

Sans tomates, les pâtes sont très bénéfiques pour les groupes B et AB, en particulier lorsque ce sont des pâtes de riz. Les coquilles de blé dur ou aux épinards sont également recommandées; l'important, ici, ce sont les laitages. Les enfants aiment beaucoup cette recette; faites-en donc une bonne quantité.

450 g (1 lb) de coquilles, (épeautre, blé dur ou riz)
450 g (1 lb) de ricotta
225 g (1/2 lb) de mozzarella râpé
125 ml (1/2 tasse) de bouillon de légumes
Pesto au basilic (p. 362)

Faire cuire les pâtes un peu moins qu'*al dente*, puisque ce plat demande encore un peu de cuisson après avoir été assemblé. Égoutter les pâtes et réserver. Préchauffer le four à 190 °C (375 °F).

Mélanger les deux fromages dans un bol. Farcir les coquilles avec 15 ml (1 c. à table) de fromage par coquille. Placer les coquilles dans un plat huilé allant au four, puis arroser de jus de légumes. Couvrir le plat de papier aluminium et faire cuire environ 20 minutes. Servir chaud avec un bol de pesto. *Donne de 4 à 6 portions.*

Pâtes aux légumes verts

TRÈS BÉNÉFIQUE		NEUTRE	O, A	À ÉVITER	B, AB

Cette délicieuse recette donne un plat tout vert! C'est une façon savoureuse de manger ensemble plusieurs légumes bénéfiques.

50 ml (1/4 tasse) d'huile d'olive extravierge,
et quelques gouttes pour les pâtes

2 oignons verts, tranchés

450 g (1 lb) d'asperges, parées, en morceaux de 2,5 cm (1 po)
coupés en biseau

2 courgettes (zucchinis) vertes, tranchées en biseau

4 cœurs d'artichaut, en quartiers

450 g (1 lb) de pâtes aux topinambours

Sel

50 ml (1/4 tasse) de basilic frais, ciselé

Romano râpé

Porter une casserole d'eau à ébullition. Dans un grand poêlon, faire chauffer l'huile à feu moyen. Faire fondre les oignons environ 3 minutes. Ajouter les asperges, les courgettes et les cœurs d'artichaut. Poursuivre la cuisson 3 minutes. Entre-temps, faire cuire les pâtes. Égoutter, rincer à l'eau tiède et égoutter à nouveau. Enrober les pâtes de quelques gouttes d'huile et d'un peu de sel. Couvrir et réserver au chaud. Les légumes devraient être tendres, mais encore un peu croustillants. Incorporer aux pâtes, garnir de basilic et servir avec du fromage râpé. *Donne 4 portions.*

Pâtes de sarrasin ou d'épeautre à la citrouille et au tofu

TRÈS BÉNÉFIQUE	A	NEUTRE	O, AB	À ÉVITER	B

Les nouilles *soba*, la citrouille et le tofu sont tous très bénéfiques pour le groupe A. Les groupes O et AB prendront des pâtes de riz ou d'épeautre. Ce plat simple se déguste bien avec un brocoli vapeur ou une salade mesclun.

Huile d'olive

6 gousses d'ail, pelées et écrasées

1 poireau de taille moyenne, finement tranché

Eau

1 petite citrouille fraîche

450 g (1 lb) de pâtes de sarrasin (soba) ou d'épeautre

450 g (1 lb) de tofu

Porter une casserole d'eau à ébullition. Dans un grand poêlon, faire chauffer 30 ml (2 c. à table) d'huile à feu moyen. Ajouter l'ail et le poireau et remuer. Ajouter 125 ml (1/2 tasse) d'eau, couvrir et laisser cuire à la vapeur 10 à 15 minutes, jusqu'à ce que les poireaux soient tendres. Ajouter de l'eau au besoin.

Entre-temps, couper la citrouille en deux, enlever les graines (à faire rôtir plus tard) et peler. Découper en cubes de 2,5 cm (1 po). Ajouter au poêlon avec 125 ml (1/2 tasse) d'eau et laisser cuire à la vapeur, 10 à 15 minutes.

Faire cuire les pâtes. Une fois les légumes cuits, couper le tofu en cubes de 1,5 cm (1/2 po). Incorporer au contenu du poêlon et réchauffer. Servir sur un nid de pâtes chaudes. *Donne de 4 à 6 portions.*

Fettucine aux légumes et saucisses d'agneau grillés

TRÈS BÉNÉFIQUE	B	NEUTRE	O, AB	À ÉVITER	A

Ce plat est délicieux avec une simple salade de verdure.

2 poivrons rouges (SAUF GROUPE AB)

2 poivrons jaunes (SAUF GROUPE AB)

2 champignons portobellos

2 courgettes (zucchinis) de taille moyenne

1 aubergine de taille moyenne

2 gousses d'ail, écrasées et pelées

50 ml (1/4 tasse) d'huile d'olive
500 à 750 g (1 à 1 1/2 lb) de saucisses d'agneau
450 g de fettucine au riz
Sel
30 g (1/4 tasse) de basilic et de persil frais
Romano

Préparer le gril. Parer les légumes : couper les poivrons en deux sur le sens de la longueur, retirer la tige et les graines. Couper le pied des champignons, pour qu'ils tiennent à plat sur le gril. Couper les courgettes en biseau, en tranches de 1,5 cm (1/2 po). Couper l'aubergine en tranches de 1,5 cm (1/2 po). Frotter tous les légumes d'ail et d'huile. Réserver un peu d'ail. Faire griller les saucisses d'agneau à feu moyen-vif, environ 20 à 25 minutes, jusqu'à ce qu'elles soient bien brunes et que le jus de cuisson soit clair. Réserver les saucisses sur les côtés du gril pour les garder au chaud pendant que les légumes cuisent.

Faire cuire les fettucine. Égoutter, rincer à l'eau tiède et égoutter à nouveau. Enrober les pâtes du reste d'huile, saler et poivrer. Lorsque les légumes sont tendres et bien grillés, découper en lanières et incorporer le reste de l'ail. Servir sur les fettucine avec les saucisses. Assaisonner d'herbes fraîches et de romano. *Donne 4 portions.*

Pâtes à la verdure

TRÈS BÉNÉFIQUE	A	NEUTRE	0, B, AB	À ÉVITER	

En braisant de la verdure dans de l'huile d'olive et un peu d'eau, vous obtenez une sauce savoureuse et nutritive. Un autre mets tout vert (à l'exception des pâtes aux topinambours)!

450 g (1 lb) de pâtes aux épinards (GROUPES B ET AB)
ou aux topinambours (GROUPES O ET A)
50 ml (1/4 tasse) d'huile d'olive
2 poireaux, lavés et tranchés
2 gousses d'ail, hachées
1 botte d'épinards, lavés et rincés
1 botte de bette à carde, lavée et parée
Sel
Romano

Porter une casserole d'eau à ébullition. Faire cuire les légumes pendant que les pâtes cuisent. Égoutter les pâtes et enrober d'un peu d'huile. Réserver au chaud. Dans un grand poêlon, faire chauffer l'huile à feu moyen. Ajouter les poireaux, les retourner dans l'huile et faire cuire plusieurs minutes. Ajouter l'ail. Incorporer les épinards et la bette. Laisser cuire quelques minutes à découvert, jusqu'à ce que les légumes soient bien cuits. Saler au goût. Servir avec du romano râpé. *Donne 4 portions.*

Bifteck d'aloyau grillé et nouilles cellophane aux légumes

TRÈS BÉNÉFIQUE	O	NEUTRE	B	À ÉVITER	A, AB

Voici un mets idéal pour un souper entre amis. Les saveurs d'inspiration orientale de ce plat sont particulières, les nouilles sont légères et absorbent l'arôme du gingembre frais, des oignons verts et de la coriandre. Servir à la température de la pièce pour un goût encore plus prononcé.

MARINADE

125 ml (1/2 tasse) de tamari

75 ml (1/3 tasse) de vin de riz

5 gousses d'ail, émincées, ou en purée

15 ml (1 c. à table) de sucre turbinado

2 oignons verts, finement tranchés

30 ml (2 c. à table) d'huile d'olive ou de canola

1 kg (2 lb) de bifteck d'aloyau

Mélanger les ingrédients de la marinade. Placer le bifteck dans une grande assiette et arroser de marinade. Retourner. Laisser mariner 1 heure, ou plus longtemps pour plus de saveur.

Nouilles cellophane (de haricots)

2 gousses d'ail, pelées et écrasées

450 g (1 lb) de pois mange-tout ou de haricots verts, équeutés

1 botte d'épinards frais

Sauce trempette (voir p. 374)

50 ml (1/4 tasse) de coriandre fraîche, ciselée

2,5 cm (1 po) de gingembre, pelé et râpé

Préparer le gril pendant que la viande marine. Égoutter. Faire griller à point, environ 8 minutes de chaque côté. Réserver.

Porter une casserole d'eau à ébullition, ainsi qu'une casserole plus petite pour les légumes. Placer les nouilles dans l'eau chaude pour les amollir, puis faire cuire jusqu'à tendreté. Rincer à l'eau tiède et égoutter. Faire cuire l'ail et les pois à la vapeur environ 1 minute. Incorporer les épinards et poursuivre la cuisson 2 minutes. Placer les nouilles dans des assiettes. Entourer de légumes. Couper le bifteck, poser sur les nouilles et napper de trempette. Garnir de coriandre et de gingembre. *Donne 4 portions.*

Penne aux saucisses et aux poivrons

TRÈS BÉNÉFIQUE		NEUTRE	O, B	À ÉVITER	A, AB

Voici la version revue d'un mets classique du sud de l'Italie. Les personnes du groupe B doivent éliminer la sauce tomate, mais la saveur reste aussi agréable. Les pâtes seront de riz ou d'épeautre.

8 saucisses de dinde

50 ml (1/4 tasse) d'huile d'olive

1 gros oignon, finement tranché

15 ml (1 c. à table) du mélange ail-échalote (p. 372)

ou 4 gousses d'ail, émincées

2 poivrons, finement tranchés

50 ml (1/4 tasse) de persil, ciselé

30 ml (2 c. à table) de sherry

500 ml (2 tasses) de sauce tomate (SAUF LE GROUPE B)

Sel

450 g (1 lb) de penne de riz ou d'épeautre

Dans un grand poêlon, faire griller les saucisses à point. Réserver. Dans le même poêlon, faire chauffer l'huile à feu moyen. Faire fondre l'oignon et le mélange ail-échalote. Ajouter les poivrons et le persil. Poursuivre la cuisson quelques minutes. Incorporer le persil, la sauce tomate et saler. Incorporer les saucisses et laisser mijoter 20 minutes. Entre-temps, faire cuire les pâtes et rincer. Placer les pâtes dans une assiette, garnir de poivrons et de saucisses. *Donne 4 portions.*

Légumes sautés et pâtes au quinoa

TRÈS BÉNÉFIQUE	A	NEUTRE	O, AB	À ÉVITER	B

Bien que ces pâtes semblent neutres pour tous les groupes sanguins, il n'en est pas toujours ainsi. Il faut vous rappeler de *toujours lire les étiquettes.* Le premier ingrédient des pâtes au quinoa commerciales est souvent le maïs, suivi de la farine de quinoa. Ces pâtes sont très savoureuses et d'un jaune vibrant – ce qui traduit leur origine. Elles ne sont bénéfiques qu'aux personnes du groupe A. Tous les autres groupes devront utiliser des pâtes de céréales bénéfiques, comme l'épeautre, le sarrasin ou le riz.

50 ml (1/4 tasse) d'huile d'olive

4 gousses d'ail, écrasées et pelées

50 ml (1/4 tasse) de persil frais, ciselé

2 champignons portobellos, finement tranchés

50 ml (1/4 tasse) de sherry

1 pain de tofu ferme (facultatif)

1 petit radicchio, lavé et tranché

1 botte de feuilles de pissenlit, de rapinis ou d'épinards, lavées et parées

Sel

450 g (1 lb) de pâtes de riz

Huile d'olive (pour les pâtes)

Romano (facultatif, selon votre groupe sanguin)

Porter une casserole d'eau à ébullition. Dans une grande poêle, faire chauffer l'huile à feu doux. Faire sauter les gousses d'ail en évitant de les laisser brûler (elles deviendraient âcres). Ajouter le persil et laisser cuire 2 minutes. Ajouter les champignons et laisser cuire jusqu'à tendreté, environ 5 minutes. Verser le sherry et laisser cuire 1 minute pour que l'alcool s'évapore. Incorporer, selon le cas, le tofu, le radicchio et la verdure. Le volume important du mélange réduit rapidement. Retourner le tout pendant la cuisson. Saler au goût. Couvrir et laisser cuire 10 minutes. Entre-temps, faire cuire les pâtes. Égoutter et rincer à l'eau tiède. Enrober d'un peu d'huile d'olive pour éviter qu'elles ne collent. Placer les pâtes dans les assiettes, puis couvrir de légumes. Garnir de romano râpé. *Donne 4 portions.*

Nouilles soba froides et sauce thaï aux arachides

TRÈS BÉNÉFIQUE	A	NEUTRE		À ÉVITER	O, B, AB

1 paquet de nouilles de sarrasin (soba)
250 ml (1 tasse) de sauce au beurre d'arachide (p. 369)
500 ml (2 tasses) de romaine, lavée, asséchée et déchiquetée
250 ml (1 tasse) de carottes, râpées
2 oignons verts, en julienne
Coriandre fraîche, ciselée

Faire cuire les nouilles dans beaucoup d'eau. Égoutter, rincer à l'eau tiède et égoutter à nouveau. Remuer avec la sauce. Placer la laitue et les carottes dans un plat de service ou des assiettes. Recouvrir de nouilles. Garnir d'oignon vert et de coriandre. Servir. *Donne 2 portions.*

Pâtes aux rapinis

TRÈS BÉNÉFIQUE		NEUTRE	O, A, B, AB	À ÉVITER	

Le parfum de l'ail, le goût amer des rapinis et celui, relevé, du romano se marient pour créer un plat rempli de saveurs. Les pâtes à la farine de riz sont robustes, leur texture rappelle celle des pâtes traditionnelles. Les pâtes à l'épeautre entier s'apparentent aux nouilles de sarrasin. Les pâtes d'épeautre entier ont un grain plus grossier, donc une texture plus riche. Les pâtes de riz courtes sont plus délicates que les pâtes longues. Peu importe votre choix : assurez-vous simplement de les faire cuire dans beaucoup d'eau, de les remuer fréquemment et de les rincer légèrement à l'eau tiède avant de les égoutter.

Il peut être difficile de juger de la cuisson d'une pâte. Si vous les faites cuire trop longtemps, elles seront trop molles : cela s'applique autant aux pâtes d'épeautre qu'aux pâtes de riz. Les pâtes sont à leur meilleur *al dente*. Goûtez aux pâtes au fur et à mesure de la cuisson. Lorsque la texture vous plaît, elles sont prêtes. Égouttez, rincez et servez, recouvertes de rapinis apprêtés de la façon suivante :

45 ml (3 c. à table) d'huile d'olive

30 ml (2 c. à table) de mélange ail-échalote (p. 372)

1 botte de rapinis, lavés et parés

30 à 45 ml (2 à 3 c. à table) d'eau

1 paquet de pâtes d'épeautre

30 ml (2 c. à table) de tamari

Sel

Romano frais, râpé

Porter à ébullition une casserole d'eau bouillante. Dans une grande poêle, faire chauffer 30 ml (2 c. à table) d'huile à feu moyen. Ajouter le mélange ail-échalote et faire cuire 1 minute. Parer les rapinis et couper en trois. Placer dans la poêle et faire cuire quelques minutes, en retournant une fois. Verser 30 ml (2 c. à table) d'eau, couvrir et cuire quelques minutes de plus. Déposer les pâtes dans l'eau et remuer. Laisser cuire entre 5 et 7 minutes. Vérifier les rapinis. S'ils sont tendres, retirer de la poêle et réserver. Égoutter les pâtes et remuer avec de l'huile. Saler au goût. Servir les pâtes garnies de rapinis et de romano râpé. *Donne 4 portions.*

Spaghetti sauce à la viande

TRÈS BÉNÉFIQUE		NEUTRE	O	À ÉVITER	A, B, AB

Le spaghetti sauce à la viande est tout indiqué pour un repas rapide et délicieux. Cette recette se prépare en un tournemain si vous avez de la sauce maison en réserve ou de la sauce tomate bio sous la main. Les sauces en pot sont de plus en plus sophistiquées ; elles permettent donc de gagner du temps.

450 g (1 lb) de bœuf haché bio

60 ml 4 c. à table) d'huile d'olive

1 oignon de taille moyenne, en dés

1 poivron rouge, en dés

500 ml (2 tasses) de sauce tomate

Brin de romarin

1 paquet de spaghetti de riz

Pincée de sel

Romano

Porter à ébullition une casserole d'eau bouillante. Dans un grand poêlon, faire brunir le bœuf, égoutter et réserver. Dans le même poêlon, faire chauffer 45 ml (3 c. à table) d'huile à feu moyen. Faire cuire l'oignon et le poivron jusqu'à tendreté. Incorporer la viande, la sauce tomate et le romarin. Poursuivre la cuisson pendant que les pâtes cuisent. Remuer les pâtes pendant la cuisson. Égoutter et rincer à l'eau tiède. Remuer avec de l'huile d'olive et saler. Servir les pâtes nappées de sauce, avec un soupçon de romano. *Donne 4 portions.*

10

Pizzas

La pizza fait partie du style de vie de certaines familles. En effet, les possibilités de garnitures sont innombrables. Bien sûr, faire sa propre pizza est plus exigeant que de simplement passer un coup de fil au restaurant du coin mais, de grâce, ne rendez pas le régime Groupe sanguin responsable du surcroît de travail ! Nous aimerions beaucoup que la pizzéria du coin serve des pizzas à la farine d'épeautre ! La recette de pâte à pizza que nous vous proposons ici est très facile à réaliser. La pâte de base peut être accommodée de nombreuses façons en plus de la traditionnelle sauce tomate-mozzarrella. Les groupes A et B devront transformer leur concept de pizza : pas de tomates pour eux ! Mais qui dit qu'il n'est pas possible de faire une « pizza blanche » ? Qui dit qu'on ne peut utiliser le fromage de soya et d'autres aliments très bénéfiques pour les groupes A et B ? Il y a quelques années, quelqu'un a bien lancé l'idée de la pizza salade, un plat qui a maintenant sa place dans l'alimentation de nombre de gens !

Pâte à pizza de base

TRÈS BÉNÉFIQUE		NEUTRE	O, A, B, AB	À ÉVITER	

Cette recette donne une pâte de grains entiers légère et mince. Pour une pâte plus traditionnelle, remplacez la farine d'épeautre entier par de la farine blanche. *Donne deux croûtes de 30 cm (12 po).*

15 ml (1 c. à table) de levure sèche

250 ml (1 tasse) d'eau modérément chaude

625 à 750 g (2 1/2 à 3 tasses) de farine (375 g, ou 1 1/2 tasse, de farine blanche d'épeautre et 375 g, ou 1 1/2 tasse, de farine d'épeautre entier)

30 ml (2 c. à table) d'huile d'olive

Pincée de sel

Huile d'olive pour le bol

Dans un grand bol à mélanger, dissoudre la levure dans l'eau chaude. Ajouter 375 g (1 1/2 tasse) de farine et bien mélanger avec une grosse cuillère. Incorporer l'huile, le sel et le reste de la farine et faire une boule avec la pâte. Pétrir pendant 5 minutes sur une surface enfarinée, en ajoutant plus de farine lorsque la pâte devient collante. Laver le bol et le huiler. Déposer la pâte dans le bol et l'enrober d'huile. Couvrir avec un linge propre et laisser gonfler 1 heure. Une fois que la pâte a doublé de volume, l'écraser avec le poing et la diviser en deux. Sur un plan de travail enfariné, abaisser la pâte pendant 1 minute. Laisser reposer 15 minutes dans un bol ou sur une plaque à biscuits.

Préchauffer le four à 240 °C (475 °F). Saupoudrer une plaque à biscuits rectangulaire, ou une assiette à pizza classique, d'un peu de farine de maïs pour éviter que la pâte ne colle. Les assiettes à pizza valent leur coût modique : elles sont également utiles de bien d'autres façons. Aplatir et étirer une des pâtes avec les doigts jusqu'à ce qu'elle couvre l'assiette. Badigeonner d'huile d'olive. Garnir tel que suggéré dans les recettes qui suivent.

Pizza californienne

TRÈS BÉNÉFIQUE		NEUTRE	O, AB	À ÉVITER	A, B

1 pâte à pizza de base (p. 208), moitié de la recette
45 ml (3 c. à table) de sauce tomate
225 g (1/2 lb) de mozzarella, tranché
30 ml (2 c. à table) de romano râpé
30 ml (2 c. à table) de chèvre émietté
30 ml (2 c. à table) de basilic frais, ciselé
Huile d'olive

Préparer la pâte à pizza comme dans la recette de la page 208. Préchauffer le four à 240 °C (475 °F). Badigeonner la pâte de sauce tomate. Garnir de mozzarella, de romano et de chèvre. Assaisonner de basilic et arroser d'un filet d'huile d'olive. Faire cuire au milieu du four, au moins 10 minutes. Surveiller attentivement. Laisser reposer 5 à 8 minutes avant de servir. *Donne de 2 à 3 portions.*

Pizza salade

TRÈS BÉNÉFIQUE		NEUTRE	O, A, B, AB	À ÉVITER	

1 pâte à pizza de base (p. 208), moitié de la recette
Huile d'olive
Environ 225 g (2 tasses) de salade mesclun
1/2 oignon rouge, en dés
Vinaigrette à l'huile d'olive et au jus de citron (p. 365)
Romano râpé, féta émiettée, roquefort ou gruyère
Bonne pincée d'origan séché

Préparer la pâte à pizza comme dans la recette de la page 208. Préchauffer le four à 240 °C (475 °F). Badigeonner la pâte d'huile d'olive. Faire cuire jusqu'à ce qu'elle soit bien dorée. Si la pâte gonfle, piquer à la fourchette. Remuer abondamment la salade et l'oignon avec la vinaigrette. Servir la pâte recouverte de salade, assaisonnée d'origan et de fromage râpé. *Donne de 2 à 4 portions.*

CYBER-RECETTE

Sauce à pizza de remplacement

PROVENANCE : Susan <byrandsu@pacbell.net>

Groupe B

Voici une succulente sauce pour les pizzas maison qui vous fera oublier les tomates ! C'est un délice et les amateurs de pizza du groupe O en raffolent.

10 ml (2 c. à thé) de sucre

5 ml (1 c. à thé) de sel

10 ml (2 c. à thé) de paprika

5 ml (1 c. à thé) de poudre d'origan

5 ml (1 c. à thé) de basilic séché

5 ml (1 c. à thé) de thym séché

10 ml (2 c. à thé) de persil séché

10 ml (2 c. à thé) de poudre d'oignon

5 ml (1 c. à thé) de poudre d'ail

3 gouttes de saveur d'anis

125 ml (1/2 tasse) d'eau

Dans un petit bol, mélanger les herbes et les épices. Ajouter l'anis, puis l'eau : on dirait de la sauce à spaghetti ! Étendre une MINCE couche sur la pâte à pizza, en concentrant la sauce sur les bords. Garnir et faire cuire comme à l'habitude. Cette sauce a un goût très prononcé, aussi une petite quantité suffit à faire beaucoup d'effet ! *Donne de la sauce pour une pizza de taille moyenne.*

Pizza blanche

TRÈS BÉNÉFIQUE		NEUTRE	O, A, B, AB	À ÉVITER	

La pizza blanche est aussi délicieuse que la traditionnelle pizza à base de tomates, et peut se combiner pour le bénéfice de tous les groupes sanguins. Les garnitures pour les pizzas blanches peuvent être aussi variées que savoureuses. Elles n'ont vraiment rien à voir avec les pizzas épaisses et dégoulinantes de la pizzéria du coin, mais s'apparentent plutôt, par leur forme et leur saveur, à l'authentique *pizze* de l'Italie du Nord. La prédilection des Italiens va aux croûtes fines, sobrement garnies et légèrement saupoudrées de fromage – toujours assaisonnées d'huile d'olive extra-vierge. Essayez quelques-unes de ces combinaisons attrayantes et découvrez vous-même à quel point ces *pizze* maisons peuvent être succulentes.

Pizza aux cœurs d'artichaut et aux oignons

TRÈS BÉNÉFIQUE		NEUTRE	O, A	À ÉVITER	B, AB

1 pâte à pizza de base (p. 208), moitié de la recette

45 ml (3 c. à table) d'huile d'olive extravierge

1 oignon de taille moyenne, finement tranché

4 cœurs d'artichaut, cuits et finement tranchés

60 g (4 oz) de mozzarella râpé, faible en gras

30 g (2 oz) de chèvre émietté

30 ml (2 c. à table) de persil italien, ciselé

Préparer la pâte à pizza comme dans la recette de la page 208. Préchauffer le four à 240 °C (475 °F). Dans une poêle, faire chauffer 30 ml (2 c. à table) d'huile d'olive à feu moyen. Faire revenir l'oignon environ 5 minutes. Laisser refroidir puis placer sur la pâte. Disposer ensuite les cœurs d'artichaut et couvrir de mozzarella et de chèvre. Assaisonner de persil et d'un filet d'huile d'olive. Faire cuire de 10 à 15 minutes, ou jusqu'à ce que la croûte soit bien dorée. Laisser refroidir 5 minutes avant de servir. *Donne de 2 à 4 portions.*

Pizza au basilic et aux courgettes

TRÈS BÉNÉFIQUE		NEUTRE	0, A, B, AB	À ÉVITER	

1 pâte à pizza de base (p. 208), moitié de la recette

2 courgettes (zucchinis) vertes, de taille moyenne

2 courgettes (zucchinis) jaunes, de taille moyenne

2 ml (1/2 c. à thé) de sel

30 ml (2 c. à table) de mélange ail-échalote (p. 372)

50 ml (1/4 tasse) de romano râpé

50 ml (1/4 tasse) de basilic frais, ciselé

15 ml (1 c. à table) d'huile d'olive extravierge

Préparer la pâte à pizza comme dans la recette de la page 208. Préchauffer le four à 240 °C (475 °F). Laver et sécher les courgettes. Couper en biseau, en morceaux de 0,75 cm (1/4 po) d'épaisseur. Placer les courgettes sur un essuie-tout et saler. Badigeonner la pâte à pizza du mélange ail-échalote. Assécher le basilic et les courgettes. Disposer les courgettes sur la pâte, en alternant les couleurs, jusqu'à couvrir la surface. Garnir de basilic et de fromage râpé. Arroser d'un filet d'huile d'olive. Faire cuire de 15 à 20 minutes, ou jusqu'à ce que la croûte soit bien dorée et les courgettes cuites. *Donne de 2 à 4 portions.*

Pizza aux épinards et au ricotta

TRÈS BÉNÉFIQUE			NEUTRE	A, B, AB	À ÉVITER	O

1 pâte à pizza de base (p. 208), moitié de la recette
1 botte d'épinards frais, lavés, séchés et hachés
250 ml (1 tasse) de ricotta, faible en gras
30 ml (2 c. à table) d'ail frais, pressé
5 à 12 ml (1 à 1 1/2 c. à thé) de sel
30 ml (2 c. à table) de persil ou de basilic frais, ciselé
75 ml (1/3 tasse) de romano râpé
250 ml (1 tasse) de mozzarella râpé
15 ml (1 c. à table) d'huile d'olive

Préparer la pâte à pizza comme dans la recette de la page 208. Préchauffer le four à 240 ºC (475 ºF). Laver et faire blanchir les épinards. Mélanger avec le ricotta, l'ail, le sel, le persil ou le basilic. Étendre le mélange sur la pâte. Garnir des fromages râpés et arroser d'un filet d'huile d'olive. Faire cuire sur la grille la plus basse entre 10 et 15 minutes, ou jusqu'à ce que la croûte soit bien dorée. *Donne de 2 à 4 portions.*

Pizza aux patates et aux oignons

TRÈS BÉNÉFIQUE			NEUTRE	B, AB	À ÉVITER	O, A

1 pâte à pizza de base (p. 208), moitié de la recette
30 ml (2 c. à table) d'huile d'olive
6 à 8 petites pommes de terre rouges, cuites à la vapeur et refroidies
1 petit oignon rouge, finement tranché
Brin de romarin
60 à 90 g (4 à 6 oz) de gruyère râpé
Sel

Préparer la pâte à pizza comme dans la recette de la page 208. Préchauffer le four à 240 °C (475 °F). Trancher les pommes de terre ultrafines et placer sur la pâte. Garnir d'oignon rouge. Assaisonner de sel et de romarin. Ajouter le fromage. Faire cuire 10 à 15 minutes, ou jusqu'à ce que la croûte soit bien dorée. *Donne de 2 à 4 portions.*

11

Céréales et légumineuses

LÉGUMINEUSES, ALIAS HARICOTS

Les légumineuses font partie des plantes à gousse et produisent des graines comestibles. Elles proviennent d'une famille très vaste qui compte plus de six cents genres et treize mille espèces. Les haricots, les fèves, les haricots de soya, les pois, les lentilles et les arachides sont tous des légumineuses. Ces aliments fournissent une quantité appréciable de protéines et quelques hydrates de carbone complexes. À l'inverse des protéines animales cependant, les légumineuses n'ont que des protéines incomplètes, déficientes en certains acides aminés essentiels. Plusieurs cultures font néanmoins une large part aux légumineuses comme principale source protidique, en les complétant instinctivement par des céréales et certains produits laitiers pour obtenir les acides aminés essentiels à la formation de protéines complètes.

Plusieurs personnes ont de la difficulté à digérer les légumineuses et souffrent de flatulence et de malaises intestinaux. Certaines légumineuses se digèrent beaucoup plus difficilement que d'autres. Si vous ne consommez pas régulièrement ces aliments, je vous conseille de commencer lentement. Le secret réside dans la préparation. À l'étape du trempage, égouttez les légumineuses et changez l'eau plusieurs fois, pour absorber toutes les enzymes qui causent les difficultés digestives. Utilisez de l'eau fraîche au moment de la cuisson. Égouttez et rincez également les légumineuses en boîte. Rappelez-vous que les légumineuses doivent être bien cuites! Elles doivent être tendres. Laissez-les cuire plus longtemps que suggéré, même lorsque vous faites une recette. Plusieurs facteurs peuvent influencer le temps de cuisson requis: l'âge, le type d'eau, l'altitude, l'endroit où les légumineuses ont été cultivées. N'en mangez qu'en petite quantité. Commencez par quelques cuillères à table, en accompagnement d'un plat de céréales comme le riz.

Haricots beurre au chèvre et à l'oignon vert

TRÈS BÉNÉFIQUE	B	NEUTRE	O	À ÉVITER	A, AB

Les haricots beurre (de Lima) sont neutres pour le groupe O et très bénéfiques pour le groupe B. Les haricots beurre sont crémeux; si crémeux, en fait, que c'est ce qui leur donne leur nom. Appelés aussi haricots de Lima, ils sont doux au goût. Prenez soin de ne pas trop les faire cuire: ils se décomposent rapidement une fois amollis. Il faut également savoir qu'ils font beaucoup de mousse en cuisant: l'autocuiseur n'est donc pas la meilleure solution. Ils sont délicieux en salade, comme plat principal, accompagnés d'une vinaigrette au citron (les groupes B et AB utiliseront de l'huile et du vinaigre), et garnis de chèvre et d'oignon vert.

1 paquet de petits haricots beurre surgelés,
ou 250 ml (1 tasse) de haricots beurre secs,
ou 500 ml (2 tasses) de haricots beurre frais
15 ml (1 c. à table) d'huile d'olive
2 oignons verts, finement tranchés
2 gousses d'ail, écrasées et pelées
Vinaigrette au choix
60 g (4 oz) de chèvre
45 ml (3 c. à table) de persil frais, ciselé

Faire cuire les haricots beurre et réserver dans un saladier. Dans un poêlon, faire chauffer l'huile à feu moyen-vif. Ajouter les oignons verts et faire revenir quelques minutes pour laisser ressortir la saveur. Ajouter l'ail et remuer jusqu'à ce qu'il se colore légèrement. En garnir les haricots. Verser 30 à 45 ml (2 à 3 c. à table) de vinaigrette et remuer. Émietter le chèvre sur le tout et garnir de persil. Servir à la température de la pièce. *Donne 4 portions.*

Doliques au poireau

TRÈS BÉNÉFIQUE	O, A	NEUTRE		À ÉVITER	B, AB

Ce plat est facile à préparer et délicieux, servi chaud ou froid. Vous pouvez utiliser des haricots en boîte, ou planifier et en faire tremper la veille. À servir chaud, sur un lit de riz, au souper ; ou froid (ou température de la pièce), avec une vinaigrette d'huile d'olive et de jus de citron, pour un dîner rapide.

500 ml (2 tasses) de doliques à œil noir, cuits

15 ml (1 c. à table) d'huile d'olive

1 petit poireau, finement tranché

1 gousse d'ail, pelée et écrasée

50 ml (1/4 tasse) d'eau

Pincée de sel

50 ml (1/4 tasse) de coriandre fraîche, ciselée

Mettre les haricots dans un faitout. Dans un poêlon de fonte, faire chauffer l'huile à feu doux. Ajouter l'ail et le poireau et bien remuer. Verser l'eau, couvrir et laisser braiser jusqu'à tendreté. Ajouter de l'eau au besoin, 15 ml (1 c. à table) à la fois. Incorporer le poireau aux haricots et réchauffer doucement. Remuer avec la coriandre et saler au goût. *Donne 4 portions.*

Salade de lentilles

TRÈS BÉNÉFIQUE	A, AB	NEUTRE		À ÉVITER	O, B

Cette salade de lentilles a un goût fabuleux et peut servir d'accompagnement à d'autres mets. Son goût légèrement sucré en fait un plat idéal pour dîner ou souper.

500 ml (2 tasses) de lentilles

2 l (8 tasses) d'eau

125 ml (1/2 tasse) de cerises séchées

125 ml (1/2 tasse) de raisins secs

125 ml (1/2 tasse) de noix de Grenoble, hachées

30 ml (2 c. à table) d'huile d'olive

Jus de 1/2 citron

Pincée de sel

Faire cuire les lentilles à feu doux jusqu'à tendreté, environ 30 à 40 minutes. Vérifier après 30 minutes, car les lentilles peuvent facilement trop cuire. Égoutter et laisser refroidir. Incorporer les cerises, les raisins et les noix. Fouetter ensemble l'huile, le citron et le sel. Remuer la salade avec la vinaigrette. *Donne de 4 à 6 portions.*

Purée de haricots pinto à l'ail

TRÈS BÉNÉFIQUE	O, A, AB	NEUTRE		À ÉVITER	B

Servez ce plat de haricots avec du riz brun et du chou frisé (Kale) braisé pour un souper rapide et nourrissant. Servez-le aussi comme trempette à légumes: le goût est non seulement délicieux, il est aussi original.

30 ml (2 c. à table) d'huile d'olive

1 oignon de taille moyenne, en dés

6 gousses d'ail, écrasées

1 boîte de haricots pinto rincés et égouttés, ou 250 ml (1 tasse) de haricots pinto secs, trempés et cuits

5 ml (1 c. à thé) de cumin moulu, au goût

Bonne pincée de sel

45 ml (3 c. à table) de coriandre fraîche, ciselée

Dans un poêlon en fonte, faire chauffer 30 ml (2 c. à table) d'huile d'olive à feu très doux. Ajouter l'oignon et faire fondre 10 minutes, en remuant souvent, jusqu'à ce que l'oignon soit doré. Ajouter l'ail et laisser cuire quelques minutes. Incorporer les haricots et les épices. Poursuivre la cuisson quelques minutes de plus. Verser dans le mélangeur et réduire en purée onctueuse. Racler les bords du récipient pour bien mélanger la purée. Garnir de coriandre fraîche et servir. *Donne 4 portions.*

CÉRÉALES

Il existe de nombreuses variétés de céréales nourrissantes. De nos jours, des grains oubliés ou négligés depuis longtemps, comme l'épeautre et le quinoa, ont été redécouverts et remis en culture. Les grains autres que le blé sont une vraie manne pour les personnes qui souffrent d'intolérance au blé. On les utilise en farine pour les pains et les pâtes, ou en grains entiers pour la cuisson, comme dans le cas du riz ou du sarrasin. Plusieurs des grains redécouverts ont des textures et des saveurs inhabituelles, ce qui les rend leur découverte encore plus excitante. C'est un monde à découvrir !

Riz

TRÈS BÉNÉFIQUE	AB	NEUTRE	O, A, B	À ÉVITER	

Après le blé, le riz est la deuxième céréale la plus récoltée au monde. Il existe près de huit mille variétés de riz. Le riz sauvage fait partie d'une espèce entièrement différente. Le riz est extraordinairement compatible et peut donc être apprécié de tous les groupes sanguins. Les variétés de riz disponibles sur le marché sont vendues sous différents noms : basmati, Texmati™, pacane sauvage, Lundberg Royal™, Wehani™, Black Japonica™, Jasmati™, arborio, riz à sushi blanc et brun, à grains courts ou longs, blanc ou brun, sucré, et j'en passe.

Les familles comptant plusieurs groupes sanguins et les invités apprécient toujours un plat de résistance avec du riz. La règle d'or est d'utiliser 500 ml (2 tasses) d'eau pour chaque 250 ml (1 tasse) de riz. La cuisson du riz blanc prend entre 20 et 25 minutes, celle du riz brun entre 35 à 40 minutes.

Riz sauvage

TRÈS BÉNÉFIQUE	AB	NEUTRE	O, A	À ÉVITER	B

Le riz sauvage est en fait une plante aquatique indigène d'Amérique du Nord, dont les variétés sauvages poussent dans les marais, les lacs et les rivières nordiques. Le riz sauvage a un goût et un arôme plus complexes que la plupart des céréales ; sa couleur foncée et sa texture croquante le démarque clairement des céréales cultivées. La Californie cultive le riz sauvage commercialement, mais certaines personnes préfèrent encore le riz sauvage récolté à la main.

À cause des variations d'espèce, il est difficile de mesurer le volume d'eau requis pour faire cuire le riz sauvage. Pour chaque 250 ml (1 tasse) de riz sauvage, il faut compter environ 500 à 750 ml (2 à 2 1/2 tasses) d'eau. Bien surveiller la cuisson. Une fois l'eau au point d'ébullition, réduire le feu à doux. Le riz est prêt lorsqu'il est tendre et que les grains ont éclaté. Ajouter un peu d'eau, 15 ml (1 c. à table) à la fois, ou laisser le riz cuire un peu plus longtemps pour absorber l'eau entièrement.

Amarante

TRÈS BÉNÉFIQUE	A	NEUTRE	O, AB	À ÉVITER	B

Grain minuscule provenant d'une majestueuse plante aux feuilles bordeaux, l'amarante était la céréale essentielle des Aztèques. Riche en protéines, en calcium, en phosphore et en fer, l'amarante contient des fibres, de la lysine et de la méthionine, deux acides aminés importants. Faire griller les grains avant de les faire cuire. Les passer dans un poêlon en fonte préchauffé à feu moyen-doux. Compter 250 ml (1 tasse) d'amarante pour 250 ml (1 tasse) d'eau.

Épeautre

TRÈS BÉNÉFIQUE		NEUTRE	O, A, B, AB	À ÉVITER	

L'épeautre est un grain de blé qui n'a subi aucune hybridation : il est donc tel qu'il se présentait durant les temps bibliques. L'épeautre gagne aujourd'hui en popularité ; il est à la fois très nutritif et non allergène. L'épeautre contient plus de protéines, d'acides aminés, de vitamines du complexe B et de minéraux que son lointain cousin, le blé hybride. L'épeautre est vendu sous différentes formes. On peut remplacer la farine de blé de n'importe quelle recette par des farines d'épeautre entier ou blanche. Les pâtes faites avec de l'épeautre remplacent bien celles à la semoule de blé dur. Ces pâtes coûtent néanmoins trois fois le prix des produits de blé. La farine d'épeautre entier donne une pâte plus dense que la farine d'épeautre blanche, laquelle est déjà un peu plus lourde que la farine blanche commerciale. Les grains d'épeautre sont gros, moelleux, légèrement croquants ; ils sont savoureux et leur texture rappelle celle de l'orge. Les grains d'épeautre sont délicieux en salade.

Kamut

TRÈS BÉNÉFIQUE		NEUTRE	O, A	À ÉVITER	B, AB

Parent lointain du blé hybride moderne, le kamut est une ancienne céréale égyptienne. Le kamut contient beaucoup plus de protéines que le blé et, dans la plupart des cas, c'est un aliment non allergène. Les grains sont plus gros que ceux du blé, ils ont un goût de noisette et leur texture est lisse. Le kamut ressemble au riz; c'est un bon choix pour les salades et les pilafs.

Millet

TRÈS BÉNÉFIQUE	B, AB	NEUTRE	O, A	À ÉVITER	

Le millet est l'une des plus anciennes céréales connues; il est cultivé en Chine, en Inde, en Russie, en Europe méridionale et dans certaines régions d'Amérique du Nord. Le millet des oiseaux fait partie des cinq céréales de vie de la Chine. En fait, « millet » fait référence à plusieurs sortes de céréales qui n'appartiennent pas au même genre. Le petit millet est cultivé principalement en Inde; le sorgho également en Inde, mais aussi en Afrique et en Chine. Une autre variété de millet, cultivée aux Philippines et en Éthiopie, se nomme *teff*: c'est l'ingrédient de base de l'*injera*, le pain sans levain éthiopien. Peu importe sa forme, le millet est consommé en bouillie depuis des millénaires. Cette céréale a été cultivée pour vaincre la famine: en effet, elle est robuste et pousse dans des environnements peu hospitaliers. De plus, riche en phosphore, en fer, en calcium, en riboflavine et en niacine, elle contient de la lysine, un acide aminé nécessaire absent de la farine de maïs. Combiné avec le tofu ou les haricots, le millet forme une protéine complète.

Quinoa

TRÈS BÉNÉFIQUE		NEUTRE	O, A, B, AB	À ÉVITER	

Le petit grain de quinoa contient un germe qui, de toutes les céréales, est le plus riche en protéines et d'une qualité exceptionnelle. Grâce à des concentrations élevées de lysine, de méthionine et de cystine, les acides aminés du quinoa sont plus équilibrés que ceux des autres céréales. En fait, le quinoa n'est pas une céréale : il se rapproche davantage de la famille des herbes. Les Incas en ont fait un aliment sacré pendant des siècles. Servi avec des haricots, c'est le complément idéal pour un repas de protéines complètes. Parmi ses nutriments, le quinoa compte le fer, le magnésium, le zinc, le cuivre, le potassium, la riboflavine, la thiamine, la niacine et le phosphore. Le quinoa a été redécouvert et fait aujourd'hui son chemin dans l'alimentation de bien des gens. Son contenu hautement protéique et pauvre en gluten, sa saveur de noisette et sa texture croquante en font une céréable appréciée peu importe le type d'alimentation, en particulier parce que le quinoa peut remplacer la plupart des autres céréales et qu'il est neutre pour tous les groupes sanguins.

Sarrasin

TRÈS BÉNÉFIQUE	A	NEUTRE	O	À ÉVITER	B, AB

Le sarrasin vient d'Asie ; c'est une graine, en fait, et non une céréale. Le sarrasin contient beaucoup de protéines ; il est riche en vitamines B et E, en calcium et en fer. On le connaît aussi sous le nom de *kasha*, un gruau consistant, avec lequel on cuisine d'excellentes gaufres. Le sarrasin remplace avantageusement le maïs ; entre autres, il fait une *polenta* très riche et d'un goût différent.

Pilaf faro

TRÈS BÉNÉFIQUE		NEUTRE	0, A, B, AB	À ÉVITER	

Faro est le mot italien pour épeautre. Dans cette recette originale, il remplace très bien le riz et donne un pilaf au goût de noisette.

250 ml (1 tasse) de faro (épeautre)

500 ml (2 tasses) d'eau

Huile d'olive

3 gousses d'ail, écrasées et pelées

2 petites courgettes (zucchinis), en dés

30 ml (2 c. à table) de persil frais, ciselé

Sel

Romano

Porter une casserole d'eau contenant les grains à ébullition. Réduire le feu, couvrir et laisser cuire jusqu'à ce que l'eau soit absorbée, environ 20 minutes. Entre-temps, dans un poêlon en fonte, faire chauffer 30 ml (2 c. à table) d'huile à feu moyen-doux. Faire revenir l'ail quelques minutes. Ajouter les courgettes et bien remuer. Couvrir et laisser cuire à la vapeur environ 5 à 8 minutes. Ajouter le persil, couvrir et laisser cuire à la vapeur 1 minute de plus. Retirer du feu et incorporer au plat de grains. Saler au goût. Servir garni d'un peu de romano râpé. *Donne de 3 à 4 portions.*

Pilaf au basmati et au riz sauvage

TRÈS BÉNÉFIQUE	AB	NEUTRE	O, A	À ÉVITER	B

Cette recette est très facile à préparer : elle contient peu d'ingrédients et prend peu de temps à réaliser.

250 ml (1 tasse) de riz sauvage,
cuit dans 500 à 750 ml (2 à 3 tasses) d'eau
250 ml (1 tasse) de riz basmati, cuit dans 500 ml (2 tasses) d'eau
3 oignons verts, finement tranchés
50 ml (1/4 tasse) d'huile d'olive
10 ml (2 c. à thé) de sel

Faire cuire les riz séparément. Les mélanger ensuite, avec les oignons verts, l'huile d'olive et le sel. *Donne de 4 à 6 portions.*

Taboulé au millet

TRÈS BÉNÉFIQUE	B, AB	NEUTRE	O, A	À ÉVITER	

La polyvalence du millet en fait la céréale parfaite pour les recettes demandant du boulghour. Le taboulé traditionnel est confectionné avec du persil, de la menthe et un peu de céréales. Nous remplaçons ici le boulghour traditionnel par du millet. Si vous le souhaitez, ajoutez plus d'herbes fraîches.

625 ml (2 1/2 tasses) d'eau ou de bouillon de légumes
(pour un goût plus prononcé)
250 ml (1 tasse) de millet, légèrement grillé, sans huile
3 oignons verts, finement tranchés
1 concombre, pelé, épépiné et en petits dés
3 tomates italiennes, en dés (facultatif)
50 ml (1/4 tasse) de persil frais, ciselé
50 ml (1/4 tasse) de menthe fraîche, ciselée

30 ml (2 c. à table) d'huile d'olive
Jus de 1 citron
Sel

Porter une casserole d'eau à ébullition. Ajouter le millet, remuer et porter à nouveau à ébullition. Réduire le feu et laisser cuire 15 à 20 minutes, ou jusqu'à ce que l'eau soit absorbée. Retirer du feu et garder couvert 10 minutes. Laisser tiédir dans un bol. Incorporer les autres ingrédients et bien mélanger. Utiliser l'huile et le citron pour remuer le mélange. Saler au goût. *Donne de 3 à 4 portions.*

Couscous au millet

TRÈS BÉNÉFIQUE	B, AB	NEUTRE	O, A	À ÉVITER	

Le couscous n'est pas seulement un grain : c'est aussi le nom du plat national de plusieurs pays nord-africains, comme l'Algérie, le Maroc et la Tunisie. Le couscous est fait de semoule, farine provenant de la mouture de l'endosperme du blé dur. On fabrique le couscous en mélangeant la semoule avec de la farine qu'on asperge d'eau froide salée. La pâte est ensuite pressée et roulée, habituellement à la main, pour obtenir de toutes petites boules. La recette que nous vous présentons est une variation du couscous traditionnel, puisqu'elle utilise le millet aux mille usages. Ce plat est bon en solo, mais il se marie également bien aux plats de légumes, de viandes, aux soupes, aux ragoûts et aux salades. La texture du millet agrémente bien cette recette de couscous.

250 ml (1 tasse) de millet, légèrement grillé, sans huile
625 ml (2 1/2 tasses) d'eau ou de bouillon de légumes
2 carottes, en petits dés
1 petit oignon rouge, en dés
50 ml (1/4 tasse) de raisins secs, gonflés dans l'eau chaude

45 ml (3 c. à table) de graines de tournesol (GROUPES O ET A),
ou de noix de Grenoble, hachées (GROUPES O, B et AB)

30 ml (2 c. à table) d'huile d'olive

Jus de 1 citron

Sel

Faire cuire le millet et placer dans un bol. Incorporer les carottes, l'oignon rouge, les raisins, les graines ou les noix. Fouettez ensemble l'huile et le jus de citron et remuer le mélange de millet. Saler au goût. Ce plat est excellent avec du tofu soyeux. *Donne de 3 à 4 portions.*

Grains d'épeautre et pilaf au basmati

TRÈS BÉNÉFIQUE		NEUTRE	O, A, B, AB	À ÉVITER	

Les grains d'épeautre moelleux donnent plus de corps et de saveur au pilaf.

250 ml (1 tasse) de grains d'épeautre, cuits

250 ml (1 tasse) de riz basmati (ou plus, au choix)

2 oignons verts, hachés

30 ml (2 c. à table) d'huile d'olive

Sel

Mélanger tous les ingrédients et laisser reposer 15 minutes. Servir à température de la pièce. *Donne 4 portions.*

Grains d'épeautre et salade de riz

TRÈS BÉNÉFIQUE	AB	NEUTRE	O, B	À ÉVITER	A

Voici une variation du pilaf précédent. Les couleurs des aliments en font un plat attirant, et le goût et les textures ajoutent une note intéressante.

250 ml (1 tasse) de grains d'épeautre, cuits

250 à 500 ml (1 à 2 tasses) de riz, cuit (variété au choix)

1 poivron jaune, en petits dés
(POUR LES GROUPES AB : 125 G
OU 1 TASSE DE CHAMPIGNONS MAITAKÉ SAUTÉS)

45 ml (3 c. à table) de persil frais, ciselé

15 ml (1 c. à table) de piments jalapeño, en dés (SAUF GROUPE AB)

45 ml (3 c. à table) d'huile d'olive

Sel

Mélanger tous les ingrédients et servir à température de la pièce. Ajouter, au goût, des oignons verts, de l'ail, et des épices complémentaires, comme du cumin ou de la coriandre. Ce plat se conserve 4 jours au réfrigérateur. *Donne de 4 à 5 portions.*

Risotto au quinoa

TRÈS BÉNÉFIQUE		NEUTRE	O, A, B, AB	À ÉVITER	

Traditionnellement, le risotto italien est fait avec le classique riz *arborio* rond. Ce riz est d'abord cuit dans un peu d'huile ou de beurre ; on le remue constamment quelques minutes. On ajoute ensuite le liquide (bouillon de légumes ou eau) et on laisse mijoter jusqu'à ce qu'il soit absorbé. Le riz cuit de cette façon reste ferme et ne colle pas. L'utilisation du quinoa ne change pas la texture du plat ; par contre, c'est un apport considérable en protéines, puisque le quinoa en contient plus que la plupart des céréales.

30 ml (2 c. à table) d'huile d'olive
1 oignon, en dés
2 gousses d'ail, émincées
1 poivron rouge, émincé (GROUPES O ET B SEULEMENT)
45 ml (3 c. à table) de persil italien, frais et ciselé
500 ml (2 tasses) de quinoa, lavé et égoutté
812 ml (3 1/4 tasses) de bouillon de légumes
Sel

Dans une casserole de taille moyenne, faire chauffer l'huile à feu moyen. Faire fondre l'oignon et l'ail et laisser cuire quelques minutes, en évitant de laisser brûler. Ajouter le poivron rouge et le persil. Poursuivre la cuisson 1 minute de plus. Incorporer le quinoa et laisser cuire quelques instants, en remuant pour bien mélanger. Verser le bouillon de légumes. (Bien que le bouillon ajoute du goût, de l'eau peut également être utilisée.) Porter à ébullition, réduire le feu, couvrir et laisser cuire 15 minutes. Saler au goût et servir immédiatement. Ce plat est aussi excellent froid. *Donne 4 portions.*

Pilaf de riz brun

TRÈS BÉNÉFIQUE	AB	NEUTRE	O, A, B	À ÉVITER	

Ce pilaf est bon avec toutes les sortes de riz brun, mais il est particulièrement réussi avec du basmati, dont le léger goût de noisette est fort plaisant. Des riz colorés ajoutés au riz brun dans des proportions différentes fournissent également des variations de texture fort décoratives.

250 ml (1 tasse) de riz brun
500 ml (2 tasses) d'eau
30 ml (2 c. à table) d'huile d'olive
4 gousses d'ail, pelées et écrasées
1 grosse carotte, en dés
125 ml (1/2 tasse) d'eau
50 ml (1/4 tasse) de coriandre fraîche, ciselée
Sel

Porter une casserole contenant 500 ml (2 tasses) d'eau et le riz à ébullition. Réduire le feu, couvrir et laisser cuire à la vapeur 40 minutes, ou jusqu'à ce que l'eau soit absorbée. Vérifier le riz en fin de cuisson : le temps de cuisson diffère selon les variétés. Pendant que le riz cuit, faire chauffer, dans un grand poêlon, 30 ml (2 c. à table) d'huile d'olive à feu moyen. Faire revenir l'ail quelques minutes. Incorporer la carotte, remuer et verser 125 ml (1/2 tasse) d'eau. Réduire le feu, couvrir et laisser mijoter jusqu'à ce que la carotte soit tendre. Vérifier qu'il reste suffisamment d'eau pour braiser la carotte. En ajouter au besoin. Ajouter la coriandre et laisser cuire à la vapeur quelques minutes. Lorsque le riz est prêt, incorporer tous les ingrédients dans un bol. Saler au goût. *Donne 4 portions.*

Salade de riz sauvage

TRÈS BÉNÉFIQUE	AB	NEUTRE	O, A	À ÉVITER	B

Voici une recette qui permet d'utiliser le riz sauvage d'une façon festive et intéressante. Le résultat est agréable à l'œil et accompagne bien les pigeonneaux, les poulets de Cornouailles, l'agneau et le gibier à poil.

250 ml (1 tasse) de riz sauvage, récolté à la main
250 ml (1 tasse) d'abricots séchés, en dés
250 ml (1 tasse) de noix de Grenoble, hachées
250 ml (1 tasse) de cerises séchées
50 ml (1/4 tasse) d'huile d'olive
Jus de 1 citron
15 ml (1 c. à table) de sirop d'érable
Sel

Porter 750 ml (3 tasses) d'eau à ébullition. Ajouter le riz sauvage. Couvrir, réduire le feu et laisser cuire 45 minutes, ou jusqu'à tendreté. Égoutter et réserver l'eau pour faire un bouillon. Remuer le riz à la fourchette. Placer les abricots dans un bol et couvrir d'eau bouillante. Laisser glonfler quelques minutes. Lorsque le riz est tiède, incorporer les noix, les cerises et les abricots. Bien mélanger. Fouetter ensemble l'huile, le sel, le jus de citron et le sirop d'érable. Remuer la salade avec la vinaigrette. Assaisonner au goût. La salade de riz sauvage est meilleure à température de la pièce. *Donne de 3 à 4 portions.*

Salade aux grains d'épeautre

TRÈS BÉNÉFIQUE		NEUTRE	0, A, B, AB	À ÉVITER	

Les grains d'épeautre conviennent à tous les groupes sanguins. Confectionnez cette salade pour le repas du midi, ou servez-le au souper, avec du poisson ou du tofu.

250 ml (1 tasse) de grains d'épeautre
1 concombre, pelé et en dés
2 oignons verts, en julienne
50 ml (1/4 tasse) d'oignon rouge, finement haché
50 ml (1/4 tasse) de coriandre fraîche, ciselée

30 ml (2 c. à table) d'huile d'olive

Jus de 1 citron

Sel

30 ml (2 c. à table) de chèvre émietté

Faire cuire les grains d'épeautre dans 1 l d'eau, pendant environ 45 minutes, jusqu'à ce qu'ils soient tendres et moelleux. Incorporer le concombre, la coriandre, les oignons verts et rouges. Bien mélanger. Fouetter l'huile, le jus de citron et le sel. Verser sur la salade. Saupoudrer de chèvre. Remuer et servir. *Donne 4 portions.*

COMBINAISONS: CÉRÉALES ET LÉGUMINEUSES

Il existe d'innombrables combinaisons de céréales et de légumineuses, ce qui signifie une multitude de succulents plats froids. Les possibilités sont presque infinies! Ajoutez à cela des légumes frais ou cuits, des herbes fraîches, de l'huile d'olive, du fromage et des épices, au choix... N'hésitez pas à essayer différentes variations!

Salade aux doliques et à l'orge

TRÈS BÉNÉFIQUE	O, A	NEUTRE		À ÉVITER	B, AB

Voici une recette simple et facile à réaliser. Ajoutez-y des légumes cuits à la vapeur. Les restes font d'excellents lunchs.

250 ml (1 tasse) de doliques à œil noir,
rincés et égouttés si vous utilisez les doliques en conserve

250 ml (1 tasse) d'orge, cuit

1/2 oignon rouge, en petits dés

30 ml (2 c. à table) de coriandre fraîche, ciselée

15 ml (1 c. à table) de sel

30 ml (2 c. à table) d'huile d'olive

15 ml (1 c. à table) de piment jalapeño, en dés (GROUPE O)

125 ml (1/2 tasse) de maïs cuit (GROUPE A)

Mélanger tous les ingrédients, bien remuer et laisser reposer quelques minutes avant de servir, le temps que les saveurs se marient. *Donne 4 portions.*

Basmati, kamut et haricots de soya

TRÈS BÉNÉFIQUE			NEUTRE	O, A	À ÉVITER	B, AB

Le riz basmati et le kamut font un très savoureux mélange que les haricots de soya viennent compléter par leur apport en protéines.

250 ml (1 tasse) de kamut cuit

250 ml (1 tasse) de haricots de soya cuits

250 ml (1 tasse) de riz basmati cuit

1/2 courgette (zucchini) jaune cuite

45 ml (3 c. à table) d'huile d'olive extravierge

45 ml (3 c. à table) de coriandre fraîche, ciselée

2 ml (1/2 c. à thé) de piment jalapeño,
en dés (GROUPE O SEULEMENT)

Sel

Mélanger tous les ingrédients et les légumineuses. Ajouter les légumes, l'huile, les herbes et, selon le cas, le piment. Bien mélanger. Saler et poivrer au goût. *Donne 6 portions.*

Salade à l'orge et aux haricots noirs

TRÈS BÉNÉFIQUE		NEUTRE	O, A	À ÉVITER	B, AB

Cette salade remarquable est à son meilleur lorsqu'elle est servie à température de la pièce. La palette de couleurs, le mélange de textures et de saveurs en font un mets hors de l'ordinaire. Vous pouvez la servir avec une petite pointe de fromage (soya ou de lait) et du pain d'épeautre maison.

125 ml (1/2 tasse) de haricots noirs secs

15 ml (1 c. à table) de cumin moulu

125 ml (1/2 tasse) d'orge

3 épis de maïs frais (SAUF POUR GROUPE O)

45 ml (3 c. à table) de coriandre fraîche, ciselée

1/2 oignon rouge, haché

50 ml (1/4 tasse) d'huile d'olive

Jus de citron

Sel

Faire tremper les haricots toute une nuit. Égoutter et recouvrir d'eau fraîche. Incorporer le cumin et faire cuire à feu doux jusqu'à tendreté, environ 40 minutes. Égoutter, bien rincer et réserver. Faire cuire l'orge à point, environ 15 à 20 minutes. Égoutter, rincer et incorporer aux haricots. Égrener les épis de maïs et faire cuire à la vapeur. Incorporer à la salade. Ajouter ensuite la coriandre et l'oignon rouge. Couvrir et réfrigérer. Fouetter l'huile, le jus de citron et le sel. Verser sur la salade et remuer. Ce plat se mange froid ou à température de la pièce. *Donne 4 portions.*

Haricots adzuki et riz brun sucré

TRÈS BÉNÉFIQUE	O, A	NEUTRE		À ÉVITER	B, AB

Ce plat de riz et de haricots est idéal comme plat principal dans une famille à plusieurs groupes sanguins. Il est aussi excellent comme plat d'accompagnement avec un poisson ou du poulet. Complétez le repas avec un brocoli vapeur ou une salade verte mixte.

500 à 650 ml (2 à 3 tasses) de haricots adzuki
(on peut utiliser des haricots en boîte)
500 ml (2 tasses) de riz brun sucré
1 l (4 tasses) d'eau ou de bouillon de légumes
30 ml (2 c. à table) de sel
1 petit oignon rouge, en dés
50 ml (1/4 tasse) de coriandre fraîche, ciselée
30 g (2 oz) de chèvre, émietté

Les haricots adzuki sont petits et délicats ; ils n'ont donc pas besoin de tremper toute la nuit. Mis à tremper le matin, ils seront prêts pour la cuisson dans l'après-midi. Faire cuire selon les indications. Verser l'eau ou le bouillon de légumes dans une marmite. Ajouter le riz et le sel. Porter à ébullition. Réduire le feu, couvrir et laisser mijoter, environ 35 à 40 minutes. Si les haricots sont en conserve (rincés au préalable), ou si ce sont des restes, faire réchauffer. Mélanger le riz chaud et les haricots, l'oignon et la coriandre. Remuer délicatement. Garnir de chèvre et servir. *Donne de 4 à 6 portions.*

12

Légumes

C e sont les préparations les plus simples qui mettent le mieux en valeur les saveurs et les textures de la plupart des légumes. Crus, vapeur, cuits or sautés, les légumes devraient être servis à chaque repas : plus il y en a, meilleur c'est pour la santé !

Les recettes que nous vous proposons expriment de manière créative comment préparer des légumes de façon différente et intéressante. Rappelez-vous que la préparation la plus simple donne les meilleurs résultats.

Oignons et navets glacés

TRÈS BÉNÉFIQUE	O, A	NEUTRE	B, AB	À ÉVITER	

Les navets sont des légumes précieux que nous avons tendance à oublier. Ils cuisent comme les carottes. Les petits n'ont pas à être pelés s'ils sont frais et non cirés. Dans le cas contraire, pelez-les et placez-les 10 minutes dans l'eau chaude. Cela les rendra plus digestes et affaiblira leur odeur plutôt prononcée. Le navet est un aliment très bénéfique pour les groupes O et A, neutre pour les groupes B et AB. Les navets sont une excellente source de vitamine C, de potassium et d'acide folique. Leurs fanes sont riches en vitamines A, B et C, ainsi qu'en potassium et en magnésium. Les fanes se cuisinent comme les épinards.

30 ml (2 c. à table) de beurre
(HUILE D'OLIVE POUR LE GROUPE A)
30 ml (2 c. à table) d'huile d'olive
1 oignon jaune, en quartiers
4 navets, en morceaux
4 gousses d'ail, écrasées et pelées
150 à 250 ml (3/4 à 1 tasse) de bouillon de poulet
(EAU POUR LES GROUPES A ET AB)
Sel
45 à 60 ml (3 à 4 c. à table) de persil frais, ciselé

Dans un grand poêlon, faire fondre le beurre et l'huile à feu doux. Ajouter l'oignon, remuer et laisser fondre jusqu'à ce qu'il soit tendre et doré, environ 20 minutes. Incorporer les navets et l'ail. Bien remuer. Verser le bouillon ou l'eau, saler légèrement et porter à ébullition. Réduire le feu, couvrir et laisser mijoter environ 20 minutes. S'assurer qu'il reste toujours de l'eau dans le poêlon, en ajouter au besoin. Ôter le couvercle et laisser le liquide s'évaporer complètement. Retourner les légumes. Napper de sauce, assaisonner de persil et servir immédiatement. *Donne 4 portions.*

Panais et carottes à l'ail, à la coriandre et au gingembre

TRÈS BÉNÉFIQUE	O, A, B, AB	NEUTRE		À ÉVITER	

Humbles légumes racines, les carottes et les panais atteignent les sommets des délices culinaires lorsqu'on les marie à l'ail, au gingembre et à la coriandre. Le sucre de la carotte et la richesse du panais rehaussent la pointe rafraîchissante du gingembre.

Huile d'olive
2 carottes, coupées en biseau
2 panais, coupés en biseau

6 gousses d'ail, écrasées et pelées

1,25 à 2,5 cm (1/2 à 1 po) de gingembre frais, émincé

Eau

60 ml (4 c. à table) de coriandre fraîche, ciselée

Sel

Dans un grand poêlon, faire chauffer 15 à 30 ml (1 à 2 c. à table) d'huile à feu moyen. Ajouter les légumes et remuer pour les enrober d'huile. Incorporer l'ail et le gingembre. Verser 125 ml (1/2 tasse) d'eau et porter à ébullition. Réduire le feu, couvrir et laisser braiser 15 à 20 minutes, ou jusqu'à ce que les légumes soient à point. S'assurer qu'il reste toujours de l'eau dans le poêlon, en ajouter au besoin. L'eau devrait être entièrement évaporée lorsque le plat est cuit. Au moment de servir, garnir de coriandre et saler au goût. *Donne de 3 à 4 portions.*

Rondelles de patates douces

TRÈS BÉNÉFIQUE	0, B, AB	NEUTRE		À ÉVITER	A

Les patates douces sont une manne de vitamine A. Elles sont délicieuses cuites et conviennent parfaitement aux plats mijotés et aux ragoûts. Cette recette de crêpes accompagne aussi bien les viandes grillées et les rôtis, que la volaille et le poisson.

1 grosse patate douce, ou 1 l (4 tasses) râpées

1/4 oignon rouge, râpé

30 ml (2 c. à table) de coriandre fraîche, ciselée

1 gros œuf

50 ml (1/4 tasse) de farine d'épeautre

1 ml (1/4 c. à thé) de sel

50 ml (1/4 tasse) d'huile d'olive ou de canola pour la cuisson

Ne pas peler la patate douce : laver, rincer et râper. Incorporer l'oignon et la coriandre. Bien mélanger l'œuf et la farine, ajouter le sel. Le mélange doit être léger, mais doit pouvoir être façonné en rondelles. Dans une poêle à frire, faire chauffer l'huile et laisser cuire chaque rondelle 4 à 5 minutes de chaque coté. Une fois cuites, les rondelles peuvent être conservées au chaud à 120 °C (250 °F) pendant environ 1 heure. *Donne 6 grosses rondelles ou 15 petites rondelles hors-d'œuvre.*

Chou-fleur à l'ail et au persil

TRÈS BÉNÉFIQUE	B, AB	NEUTRE	A	À ÉVITER	O

Le chou-fleur est une plante potagère compacte généreuse en nutriments. Sa saveur douce rehausse plusieurs goûts différents, en particulier ceux de l'ail, du cari et de la muscade. Le chou-fleur est un légume très bénéfique pour les groupes B et AB, et neutre pour le groupe A, pour lequel il représente néanmoins un excellent choix alimentaire. Goûtez également au *brocofleur*, hybride du brocoli et du chou-fleur, un crucifère pâle rempli de nutriments.

1 chou-fleur

30 ml (2 c. à table) d'huile d'olive

4 à 6 gousses d'ail, écrasées et pelées

Eau

45 à 60 ml (3 à 4 c. à table) de persil frais, ciselé

Sel

Diviser le chou-fleur en morceaux de même grosseur. Dans un grand poêlon, faire chauffer 30 ml (2 c. à table) d'huile d'olive. Faire revenir l'ail, ajouter les morceaux de chou-fleur et les enrober d'huile. Verser 250 ml (1 tasse) d'eau et porter à ébullition. Couvrir et laisser le chou-fleur cuire à la vapeur. L'eau devrait être évaporée une fois le chou-fleur tendre.

Sinon, retirer le couvercle et laisser l'eau s'évaporer jusqu'à l'obtention d'une sauce à l'ail épaisse. Défaire le chou-fleur grossièrement avec une cuillère en bois, assaisonner de sel et de persil. Servir avec du poulet ou du poisson rôti, ou comme sauce pour des pâtes. *Donne 4 portions.*

Fenouil à l'ail braisé

TRÈS BÉNÉFIQUE		NEUTRE	0, A, B, AB	À ÉVITER	

Le fenouil a une saveur sucrée et pénétrante légèrement teintée d'anis, goût qui convient bien au poisson. Cette recette simple avantage ce légume exquis, souvent négligé.

1 bulbe de fenouil

30 ml (2 c. à table) d'huile d'olive

3 gousses d'ail, écrasées et pelées

Eau

2 ml (1/2 c. à thé) de sel

45 à 60 ml (3 à 4 c. à table) de persil frais, ciselé

Couper tout le fenouil en tranches de 0,50 cm (1/4 po). Les branches étant un peu fibreuses, elles peuvent être conservées pour faire du bouillon ou être utilisées ici. Dans un grand poêlon, faire chauffer l'huile à feu moyen-doux. Ajouter le fenouil et enrober d'huile. Incorporer l'ail, 125 ml (1/2 tasse) d'eau et saler. Couvrir et laisser mijoter entre 15 et 20 minutes. S'assurer qu'il reste toujours de l'eau dans le poêlon, en ajouter au besoin. Garnir de persil quelques minutes avant la fin de la cuisson. *Donne de 3 à 4 portions.*

Pois mange-tout aux tomates et à l'ail

TRÈS BÉNÉFIQUE		NEUTRE	O, AB	À ÉVITER	A, B

Ce plat s'inspire d'une recette grecque traditionnelle. Les pois mange-tout cuits avec les tomates et l'ail deviennent tendres et légèrement acides. Les pois mange-tout sont neutres pour tous les groupes sanguins, et les tomates sont neutres pour le groupe O: n'hésitez donc pas à déguster ce plat d'accompagnement.

30 ml (2 c. à table) d'huile d'olive

4 gousses d'ail, hachées

500 à 750 g (1 à 1/2 lb) de pois mange-tout, lavés

420 g (28 oz) de tomates italiennes, en boîte

5 ml (1 c. à thé) d'origan

Sel

Dans un faitout, faire chauffer l'huile à feu moyen. Faire revenir l'ail, ajouter les pois et remuer pour enrober d'huile. Utiliser les mains ou un couteau pour défaire les tomates et incorporer aux pois. Porter à ébullition, réduire le feu et laisser mijoter. Assaisonner avec l'origan et le sel, couvrir et laisser cuire de 45 minutes à 1 heure. Les pois doivent être très tendres et le jus des tomates presque entièrement absorbé, laissant alors une riche sauce. Ôter le couvercle et laisser cuire encore quelques minutes. *Donne de 4 à 6 portions.*

Purée de plantains

TRÈS BÉNÉFIQUE		NEUTRE	B, AB	À ÉVITER	O, A

Le plantain ressemble beaucoup à la banane; il se trouve facilement au rayon des produits tropicaux de la section des fruits et légumes. C'est un aliment neutre pour les groupes B et AB, qui remplace avantageusement la pomme de terre.

2 plantains mûrs

15 ml (1 c. à table) de beurre

15 ml (1 c. à table) d'huile d'olive

Sel

Peler les plantains. Bien qu'ils ressemblent aux bananes, les plantains ne se pèlent pas comme elles. Il peut s'avérer nécessaire de les trancher d'abord en plus petits morceaux. Couper ensuite en tranches de 2,5 cm (1 po) d'épaisseur et placer dans une casserole. Couvrir d'eau complètement et porter à ébullition. Cuire entre 20 et 30 minutes, jusqu'à ce qu'ils soient bien tendres. Vérifier la cuisson régulièrement : les plantains plus mûrs cuisent plus rapidement. *Ne pas faire trop cuire.* Égoutter et conserver un peu d'eau de cuisson. Incorporer le beurre et l'huile et réduire en purée. Saler au goût. L'eau de cuisson pourra être utile pour réduire les plantains en purée. *Donne de 3 à 4 portions.*

Verdure braisée à l'ail

TRÈS BÉNÉFIQUE	O, A, B, AB	NEUTRE	À ÉVITER

Vous avez à votre portée tout un monde de fanes, feuillages et autres verdures dont les saveurs épousent toute la gamme des amers. Faciles à préparer, les verdures sont disponibles toute l'année et complètent autant les céréales et le tofu, que le poisson, la viande ou la volaille. Les verdures sont aussi compatibles avec tous les groupes sanguins. Que demandez de plus ? La recette que voici sert de guide à la cuisson des différentes verdures. Elles deviennent plus digestes lorsqu'elles sont braisées et leurs nutriments sont alors mieux assimilés par l'organisme. Les saveurs diffèrent considérablement : elles vont du légèrement piquant à l'amer, en passant par l'épicé et le poivré. Essayez la bette à carde, les fanes de moutarde, la scarole, le chou cavalier (Collard), le chou frisé (Kale), la chicorée, les feuilles de pissenlit, le rapini, les fanes de betteraves et de navet.

1 botte de verdure
30 ml (2 c. à table) d'huile d'olive
4 à 6 gousses d'ail, écrasées et pelées
Eau
Sel

Laver très soigneusement la verdure. Souvent terreuse, celle-ci mérite un bon lavage, pour ne pas transformer en désastre une expérience culinaire qui devrait être autrement plaisante. Certaines verdures ont de très larges feuilles. Couper le long des tiges, en longues lanières de 2,5 cm (1 po). Conserver les tiges, elles sont délicieuses. Dans une poêle à frire, faire chauffer l'huile à feu moyen. Faire revenir l'ail jusqu'à tendreté. Incorporer la verdure et remuer pour enrober d'huile. Le volume diminuera considérablement en cours de cuisson. Réduire le feu et cuire plusieurs minutes. Au début, l'eau restée sur les feuilles à la suite du lavage devrait suffire à braiser les légumes. Verser ensuite 125 ml (1/2 tasse) d'eau et couvrir. S'assurer qu'il reste toujours de l'eau dans le poêlon, en ajouter au besoin. Le temps de cuisson de la verdure varie selon le type utilisé. Elle doit être molle et l'eau évaporée. Saler au goût. *Donne de 2 à 3 portions.*

Purée de chou-fleur au pesto

TRÈS BÉNÉFIQUE	B, AB	NEUTRE	A	À ÉVITER	O

La volute verte du pesto ajoute une touche visuelle et un goût particuliers à cette purée d'un blanc homogène.

1 chou-fleur
2 gousses d'ail, pelées et écrasées
Sel
Pesto au basilic (p. 362)

Diviser le chou-fleur en quartiers, placer dans l'étuveuse et assaisonner d'ail. Verser l'eau bouillante sur le chou-fleur et l'ail. Faire cuire à la vapeur jusqu'à ce que le chou-fleur soit assez tendre pour être percé d'un cure-dent, environ 15 à 20 minutes. Placer dans le récipient d'un mélangeur ou d'un robot culinaire et réduire en purée. Saler au goût. Au moment de servir, décorer chaque plat d'une volute de pesto. *Donne 4 portions.*

Patates douces ou ignames sautées

TRÈS BÉNÉFIQUE	O, B, AB	NEUTRE		À ÉVITER	A

On confond les ignames et les patates douces depuis si longtemps qu'elles ne sont plus qu'un seul et même légume pour plusieurs personnes. Les deux sont certainement semblables en apparence, mais il existe près de deux cent variétés d'ignames et quatre cents de patates douces ! Les ignames ont une saveur plus robuste et moins sucrée que les patates douces. Certaines variétés de patates douces, cuites en robe des champs, deviennent naturellement très sucrées. Elles sont délicieuses ainsi, avec un soupçon de beurre. La patate douce est très nutritive, disponible toute l'année, et remplie de potassium, de vitamines A et C. Les ignames et les patates douces peuvent être réfrigérées et servies froides en collation santé. Les patates douces sont très bénéfiques pour les groupes O, B et AB. Par contre, les personnes du groupe A doivent les éviter, *tout comme* les ignames. Notre recette est rapide et facile à réaliser. Si rapide, en fait, que vous devrez surveiller attentivement la cuisson pour ne pas brûler les tranches. Comptez une patate douce ou une igname par personne (selon la grosseur des tubercules).

Ignames ou patates douces
30 à 45 ml (2 à 3 c. à table) d'huile d'olive
Sel

Préchauffer le four à 120 °C (250 °F). Peler les légumes, au choix (bien lavée, la peau est excellente). Trancher les légumes ultraminces, pas plus de 0,10 cm (1/16 po) d'épaisseur. Dans une grande poêle à frire, de préférence en fonte, faire chauffer l'huile à feu moyen. Disposer autant de tranches de légumes que possible dans la poêle. Laisser frire quelques minutes, en vérifiant le degré de cuisson à l'occasion. Lorsque les tranches commencent à brunir, retourner. Poursuivre la cuisson quelques minutes. Les tranches doivent être tendres (vérifier avec une fourchette). Transférer dans une assiette. Égoutter sur un essuie-tout, au besoin : l'huile d'olive tend à s'égoutter de toute façon. Saler au goût et garder au chaud. Renouveler l'opération avec les tranches restantes. Surveiller la chaleur de l'huile et le brunissement des tranches.

Beignets aux légumes

TRÈS BÉNÉFIQUE	O, A, B, AB	NEUTRE		À ÉVITER	

Les beignets constituent un souper léger ; ils accompagnent également très bien le poulet ou le poisson. Selon le groupe sanguin, on peut utiliser dans cette recette courges, patates douces, ignames, carottes et navets. Râper les légumes finement. Égoutter tout liquide excédentaire et réserver avant d'ajouter d'autres ingrédients.

750 ml (3 tasses)de légumes, râpés

15 ml (1 c. à table) d'oignon, finement émincé

2 œufs

Huile d'olive

Sel

Mélanger les légumes avec les oignons et les œufs. La pâte doit être assez liquide. Dans une grande poêle à frire, faire chauffer 45 ml (3 c. à table) d'huile d'olive à feu moyen. Façonner un peu de pâte et placer doucement dans l'huile, en prenant garde aux éclaboussures. Aplatir le beignet avec une spatule. Laisser brunir à feu moyen jusqu'à ce qu'il soit bien doré. Retourner et poursuivre la cuisson quelques minutes. Égoutter sur un essuie-tout, saler au goût et servir. Les beignets peuvent être conservés au chaud à 120 °C (250 °F), pendant que les beignets restants sont mis à cuire. *Donne de 4 à 6 portions.*

Artichaut vapeur

TRÈS BÉNÉFIQUE	O, A	NEUTRE		À ÉVITER	B, AB

Chacun a son idée sur la cuisson des artichauts : si vous avez une recette qui vous plaît, tant mieux ! Rappelez-vous que la partie charnue des feuilles contient de petites quantités de ce sucre très concentré que l'on retrouve dans le cœur. Qui plus est, le cœur lui-même est un vrai coffre au trésor, rempli de potassium, de magnésium et d'acide folique ! L'artichaut est très bénéfique pour les groupes O et A, mais doit être évité par les groupes B et AB. Connaître son groupe sanguin est décidément très utile !

1 brin de lemon-grass, pelé et coupé en gros morceaux

2,5 cm (1 po) de gingembre, pelé et coupé en julienne

5 ml (1 c. à thé) d'huile d'olive

4 gousses d'ail, pelées et écrasées

1 artichaut par personne

Placer tous les ingrédients dans une étuveuse. Que ce soit avec ou sans feuilles fibreuses, la tige longue ou courte, placée la tête en haut ou en bas, un artichaut prend habituellement entre 45 et 55 minutes à cuire. Garder suffisamment d'eau dans la partie inférieure de l'étuveuse et laisser cuire à couvert. Servir avec un brin de jus de citron ou une trempette. Compter 1 artichaut par personne.

Sardines et bette à carde

TRÈS BÉNÉFIQUE	O, A, B, AB	NEUTRE		À ÉVITER	

Cette recette convient à tous les groupes sanguins, à condition que les groupes A et B omettent les tomates. La bette à carde est très bénéfique pour les groupes O et A, et neutre pour les groupes B et AB. Ses qualités nutritives sont magnifiées par l'énorme apport en calcium des sardines.

1 kg (2 lb) de bette à carde

30 ml (2 c. à table) d'huile d'olive

3 gousses d'ail, émincées

1 petit oignon, finement tranché

6 sardines dans l'eau, égouttées et en morceaux

1 tomate en dés (GROUPES O ET AB)

Sel

Bien laver la bette à carde, découper en lanières de 2,5 cm (1 po) et faire cuire rapidement à la vapeur. Réserver. Dans une grande poêle, faire chauffer l'huile à feu moyen. Faire fondre l'ail et les oignons jusqu'à ce qu'ils soient bien dorés. Incorporer les sardines et la tomate. Ajouter la bette et remuer légèrement. Continuer la cuisson quelques minutes. Saler au goût. *Donne 4 portions.*

Ratatouille du potager

TRÈS BÉNÉFIQUE		NEUTRE	O, A, B, AB	À ÉVITER	

Si vous avez la chance de cultiver votre propre potager, ou d'avoir un voisin généreux, cette recette sera très utile en fin d'été, lorsque les courgettes jaunes et vertes, les tomates cerises et italiennes et le basilic foisonnent. La liste d'ingrédients de cette recette est très élastique. Si votre casier à légumes offre un ou deux champignons, la ratatouille n'en sera que meilleure. Choisissez évidemment des légumes qui conviennent à votre groupe sanguin. La recette de base est aussi simple et élégante que le résultat est nutritif et délicieux !

45 ml (3 c. à table) d'huile d'olive

1 oignon de taille moyenne, en dés

5 gousses d'ail, hachées

3 courgettes (zucchinis) vertes, de taille moyenne, coupées sur la longueur, puis en morceaux

3 courgettes (zucchinis) jaunes, préparées de la même façon

250 à 500 ml (1 à 2 tasses) de tomates hachées ou de tomates cerises en moitiés

(SAUF LES GROUPES A ET B)

Sel

125 ml (1/2 tasse) de basilic frais, ciselé

Romano râpé (facultatif)

Dans une grande casserole, faire chauffer l'huile et laisser fondre l'oignon pendant 3 minutes. Ajouter l'ail et poursuivre la cuisson encore 3 minutes. Pour les groupes O et AB : incorporer la tomate, réduire le feu et poursuivre la cuisson pendant 10 minutes. Saler au goût, incorporer le basilic frais et garnir de fromage râpé, si désiré. Servir comme plat principal, avec du riz ou des pâtes, ou pour accompagner des viandes grillées, du poulet ou du poisson. *Donne 6 portions.*

Chou cavalier (Collard) braisé

TRÈS BÉNÉFIQUE	O, A, B, AB	NEUTRE		À ÉVITER	

Le chou cavalier (Collard) est habituellement cuit pendant des heures avec un morceau de gras de porc. Ici, un peu d'huile d'olive fera l'affaire. Le chou cavalier est non seulement délicieux et nutritif, il est également très bénéfique pour tous les groupes sanguins. Il est aussi succulent consommé froid. Vous pouvez utiliser le chou cavalier pour farcir une frittata ou une omelette. Pour les groupes O, B et AB, une omelette ou une frittata farcie de chou cavalier représente l'un des meilleurs lunchs pour une excursion.

45 ml (3 c. à table) d'huile d'olive

1 gros oignon, finement tranché

1 grosse botte de chou cavalier, lavé et paré (les tiges sont délicieuses)

30 ml (2 c. à table) de sauce soya ou de tamari (facultatif)

Eau (si besoin est)

Dans une très grande poêle à frire, faire chauffer l'huile et faire fondre l'oignon 5 minutes. Entre-temps, trancher le chou en feuilles et en lanières transversales de 2,5 cm (1 po). Laver soigneusement et ajouter à l'oignon. Couvrir et réduire le feu. Après 5 minutes de cuisson, retourner le chou pour amener les feuilles cuites sur le dessus. Selon le cas, incorporer la sauce soya ou tamari et couvrir. Faire cuire encore 40 minutes, en retournant le chou à l'occasion pour une cuisson homogène. Au besoin, ajouter un peu d'eau. À l'inverse des autres verdures, le chou cavalier gagne à être consommé bien cuit. *Donne 4 portions.*

Portobellos grillés

TRÈS BÉNÉFIQUE		NEUTRE	O, A, B, AB	À ÉVITER	

Ces champignons robustes et moelleux font un excellent substitut végétarien aux hamburgers. Essayez-les avec de l'ail sur des pâtes, ou servez-les simplement en plat d'accompagnement. Badigeonnez généreusement d'ail et d'huile d'olive.

4 gros champignons portobellos,

sans les pieds (réserver pour soupes et ragoûts)

20 ml (4 c. à thé) de mélange ail-échalote (p. 372)

4 tranches de fromage de soya (facultatif)

15 ml (1 c. à table) d'huile d'olive

Sel

Persil ou basilic frais, ciselé

4 petits pains d'épeautre maison

Préparer le gril. Badigeonner généreusement les champignons du mélange ail-échalote, de l'huile d'olive et des herbes. Faire griller à feu moyen de 5 à 8 minutes. Retourner. Pour un hamburger végétarien, garnir de fromage. Faire cuire 5 à 8 minutes de plus dans les 2 cas. Saler au goût, assaisonner d'herbes fraîches et servir sur des brioches d'épeautre maison. Excellent avec les viandes grillées, la volaille, le poisson, le tempeh et le riz brun. *Donne 4 portions.*

Poireaux braisés

TRÈS BÉNÉFIQUE	O, A	NEUTRE	B, AB	À ÉVITER	

Les poireaux sont très bénéfiques pour les groupes O et A, et neutres pour les groupes B et AB. Essayez-les braisés avec d'autres légumes, ou utilisez-les dans les soupes, les plats mijotés et les ragoûts.

1 gros poireau

2 gousses d'ail, tranchées

30 ml (2 c. à table) d'huile d'olive

Sel

125 ml (1/2 tasse) d'eau ou de bouillon de légumes

Laver soigneusement les poireaux. Couper les racines et les feuilles vertes. Trancher ultramince. Dans une grande poêle en fonte, faire chauffer l'huile à feu moyen. Faire fondre l'ail quelques minutes. Incorporer le poireau et remuer pour bien enrober d'huile. Couvrir et laisser cuire doucement, en ajoutant de l'eau au besoin, jusqu'à ce qu'ils soient tendres et bien cuits. Saler au goût. *Donne de 3 à 4 portions.*

Pot-pourri de poivrons grillés

TRÈS BÉNÉFIQUE	B	NEUTRE	O	À ÉVITER	A, AB

Poivrons rouges, orange, verts ; poivrons doux et piments forts ; il existe peu de chose aussi délicieuse qu'un poivron grillé ou rôti, ou un sauté de poivrons, d'oignons et de tomates. N'hésitez pas à ajouter d'autres légumes très bénéfiques pour votre groupe. Il existe de multiples variétés de piments, chacun dans une catégorie unique. Chose certaine : piments et poivrons contiennent une quantité phénoménale de vitamine C ; plus ils sont rouges, meilleurs ils sont.

3 poivrons mélangés (rouge, vert, jaune ou orange)
1 gros oignon (blanc, jaune, des Bermudes, espagnol ou Vidalia)
2 gousses d'ail
30 ml (2 c. à table) d'huile d'olive
30 ml (2 c. à table) de persil frais, ciselé
Sel

Parer et épépiner les poivrons. Trancher en fines lamelles. Couper l'oignon en dés. Écraser l'ail. Dans une grande poêle en fonte, faire chauffer l'huile à feu moyen. Faire revenir l'ail et l'oignon jusqu'à ce qu'ils soient translucides. Incorporer les poivrons et bien remuer pour enrober d'huile. Poursuivre la cuisson jusqu'à ce que les poivrons soient tendres. Garnir de persil et remuer délicatement. Saler au goût. *Donne 4 portions.*

13

Soupes et ragoûts

Des peuples entiers ont survécu en se nourrissant de soupes et de ragoûts. L'histoire apocryphe de la soupe aux pierres n'est pas très éloignée de la vérité. En fait, le concept de la marmite dans laquelle n'importe quel ingrédient peut être ajouté est devenu une métaphore pour les cultures et les civilisations. Les soupes et les ragoûts se ressemblent, mais diffèrent par la proportion de bouillon et d'ingrédients solides qu'ils contiennent. À la fois nourrissants et nutritifs, ce sont des repas simples, qui peuvent se cuisiner à l'avance et qui sont souvent meilleurs le deuxième ou le troisième jour. Les soupes et les ragoûts recèlent un monde d'inspiration culinaire. La plupart des potagers, des garde-manger et des réfrigérateurs contiennent tout ce qu'il faut pour confectionner une soupe. Viande, poisson, poulet ou légumes surgelés; légumes, légumineuses, pâtes; restes de viande, de poisson ou de poulet, la liste des ingrédients est sans fin. Les soupes et les ragoûts permettent non seulement d'utiliser les restes, mais peuvent aussi être préparés en grosse quantité.

Les deux premières recettes sont celles de bouillons de base qui surpassent, et de très loin, ceux en boîte et en cubes du commerce.

Bouillon de dinde de base

TRÈS BÉNÉFIQUE	AB	NEUTRE	O, A, B	À ÉVITER	

Les bouillons maison, congelés en petites portions, sont indispensables à la préparation de nombreux plats. Un bon bouillon est à la base de toutes les sauces, de toutes les soupes et de tous les ragoûts. Confectionner un bouillon est très simple. Vous pouvez procéder de plusieurs manières : par exemple, en faisant rôtir une dinde et en réservant la carcasse, le cou et le gésier ; ou en achetant des cous et des dos chez le boucher. Ces deux façons de faire vous permettent de cuisiner des bouillons savoureux. Comme la dinde est neutre pour les groupes O, A et B et très bénéfique pour le groupe AB, ce bouillon est idéal pour tous les groupes sanguins ! Longtemps considérée comme une volaille du temps des Fêtes, la dinde est aujourd'hui vendue toute l'année. Pour réussir un bouillon, il faut se rappeler que les ingrédients doivent toujours être frais. Un bouillon de dinde est rehaussé par l'ajout de pieds de champignon, d'herbes, de pelures d'oignon, de feuilles de poireau ou de céleri. N'utilisez pas de crucifères comme le brocoli, le chou-fleur ou le chou de Bruxelles : ils donnent aux bouillons une odeur et un goût désagréables de soufre.

1 carcasse de dinde de taille moyenne, bien nettoyée
(garder les restes de viande pour la soupe)
2 oignons sans racines, non pelés, en quartiers
3 grosses carottes, en morceaux
3 branches de céleri, lavées et coupées en morceaux
1/4 botte de persil frais, lavé, avec les tiges
Herbes fraîches (thym, romarin, origan, basilic, sauge ou laurier)

Remplir une très grosse marmite aux trois-quarts (entre 5 et 6 l) d'eau. Ajouter tous les ingrédients et porter à ébullition. Réduire le feu et laisser mijoter 2 1/2 heures. Le bouillon doit réduire du tiers. Laisser refroidir à température de la pièce et écumer le gras ou l'écume qui peut se former à la surface.

Réfrigérer. Une fois refroidi, le gras se fige à la surface et l'écume va au fond. Le bouillon confectionné à partir d'os prend la consistance d'une gélatine lorsqu'il refroidit. Ce bouillon peut être congelé en contenants pratiques de différentes grosseurs. *Donne environ 4 litres (ou 1 gallon).*

Bouillon de légumes de base

TRÈS BÉNÉFIQUE	O, A, B, AB	NEUTRE		À ÉVITER	

Le bouillon de légumes ne mijote que 40 minutes, contrairement au bouillon de dinde qui doit cuire lentement et longuement pour acquérir sa pleine saveur. Le goût du bouillon de légumes est frais et légèrement sucré. Par ailleurs, il est rempli de nutriments. Ici encore, n'utilisez pas de crucifères comme le brocoli, le chou-fleur ou le choux de Bruxelles; ils éclipseront les autres goûts.

1 gros oignon jaune, en quartiers

2 carottes, lavées, parées et coupées en morceaux

2 branches de céleri, lavées et coupées

Branches de persil

Peau de gousses d'ail

Pelures et cœurs de pomme

Pieds de champignons

Panais

Poireaux

Remplir une très grande marmite aux trois-quarts (entre 5 et 6 l) d'eau. Ajouter tous les ingrédients et laisser mijoter 40 minutes. Refroidir et passer au chinois. Réfrigérer ou congeler. *Donne de 4 à 6 portions.*

Ragoût d'agneau aux pommes et au cari

TRÈS BÉNÉFIQUE	O, B, AB	NEUTRE		À ÉVITER	A

Ce plat utilise les restes du gigot d'agneau grillé au cari (p. 154).

50 ml (1/4 tasse) d'huile de canola
(HUILE D'OLIVE POUR LE GROUPE B)
2 pommes de taille moyenne, lavées et parées, coupées en morceaux
2 branches de céleri, lavées et tranchées
1 gros oignon, pelé et en dés
30 ml (2 c. à table) de cari moulu
15 ml (1 c. à table) de cumin moulu
2 ml (1/2 c. à thé) de piment de Cayenne
(GROUPES O ET B SEULEMENT)
30 ml (2 c. à table) de farine d'épeautre
250 ml (1 tasse) de boisson de riz ou de lait d'amandes
450 g (1 lb) d'agneau cuit, froid, dégraissé et en bouchées
50 ml (1/4 tasse) de raisins secs
Sel

Dans un grand poêlon ou une grande poêle à frire, faire chauffer l'huile à feu moyen. Faire revenir les pommes, le céleri et l'oignon. Ajouter les épices et laisser cuire 2 minutes. Incorporer la farine et poursuivre la cuisson 5 minutes de plus. Le mélange sera un peu collant: faire cuire la farine le plus longtemps possible sans qu'elle brûle. Verser la boisson de riz ou le lait d'amandes, ajouter l'agneau et les raisins. Bien mélanger. Laisser mijoter 30 minutes. Ajouter de l'eau ou du bouillon de poulet si la sauce est trop épaisse. Saler au goût. Servir avec du riz basmati, du chutney et d'autres condiments. *Donne de 3 à 4 portions.*

CYBER-RECETTE

Soupe asiatique

PROVENANCE : Kay A <alex1kay@aol.com>

Groupe A

Voici une soupe maison faible en calories. Elle se conserve plusieurs jours au réfrigérateur et se réchauffe facilement.

*1,25 l (5 tasses) de bouillon de légumes
(je peux remplacer une certaine quantité par du bouillon de poulet)*

1 petit oignon, finement tranché

2 gousses d'ail, émincées

15 ml (1 c. à table) de gingembre, émincé

30 ml (2 c. à table) de sauce soya

*3 tiges de chou Pak-choï (Bok choy),
coupées en biseau, les feuilles déchiquetées*

250 ml (1 tasse) de fleurs de brocoli

1 carotte, râpée

*250 ml (1 tasse) de champignons portobellos
(ou votre champignon « A » favori)*

125 ml (1/2 tasse) de petits pois

250 ml (1 tasse) de châtaignes d'eau, tranchées

*30 g (2 oz) de nouilles de sarrasin (soba), en morceaux de 2,5 cm
(1 po) – environ 125 ml (1/2 tasse)*

225 g (1/2 lb) de tofu ferme, en cubes de 1,5 cm (1/2 po)

Dans une grande marmite (5 l), porter 125 ml (1/2 tasse) de bouillon à ébullition. Ajouter l'oignon, l'ail, le gingembre et poursuivre la cuisson 3 minutes. Incorporer le bouillon restant et la sauce soya. Couvrir et porter à ébullition. Ajouter le reste des ingrédients. Laisser cuire jusqu'à tendreté, entre 8 et 10 minutes : les nouilles doivent être cuites, mais les légumes croquants. *Donne 6 portions.*

Ragoût d'agneau aux épinards à l'indienne

TRÈS BÉNÉFIQUE	B, AB	NEUTRE		À ÉVITER	O, A

Achetez un gigot d'agneau, coupé en deux, et utilisez un des morceaux pour des kébabs, l'autre pour ce ragoût. Coupez la viande du ragoût en plus petits morceaux. Voilà une bonne occasion de préparer deux repas en même temps !

45 ml (3 c. à table) d'huile d'olive

1 gros oignon, haché

30 ml (2 c. à table) de moutarde moulue

30 ml (2 c. à table) de cumin moulu

30 ml (2 c. à table) de coriandre moulue

*2 kg (4 lb) de gigot d'agneau, coupé en deux, puis en cubes
(utiliser l'autre moitié pour les kébabs)*

250 ml (1 tasse) de yogourt nature (faible en gras si possible)

Eau

4 à 5 gousses d'ail, pelées et hachées

5 cm (2 po) de gingembre, pelé et haché

1 kg (2 lb) d'épinards frais, nettoyés et hachés

Sel

Dans un faitout ou une grande poêle, faire chauffer l'huile à feu moyen. Faire revenir l'oignon quelques minutes, ajouter les épices et laisser cuire 2 ou 3 minutes de plus pour libérer les saveurs. Incorporer l'agneau et bien mélanger. Ajouter le yogourt peu à peu, et suffisamment d'eau pour couvrir. Incorporer l'ail et le gingembre. Couvrir et laisser mijoter jusqu'à tendreté, environ 1 heure 15 minutes. Au besoin, retirer le couvercle et poursuivre la cuisson 15 minutes pour réduire le liquide. Incorporer les épinards petit à petit: ils cuiront en quelques minutes. Saler au goût. Servir avec du riz au safran et du chutney à la mangue (groupe B seulement). Comme tous les autres ragoûts, celui-ci peut être préparé à l'avance et congelé. Il est encore meilleur le lendemain. *Donne 4 portions.*

Ragoût de cerf

TRÈS BÉNÉFIQUE	O, B	NEUTRE		À ÉVITER	A, AB

Très maigre, la viande de cerf a une excellente valeur nutritive. La surpopulation des cerfs s'est soldée par la famine et la mort de centaines de milliers de ces magnifiques créatures. La chasse sélective peut non seulement nourrir l'être humain, mais elle peut également favoriser la santé de la population de cerfs. Le gibier des entreprises de boucherie spécialisées en venaison, comme la maison D'Artagnan, provient souvent de bêtes d'élevage, très différentes de leurs cousins sauvages. En conséquence, vous n'avez pas à laisser la viande mariner longtemps pour en attendrir le tissu musculaire fibreux. Le goût de la viande de cerf est néanmoins affiné lorsqu'elle marine un ou deux jours dans du vin.

625 à 1 250 g (1 1/4 à 2 1/2 lb) de viande de cerf

1 gros oignon, en morceaux

Vin

5 baies de genièvre

2 feuilles de laurier

30 ml (2 c. à table) d'huile d'olive

1 oignon, en dés

2 carottes, pelées et tranchées

1 petit navet, tranché

2 branches de céleri, tranchées

1 petit panais, pelé et tranché

225 g (1/2 lb) de champignons

Le cerf est habituellement vendu en bifteck de flanc; couper simplement la viande en bouchées. Placer dans un bol de céramique. Ajouter l'oignon et couvrir de vin. Ajouter les baies de genièvre et les feuilles de laurier, couvrir d'un cellophane et réfrigérer un jour ou deux.

Pour faire le ragoût, égoutter la viande et réserver le vin. Jeter l'oignon, les baies et les feuilles. Dans une casserole pouvant contenir tous les ingrédients, faire chauffer l'huile. Faire fondre l'oignon jusqu'à ce qu'il soit doré. Ajouter le gibier et faire brunir rapidement. Veiller à ne pas trop entasser la viande pour ne pas qu'elle cuise à la vapeur. Au besoin, procéder par étapes. Verser le vin réservé sur la viande et porter à ébullition. Réduire le feu et laisser mijoter 45 minutes à 1 heure. Incorporer carottes, navet, panais et céleri. Poursuivre la cuisson jusqu'à ce que les légumes soient tendres. Ajouter les champignons et laisser cuire quelques minutes avant de servir. *Donne de 4 à 5 portions.*

Ragoût de bœuf aux haricots verts et aux carottes

TRÈS BÉNÉFIQUE	O	NEUTRE	B	À ÉVITER	A, AB

Ce qu'il y a de bien avec les ragoûts, c'est qu'il n'existe aucune règle précise quant à l'assaisonnement et aux ingrédients choisis. Si vous avez des champignons, ajoutez-les en dernier (s'ils sont secs, ajoutez-les en même temps que les carottes). Si vous appréciez le thym, l'origan et le romarin, utilisez-les à la place des épices moulues. Suivez les paramètres de la recette tout en créant votre propre version, en harmonie avec votre groupe sanguin. Si vous remplacez les cubes de bœuf par des cubes d'agneau et omettez la poudre de chili, ce plat est alors très bénéfique pour les groupes O, B et AB.

1 kg (2 lb) de bœuf à ragoût, en cubes de 2,5 cm (1 po)
50 ml (1/4 tasse) de farine d'épeautre
45 ml (3 c. à table) d'huile d'olive
15 ml (1 c. à table) de cumin moulu
7,5 ml (1/2 c. à table) de varech vésiculeux moulu
15 ml (1 c. à table) de poudre de chili

5 ml (1 c. à thé) de sel

75 ml (1/3 tasse) de vin rouge

500 à 750 ml (2 à 3 tasses) de bouillon (poulet, viande ou légumes)

15 ml (1 c. à table) de mélange ail-échalote (p. 372),
ou 1 oignon de taille moyenne et 2 gousses d'ail, hachés

4 petites carottes, pelées et coupées en biseau

450 g (1 lb) de haricots verts

Dégraisser soigneusement la viande. Passer dans la farine et secouer l'excédent. Dans une grande casserole, faire chauffer l'huile à feu moyen. Faire brunir le bœuf en deux étapes. Lorsque la deuxième portion est brunie à point, retourner la première portion dans la casserole, ajouter les épices et le sel. Faire cuire 5 minutes à feu doux. Déglacer au vin. Ajouter 500 ml (2 tasses) de bouillon, incorporer le mélange ail-échalote. Ajouter les oignons et l'ail. Couvrir et laisser mijoter 1 heure. Vérifier le niveau de liquide et en ajouter au besoin. Ajouter les carottes, couvrir et poursuivre la cuisson environ 30 minutes. Vérifier la cuisson. Ajouter les haricots verts et laisser cuire encore 10 à 15 minutes. Servir sur des nouilles de riz au beurre ou avec du riz et du pain maison. Ce plat donne des restes succulents ! *Donne 6 portions.*

Ragoût de veau au fenouil

TRÈS BÉNÉFIQUE	O	NEUTRE	B	À ÉVITER	A, AB

Ce ragoût tendre et savoureux a une saveur automnale. Le fenouil est un légume à tige dont l'apparence et la texture ressemblent à celles du céleri, mais dont le goût, lui, rappelle celui de la réglisse. Le fenouil est utilisé comme herbe, légume et plante médicinale depuis les temps anciens. On le dit diurétique, antispasmodique et stimulant, capable de calmer l'acidité gastrique, de nettoyer le système et de prévenir la flatulence. Comme légume, il peut être mangé cru, braisé ou légèrement cuit à la vapeur. L'oignon et le persil le mettent bien en valeur.

1 kg (2 lb) de veau dégraissé, en cubes
125 ml (1/2 tasse) de farine d'épeautre
50 ml (1/4 tasse) d'huile d'olive
1 oignon de taille moyenne, en dés
1 bulbe de fenouil de taille moyenne, tranché
45 ml (3 c. à table) de persil frais, ciselé
5 ml (1 c. à thé) de sel
50 ml (1/4 tasse) de vin blanc
625 à 750 ml (2 1/2 à 3 tasses) de bouillon (selon votre groupe)

Passer le veau dans la farine et secouer l'excédent. Dans une grande poêle à frire, faire chauffer l'huile à feu moyen. Faire brunir le veau en plusieurs étapes, en retournant une fois. Réserver la viande dans une grande casserole. Faire sauter l'oignon et le fenouil dans la poêle jusqu'à ce qu'ils soient dorés. Ajouter le persil, saler et bien mélanger. Déglacer au vin et verser dans la casserole. Ajouter 625 ml (2 1/2 tasses) de bouillon et porter à ébullition. Réduire le feu, couvrir et laisser mijoter 1 1/2 heures. Ne pas laisser bouillir, sinon la viande durcira. *Donne 4 portions.*

Soupe à la dinde

TRÈS BÉNÉFIQUE	AB	NEUTRE	O, A, B	À ÉVITER	

Si vous avez du bouillon de dinde, il ne vous manque que quelques ingrédients pour confectionner une soupe délicieuse, nourrissante et réconfortante, que vous servirez les soirs glacials d'automne et d'hiver. Un classique !

2 l (8 tasses) de bouillon de dinde (p. 254)
2 carottes, en petits dés
2 branches de céleri, en petits dés
1 échalote, tranchée (facultatif)
250 ml (1 tasse) de viande de dinde, en morceaux
250 ml (1 tasse) de nouilles (riz ou épeautre)
15 ml (1 c. à table) de sel

Dans une grande casserole, porter le bouillon à ébullition. Ajouter les carottes et le céleri, laisser mijoter 20 minutes ou jusqu'à tendreté. Ajouter l'échalote, la dinde et les nouilles. Laisser cuire encore 10 minutes, ou jusqu'à ce que les nouilles soient *al dente*. *Donne 4 portions.*

Soupe à la courge au gingembre

TRÈS BÉNÉFIQUE	O, A, B, AB	NEUTRE		À ÉVITER	

Toutes les courges d'hiver peuvent être utilisées pour cette soupe simple mais relevée : citrouille, courgeron, courge Hubbard, musquée (butternut), poivrée ou turban, elles sont toutes délicieuses. La couleur des courges va du jaune pâle à l'orange foncé. Le bouillon de dinde rehausse le goût et fournit des protéines.

1 grosse courge d'hiver

4 gousses d'ail, pelées

2,5 cm (1 po) de gingembre frais, haché

5 ml (1 c. à thé) de sel

750 ml (3 tasses) d'eau ou de bouillon de dinde (p. 254)

Peler la courge. Elles sont généralement très dures, aussi faut-il procéder prudemment. Toujours poser le côté coupé à plat. Couper la courge en deux et retirer les graines. Elles peuvent être rôties séparément : non seulement sont-elles délicieuses, mais elles sont également une bonne source de zinc. Couper la courge en morceaux plus petits. Peler les morceaux avec un petit couteau bien affûté. Placer les morceaux dans une casserole à fond épais. Ajouter le gingembre, l'ail et le sel. Couvrir d'eau ou de bouillon et porter à ébullition. Réduire le feu et mijoter jusqu'à ce que la courge soit tendre et se perce bien avec le bout d'un couteau. Passer au robot culinaire ou au mélangeur pour réduire en purée. *Donne de 4 à 6 portions.*

Soupe de légumes racines

TRÈS BÉNÉFIQUE	O, A	NEUTRE	B, AB	À ÉVITER	

Les légumes racines mijotés dans de l'eau ou du bouillon de dinde font de merveilleuses soupes consistantes pour l'automne ou l'hiver. Servies avec du pain d'épeautre et une salade verte, elles composent un souper simple et nourrissant. Choisissez des légumes autorisés et créez les mélanges que vous voulez. Certains légumes racines, comme les carottes, ajoutent une note sucrée. Coupez les légumes en morceaux de taille uniforme, de façon qu'ils prennent le même temps à cuire. Au moment de servir, saupoudrer chaque bol de fromage râpé.

30 ml (2 c. à table) d'huile d'olive
250 ml (1 tasse) de poireaux ou d'oignons, en dés
6 gousses d'ail, écrasées et pelées
250 ml (1 tasse) de navets ou de rutabagas, en dés
250 ml (1 tasse) de carottes, en dés
250 ml (1 tasse) de panais, en dés
Eau bouillante pour couvrir (environ 2 l ou 8 tasses)
Sel
Feuille de laurier
Poignée de persil frais, ciselé

Dans une grande casserole, faire chauffer l'huile à feu moyen. Faire revenir l'oignon ou le poireau et l'ail jusqu'à ce qu'ils libèrent leur saveur, environ 5 minutes. Ajouter les légumes les plus durs en premier (navets) et les enrober d'huile. Ajouter les carottes et les panais. Enrober les légumes d'huile au fur et à mesure qu'ils sont ajoutés à la casserole. Couvrir largement d'eau bouillante. Saler, ajouter la feuille de laurier et laisser mijoter au moins 45 minutes, ou jusqu'à ce que les légumes soient tendres. La soupe peut être réduite en purée grossière ; elle peut aussi être passée au robot ou au mélangeur. Enlever la feuille de laurier. Ne pas trop mélanger, car la texture épaisse des légumes racines est très agréable au goût. Garnir de persil au moment de servir. *Donne 10 à 12 portions.*

Soupe au miso et aux légumes de Cheryl

TRÈS BÉNÉFIQUE	A	NEUTRE	O	À ÉVITER	B, AB

Cheryl Miller est une patiente de longue date, une amie et une adepte du régime Groupe sanguin. C'est aussi une excellente cuisinière qui a mis au point plusieurs repas simples et délicieux. Cette soupe est savoureuse et se prépare rapidement.

15 ml (1 c. à table) d'huile d'olive

1 grosse gousse d'ail, hachée

1 oignon blanc de taille moyenne, finement haché

1 branche de céleri, finement coupée en biseau

750 ml (3 tasses) de brocoli, en petits morceaux

1 l (4 tasses) d'eau bouillante

30 ml (2 c. à table) de miso

30 ml (2 c. à table) de tahini

Sel et poivre

Dans une casserole de taille moyenne, faire chauffer l'huile d'olive à feu moyen. Faire revenir l'oignon, l'ail et le céleri en remuant jusqu'à ce que l'oignon soit tendre. Ajouter le brocoli et remuer 2 minutes de plus, jusqu'à ce que le brocoli amollisse. Ajouter 500 ml (2 tasses) d'eau bouillante et incorporer le miso. Ajouter le reste d'eau et porter à ébullition 1 minute. Utiliser un mélangeur ou procéder en deux étapes pour incorporer le tahini à la soupe. La texture doit être onctueuse et crémeuse. Saler et poivrer au goût. Servir immédiatement. *Donne de 6 à 8 portions.*

Soupe au yogourt et aux cerises

TRÈS BÉNÉFIQUE	B, AB	NEUTRE	A	À ÉVITER	O

Voici une soupe classique pour l'été; elle peut servir de déjeuner ou de souper léger. Accompagnez-la d'un pain aux bananes (groupe B) ou au citron (groupes A et AB), de quelques tranches de chèvre ou de fromage de soya et d'une grappe de raisins.

450 g (1 l) de cerises, dénoyautées

45 ml (3 c. à table) de sucre

*3 zestes d'orange de 5 cm (2 po) (LES GROUPES A ET AB
UTILISERONT DU ZESTE DE CITRON)*

2 clous de girofle

650 ml (3 tasses) d'eau

500 ml (2 tasses) de yogourt

1 poignée de menthe fraîche, pour garnir

Mélanger les cerises, le sucre, le zeste et la girofle avec l'eau et laisser mijoter. Faire pocher les fruits doucement, jusqu'à ce qu'ils soient tendres, entre 8 et 10 minutes. Retirer les clous de girofle et réduire le mélange en purée grossière. Refroidir. Incorporer le yogourt et garnir de menthe. *Donne 8 portions.*

Crème de haricots beurre

TRÈS BÉNÉFIQUE		NEUTRE	B	À ÉVITER	O, A, AB

Cette soupe crémeuse d'un beau vert pâle est soutenante et fournit un bon apport en protéines. Servez-la avec du chèvre et du pain maison. Notre recette est une version rapide. Au lieu d'utiliser des haricots beurre secs, qui demandent un long temps de trempage, prenez-en des surgelés, ou des frais si vous en trouvez.

15 ml (1 c. à table) de beurre

1 petit oignon, émincé

500 ml (2 tasses) de lait écrémé

500 ml (2 tasses) de haricots beurre (de Lima) frais, ou 1 paquet de surgelés, ou 1 boîte de haricots, rincés et égouttés

Sel

45 ml (3 c. à table) de persil frais, ciselé, pour garnir

Dans une casserole en inox, faire chauffer le beurre à feu doux. Faire revenir l'oignon jusqu'à ce qu'il soit tendre. Ajouter le lait et les haricots et porter à ébullition. Réduire le feu et laisser mijoter jusqu'à ce que les haricots soient cuits. Pour des haricots frais ou surgelés, il faut compter entre 5 et 7 minutes. Lorsque les haricots sont à point, passer au mélangeur pour réduire en purée onctueuse. Saler au goût. Garnir de persil ciselé. *Donne de 4 à 6 portions.*

Soupe aux lentilles rouges au cari

TRÈS BÉNÉFIQUE	A	NEUTRE	AB	À ÉVITER	O, B

Les lentilles ne sont pas à proprement parler des légumineuses. Ce sont des gousses, les graines comestibles de plantes herbacées originaires du Moyen-Orient. Les lentilles sont cultivées depuis plus de neuf mille ans. Au cours de leur longue histoire, elles ont connu des périodes d'obscurité, parce qu'elles représentaient la nourriture du pauvre. Peu importe. Elles ont nourri nombre de civilisations et occupent encore aujourd'hui une place primordiale dans l'alimentation de beaucoup de cultures. Le plus gros consommateur de lentilles est l'Inde, où sont cultivées des douzaines de variétés. Nous connaissons bien les lentilles brunes, rouges et vertes. Elles ont un goût délicat qui s'adapte à différentes approches culinaires. Dans le cas des lentilles rouges, notez que leur belle couleur orange disparaît à la cuisson. Mais à l'inverse des légumineuses, les lentilles ne requièrent pas de trempage, ce qui simplifie leur cuisson. Vous pouvez donc préparer une soupe en 30 à 40 minutes. Triez bien les graines : elles contiennent souvent de petites pierres. Servez cette soupe avec de la verdure braisée sur un lit de riz.

30 ml (2 c. à table) d'huile d'olive

1/2 gros oignon, haché

6 gousses d'ail, hachées

30 ml (2 c. à table) de cari moulu, ou au goût

10 ml (2 c. à thé) de graines de cumin

1,25 à 1,50 l (5 à 6 tasses) d'eau

375 ml (1 1/2 tasse) de lentilles rouges, nettoyées et rincées

5 ml (1 c. à thé) de sel

125 ml (1/2 tasse) de coriandre fraîche, ciselée

Dans un faitout, faire chauffer l'huile à feu moyen. Faire revenir l'ail et l'oignon quelques minutes. Ajouter le cari et le cumin et faire griller les épices quelques minutes. Les légumes prendront une belle couleur dorée. Ajouter l'eau et porter à ébullition. Incorporer les lentilles. Lorsque l'eau bout, réduire le feu, couvrir partiellement et laisser mijoter de 15 à 20 minutes, ou jusqu'à ce que les lentilles soient cuites. Saler au goût. Garnir de coriandre et servir. *Donne de 6 à 8 portions.*

Soupe au miso

TRÈS BÉNÉFIQUE	A, AB	NEUTRE	O	À ÉVITER	B

Le miso est une pâte de soya fermentée, très populaire en cuisine japonaise. La palette de couleurs et de saveurs s'étend du pâle au foncé, et du sucré au très salé. Le miso est vendu sous des formes si variées que mieux vaut expérimenter avec ce qui est disponible. Certains misos contiennent du riz, de l'orge et du blé ; il faut donc lire les étiquettes. Le miso peut être utilisé comme base de soupe ou de vinaigrette. Si vous avez du bouillon, vous pouvez préparer une soupe légère et délicieuse en quelques minutes. La soupe au miso traditionnelle est préparée avec de la bonite (une variété de thon) et du varech vésiculeux. Les flocons de bonite ne sont pas toujours faciles à trouver, mais le varech, lui, est disponible dans les magasins d'aliments naturels. La recette qui suit n'est pas authentiquement japonaise, puisqu'elle ne contient pas de flocons de bonite. Il serait pourtant dommage de ne pas l'essayer simplement parce qu'il manque un ingrédient. Le persil plat, parent du persil frisé et semblable à la coriandre, est un autre ingrédient traditionnel. Le persil plat n'est pas non plus toujours facile à trouver ; essayez des feuilles de céleri ciselées, du persil frisé, ou toute autre herbe à saveur subtile qui vous semble appropriée.

1 morceau de varech géant, ou kombu,
(de 20 à 25 cm ou de 8 à 10 po), nettoyé avec un linge humide
946 ml (1 pinte) d'eau
60 ml (4 c. à table) de miso
1/2 pain de tofu, en cubes de 1,5 cm (1/2 po)
Légumes additionnels (échalotes, champignons en tranches fines,
jeunes feuilles de pissenlit, feuilles de céleri, petits épinards,
algues séchées, etc.)

Dans un grand bol, faire tremper la kombu toute une nuit. Le lendemain, jeter la kombu et verser le liquide dans une casserole. Faire mijoter. Dans un bol, diluer le miso avec un peu de liquide. Bien mélanger pour liquéfier le miso. Verser dans la casserole et laisser mijoter. Ajouter le tofu et les autres légumes. Laisser mijoter quelques instants avant de servir avec du riz et des tranches de concombre salés.

Une façon plus rapide mais plus aventureuse de confectionner ce bouillon est la suivante : mettre la kombu et l'eau dans une casserole et porter *lentement* à ébullition. Ne pas laisser l'eau bouillir, sinon la recette sera ratée. Retirer la kombu : si elle est tendre, le bouillon est prêt. Sinon, la remettre dans la casserole et laisser cuire quelques minutes de plus. *Ne pas* laisser bouillir. Ajouter quelques millilitres (c. à table) d'eau pendant la cuisson. Une fois que le bouillon est prêt, procéder tel qu'indiqué plus haut. *Donne de 4 à 6 portions.*

Soupe au concombre et au yogourt

TRÈS BÉNÉFIQUE	B, AB	NEUTRE	A	À ÉVITER	O

Cette soupe légère et rafraîchissante est un bon repas santé à servir les jours chauds d'été. Comptez 250 ml (1 tasse) de yogourt et 1 concombre pour deux convives.

1 concombre

250 ml (1 tasse) de yogourt

Jus de citron

Pincée de sel

125 ml (1/2 tasse) d'aneth frais, ciselé, pour garnir

Ne pas peler le concombre si sa pelure n'est pas trop dure, ou si elle n'est pas cirée. Couper le concombre en dés et placer dans le mélangeur avec le yogourt, l'aneth, un peu de jus de citron et du sel. Réduire en purée. Verser dans des bols et garnir d'aneth frais. Si la soupe est trop épaisse, éclaircir avec de l'eau. *Donne 2 portions.*

Soupe à la citrouille et aux haricots adzuki, ou soupe aux haricots blancs («navy»)

TRÈS BÉNÉFIQUE	0, A, B, AB	NEUTRE		À ÉVITER	

Confectionnée avec de la citrouille, cette succulente soupe est très bénéfique pour les groupes O et A. Si vous remplacez les haricots adzuki par des haricots blancs (« navy »), elle est très bénéfique pour les groupes B et AB.

30 ml (2 c. à table) d'huile d'olive
2 poireaux de taille moyenne, bien lavés et finement tranchés
6 grosses gousses d'ail, hachées
1,50 l (6 tasses) d'eau
1 petite citrouille (20 à 25 cm ou 6 à 8 po de diamètre),
ou 1 courgeron, ou 1courge musquée (butternut),
pelée et coupée en morceaux de 1,5 cm (1/2 po)
1 boîte de haricots adzuki, rincés et égouttés
Bonne poignée de persil frais, ciselé
Sel

Dans un faitout, faire chauffer l'huile à feu moyen. Faire revenir l'ail et les poireaux pendant quelques minutes, en remuant pour les enrober d'huile, jusqu'à ce que le mélange commence à colorer. Couvrir d'eau et porter à ébullition. Réduire le feu et laisser cuire 10 minutes. Entre-temps, préparer la courge et incorporer au mélange. Couvrir d'eau et porter à ébullition. Réduire le feu et laisser cuire 15 à 20 minutes, selon la variété de courge, ou jusqu'à tendreté. Incorporer les haricots égouttés et réchauffer. Ajouter le persil 2 minutes avant de servir. Saler au goût. *Donne de 4 à 6 portions.*

Soupe consistante au poisson

TRÈS BÉNÉFIQUE	O, A,B, AB	NEUTRE		À ÉVITER	

La soupe au poisson constitue un repas élégant et inhabituel. Chaque groupe sanguin devra choisir un poisson très bénéfique. La baudroie est un poisson qui convient à tous et donc, aux familles avec plusieurs groupes sanguins. Un mélange de poissons peut également composer une soupe réconfortante. La morue, le vivaneau, la merluche et le mérou sont excellents en soupe.

30 ml (2 c. à table) d'huile d'olive

1 petit poireau, finement tranché

5 à 8 gousses d'ail, pelées et écrasées

1,75 à 2 l (7 à 8 tasses) d'eau

1/2 gros panais, en dés

1 poivron jaune de taille moyenne, en dés
(GROUPES O ET B SEULEMENT)

450 à 675 g (1 à 1 1/2 lb) de poisson, en morceaux de 1,5 cm (1/2 po)

250 à 500 ml (1 à 2 tasses) de feuilles de céleri,
ou d'autres légumes verts, hachés

1 tomate jaune, hachée (GROUPES O ET B SEULEMENT)

125 ml (1/2 tasse) de persil

Sel

Dans une grande casserole, faire chauffer l'huile à feu moyen. Faire revenir le poireau quelques minutes. Ajouter l'ail et poursuivre la cuisson. Éviter de faire brûler l'ail : il deviendrait amer. Verser l'eau et porter à ébullition. Ajouter les panais et faire cuire 5 minutes. Ajouter les poivrons et continuer la cuisson 5 à 8 minutes de plus. Incorporer le poisson et porter à ébullition. Réduire le feu. Ajouter les légumes verts et la tomate, laisser cuire de 5 à 8 minutes, ou jusqu'à ce que le poisson soit cuit. Garnir de persil. Saler au goût. Servir immédiatement. *Donne 4 portions.*

Soupe aux haricots cannellini et à la verdure

TRÈS BÉNÉFIQUE		NEUTRE	O, A, B, AB	À ÉVITER	

Cette soupe est facile à faire et elle plaît – et convient – à tous les groupes sanguins. Les haricots cannellini sont neutres pour tous les groupes sanguins, tout comme la bette à carde. En prime, cette dernière teint les haricots blancs d'un joli ton de rose.

1 boîte de haricots cannellini, rincés et égouttés
1 gousse d'ail, pelée et parée
375 à 500 ml (1 1/2 à 2 tasses) d'eau ou de bouillon
250 ml (1 tasse) de bette à carde, hachée
2 ml (1/2 c. à thé) de sel

Dans une casserole de 2 litres, porter les haricots, l'ail et le bouillon à ébullition. Réduire le feu et laisser mijoter 10 à 15 minutes. Utiliser une cuillère à égoutter pour retirer les haricots de la casserole et les déposer dans le récipient du robot ou du mélangeur avec 125 ml (1/2 tasse) de liquide (dans le cas d'un mélangeur à main, réduire en purée la soupe dans la casserole). Une fois les haricots réduits en purée, les remettre dans la casserole et bien mélanger. Ajouter la bette, saler au goût et laisser cuire 5 minutes de plus. *Donne 2 portions.*

Crème de noix de grenoble

TRÈS BÉNÉFIQUE	O, AB	NEUTRE	A, B	À ÉVITER	

2 gousses d'ail, pelées et parées
375 ml (1 1/2 tasse) de noix de Grenoble
750 ml (3 tasses) de bouillon de dinde maison (p. 254)
125 ml (1/2 tasse) de vin blanc sec
125 ml (1/2 tasse) de boisson de soya ou de riz, ou de lait d'amandes
Sel et poivre
3 oignons verts, finement hachés

Utiliser le robot pour réduire l'ail en purée. Ajouter les noix et hacher, tout en ajoutant 500 ml (2 tasses) de bouillon. Verser le mélange dans une casserole avec le reste du bouillon. Ajouter le vin et la boisson de soya. Faire chauffer. Saler et poivrer au goût. Garnir d'oignon vert avant de servir. *Donne de 4 à 6 portions.*

Soupe à l'orge, aux champignons et aux épinards

TRÈS BÉNÉFIQUE		NEUTRE	0, A, AB	À ÉVITER	B

La saveur et les textures de cette soupe classique sont extrêmement satisfaisantes. Le léger goût de miel de l'orge et sa texture moelleuse offre un intéressant contraste avec le champignon et les épinards. L'épinard est à son meilleur frais et ajouté à la dernière minute, de façon qu'il soit encore vert et à peine amolli.

15 ml (1 c. à table) d'huile d'olive

1 petit oignon, en dés

125 ml (1/2 tasse) d'orge, crue

15 ml (1 c. à table) de sherry

1 champignon portobello, coupé en deux et tranché

2 l (8 tasses) de bouillon de dinde ou de légumes
(l'eau est acceptable, mais le goût ne sera pas aussi riche)

5 ml (1 c. à thé) de sel

500 ml (2 tasses) d'épinards frais, lavés, parés et hachés

Dans une grande casserole, faire chauffer l'huile à feu moyen. Faire fondre l'oignon 2 minutes, ou jusqu'à ce qu'il soit translucide. Ajouter l'orge crue, remuer et laisser cuire 2 minutes. Incorporer le sherry et le champignon. Couvrir, réduire le feu et laisser mijoter 2 minutes. Lorsque le champignon est attendri, verser le bouillon et porter à ébullition. Réduire le feu et laisser mijoter de 45 à 50 minutes. Saler au goût. Incorporer l'épinard, qui amollira rapidement. Servir. *Donne 4 portions.*

Soupe aux carottes et au cari

TRÈS BÉNÉFIQUE	A, B	NEUTRE	O, AB	À ÉVITER	

Cette soupe est d'une belle couleur, et le cari lui donne un goût épicé qui se marie admirablement avec la saveur sucrée des carottes.

1/2 bâtonnet de beurre (GROUPE B) ou de margarine de canola
(GROUPE A), ou 45 ml (3 c. à table) d'huile d'olive

1 gros oignon, pelé et haché

5 cm (2 po) de gingembre frais, pelé et râpé

15 ml (1 c. à table) de cari moulu

3 gousses d'ail, écrasées et pelées

1 kg (2 lb) de carottes, lavées et parées

250 ml (1 tasse) de vin blanc sec (facultatif)

1,75 l (7 tasses) de bouillon de poulet, de dinde ou de légumes

1 patate douce, pelée (GROUPES O, A ET AB SEULEMENT)

Sel et poivre

Dans une grande casserole, faire fondre le beurre ou la margarine, ou chauffer l'huile à feu doux. Ajouter l'oignon, le gingembre, le cari et l'ail et laisser cuire jusqu'à ce que les oignons soient translucides. Couper les carottes et la patate douce en gros morceaux et incorporer au mélange. Ajouter le vin et laisser cuire 1 minute, ou jusqu'à ce que l'alcool se soit évaporé. Verser le bouillon et laisser mijoter 45 minutes. Refroidir légèrement avant de passer au mélangeur ou au robot pour réduire en purée. Remettre le mélange dans la casserole. Saler et poivrer au goût. Si la soupe est trop claire, laisser réduire 10 minutes, ou jusqu'à consistance voulue. *Donne 10 à 12 portions.*

Soupe aux champignons et au riz sauvage

TRÈS BÉNÉFIQUE	A	NEUTRE	O	À ÉVITER	B, AB

Cette soupe combine le fumet charnu des champignons au goût prononcé de noisette du riz sauvage.

500 ml (2 tasses) de champignons sauvages (abalone, portobello ou pleurote), ou 60 g (4 oz) de champignons séchés, réhydratés

90 ml (6 c. à table) de beurre (GROUPE O) ou de margarine de canola (GROUPE A), ou 60 ml (4 c. à table) d'huile d'olive

2 poireaux, bien lavés et finement tranchés

50 ml (1/4 tasse) d'ail, émincé

75 (1/3 tasse) de farine d'épeautre

2 l (8 tasses) de bouillon de poulet

125 ml (1/2 tasse) de vin blanc sec (facultatif)

125 ml (1/2 tasse) de riz sauvage

1 l (4 tasses) d'eau (pour faire cuire le riz)

50 ml (1/4 tasse) de sherry (facultatif)

Brin de thym frais

Sel

Dans le cas de champignons séchés, faire tremper dans l'eau. Égoutter, réserver l'eau de trempage et hacher. Dans une casserole, faire fondre le beurre ou la margarine, ou chauffer l'huile. Faire revenir les poireaux et l'ail 1 minute. Ajouter les champignons et laisser cuire 2 minutes. Incorporer la farine d'un coup et faire cuire 2 minutes en remuant constamment. Entre-temps, faire chauffer le bouillon et l'ajouter, 500 ml (2 tasses) à la fois, en fouettant pour incorporer. Ajouter le vin. Cette recette de roux de base sert à épaissir les sauces. L'opération doit être effectuée lentement pour éviter la formation de grumeaux. Laisser mijoter 1 heure. Faire cuire le riz sauvage séparément dans beaucoup d'eau, et rincer lorsqu'il est *al dente*. Incorporer à la soupe et poursuivre la cuisson 30 minutes de plus. Ajouter le sherry et le thym, et laisser cuire 5 minutes. Saler au goût. *Donne de 8 à 10 portions.*

Soupe cubaine aux haricots noirs

TRÈS BÉNÉFIQUE	A	NEUTRE	O	À ÉVITER	B, AB

Voici une soupe aux haricots épaisse et citronnée, aussi savoureuse chaude que froide. L'ajout du citron donne à la soupe une légère nuance gris-pourpre pour le moins inhabituelle. Garnissez cette soupe de tranches de citron. Les haricots en boîte conviennent ; en fait, ils accélèrent grandement la préparation.

225 g (1/2 lb) de haricots noirs secs,
ou 2 boîtes de haricots, rincés et égouttés

1 oignon, pelé et haché

4 gousses d'ail, écrasées et pelées

1 à 1,25 l (4 à 5 tasses) de bouillon de légumes ou de poulet

Jus de 2 citron, ou 50 ml (1/4 tasse) de jus de citron

10 ml (2 c. à thé) de sel

Tranches de citron ou yogourt
(GROUPE A SEULEMENT), pour garnir

Laver et faire tremper les haricots noirs dans trois fois leur volume d'eau et réfrigérer une nuit, ou au moins 8 heures. Rincer et égoutter. Placer les haricots, l'oignon, l'ail et le bouillon dans une grande casserole. Faire cuire à feu doux, jusqu'à ce que les haricots soient tendres, environ 1 heure. Refroidir légèrement, puis passer au robot pour réduire en purée, en ajoutant du liquide pour obtenir la consistance désirée. Incorporer le jus de citron et saler. Servir immédiatement avec une tranche de citron comme garniture, ou refroidir et servir avec une bonne cuillerée de yogourt (GROUPE A SEULEMENT). *Donne de 6 à 8 portions.*

Gaspacho blanc

TRÈS BÉNÉFIQUE	B, AB	NEUTRE	A	À ÉVITER	O

Voici une succulente variation à ce classique froid aux tomates. Servez-le les soirs d'été, où les appétits sont moins vifs à cause de la trop grande chaleur.

3 concombres, pelés et épépinés

2 poivrons verts, lavés et épépinés

(SAUF LES GROUPES A ET AB)

1 oignon rouge, en quartiers

500 ml (2 tasses) de yogourt bio nature

250 ml (1 tasse) de raisins verts, hachés

Bouillon de légumes

30 ml (2 c. à table) de coriandre fraîche, ciselée

30 ml (2 c. à table) de menthe fraîche, ciselée

Sel

Couper les concombres, les poivrons et l'oignon en morceaux de taille moyenne. Hacher au robot culinaire ; la texture doit rester assez grossière. Verser dans un grand bol à mélanger et incorporer le yogourt au fouet. Éclaircir au goût avec du bouillon de légumes, ou de l'eau mélangée à du jus de raisin blanc. Incorporer les herbes et les raisins. Saler au goût. *Donne de 6 à 8 portions.*

Soupe au mérou

TRÈS BÉNÉFIQUE	A, B, AB	NEUTRE	O	À ÉVITER	

Cette soupe est très simple. Elle peut être servie chaude ou froide avec une petite salade verte et du pain d'épeautre maison, si votre groupe sanguin le tolère.

15 ml (1 c. à table) d'huile d'olive

1 carotte, en petits dés

2 branches de céleri, en petits dés

1/2 oignon, en petits dés

15 ml (1 c. à table) de sherry (facultatif)

1 l (4 tasses) d'eau

375 g (3/4 lb) de mérou, en morceaux de 2,5 cm (1 po)

30 ml (2 c. à table) de persil frais, ciselé

Dans une casserole, faire chauffer l'huile à feu moyen. Faire revenir la carotte, le céleri et l'oignon quelques minutes. Ajouter l'eau et le sherry, et faire cuire jusqu'à ce que les légumes soient tendres, environ 10 minutes. Ajouter le mérou et poursuivre la cuisson quelques minutes de plus, jusqu'à ce que le poisson soit à point. Garnir chaque bol de persil frais. *Donne 2 portions.*

14

Pains, muffins, pains briochés et pâtes à frire

C e chapitre couvre une grande variété d'aliments cuits. Faire son pain relève à la fois de l'art et de la science, mais c'est à la portée de chacun. Il s'agit là d'une expérience très gratifiante, dont les enfants raffolent, parce qu'elle est tactile, donc intéressante, et qu'ils en savourent les résultats ! Les étapes de fabrication du pain sont assez simples. Elles demandent du temps, de la patience et de l'attention. Comme le temps n'est pas toujours disponible, nous avons inclus des recettes qui sont faites à l'aide d'une machine à pain. Ce type de pain n'arrive pas à la hauteur du pain pétri à la main, mais il reste néanmoins très bon, en particulier s'il est utilisé pour les sandwiches.

Vous pouvez trouver sur le marché plusieurs marques de pain succulents. La plupart des pains naturels sont offerts dans les magasins d'aliments naturels ; il faut cependant prendre le temps de lire les étiquettes. Les boulangeries commerciales utilisent de plus en plus des emballages alléchants qui font paraître leur pain très santé, alors que leur ingrédient principal est encore la farine de blé raffiné... Nous vous suggérons fortement les pains esséniens ou Manna®, mais sachez que les pains d'épeautre, de riz et de seigle sont de plus en plus faciles à trouver.

Pour devenir bon boulanger, il faut se rappeler les principes suivants : lisez les instructions avant de commencer la recette. Ayez toujours tous les ingrédients à température de la pièce. Soyez aussi précis que possible dans la mesure des ingrédients.

Assurez-vous que le four est à la température exacte. Une différence de 25 degrés peut complètement transformer le processus de cuisson. Il y a cependant une bonne nouvelle : plus vous pratiquerez, meilleur vous deviendrez !

PAINS PÉTRIS À LA MAIN

Pain français

TRÈS BÉNÉFIQUE	AB	NEUTRE	0, A, B	À ÉVITER	

300 ml (1 1/4 tasse) d'eau chaude

1 ml (1/4 c. à thé) de sucre

7,5 ml (1 1/2 c. à thé) de levure active sèche

1 à 1,25 l (4 à 5 tasses) de farine d'épeautre,
ou 1 l (4 tasses) de farine blanche d'épeautre
et 250 ml (1 tasse) de farine d'épeautre entier

2 ml (1/2 c. à thé) de sel

30 ml (2 c. à table) de farine de riz ou de maïs
(pour le moule à cuisson)

1 œuf battu, pour glacer

Dans un grand bol, mélanger l'eau, le sucre et la levure. Bien délayer les ingrédients et réserver 10 minutes. Ajouter ensuite 1 l (4 tasses) de farine blanche d'épeautre et le sel. Bien mélanger avec le crochet pétrisseur d'un batteur ou une cuillère en bois. Lorsque la pâte est bien mélangée mais encore collante, poser sur une surface bien enfarinée. Pétrir à la main, en ajoutant de la farine (grains entiers) au besoin. Pétrir 10 minutes, ou jusqu'à ce que la pâte soit moelleuse et élastique. Placer la pâte dans un bol huilé, la retourner pour l'enrober d'huile et couvrir le bol d'un linge propre. Placer le bol dans un endroit chaud de la cuisine et laisser lever 2 heures. Le dessus d'une cuisinière à gaz avec pilote est idéale, mais l'emplacement à côté d'un radiateur ou d'un four chaud fait aussi bien l'affaire.

Lorsque la pâte a doublé de volume, l'aplatir avec le poing et la diviser en deux. Façonner la pâte en baguettes en la repliant sur elle-même et en la roulant à la main du milieu vers le pourtour. Placer dans des moules à pain français, ou sur une plaque à biscuits saupoudrée de farine de riz ou de maïs. Badigeonner chaque miche d'œuf battu, fendre la pâte en diagonale de 1/2 cm (1/4 po) en 3 endroits différents et laisser lever une seconde fois, environ 30 minutes.

Préchauffer le four à 190 °C (375 °F) et faire cuire les pains 30 à 35 minutes. Le dessous du pain doit sonner creux lorsque frappé. *Donne 2 pains.*

Note : Pour doubler cette recette, il ne vous faudra probablement pas plus de 1,850 à 2 l (7 1/2 à 8 tasses) de farine. Vous pouvez aussi utiliser moitié farine de grains entiers, moitié farine blanche pour une texture plus dense et plus campagnarde.

Pain de seigle aux raisins

TRÈS BÉNÉFIQUE	AB	NEUTRE	O, A	À ÉVITER	B

Un pain foncé et savoureux, bourré de raisins sucrés et juteux. Délicieux au sortir du four, ce pain est également succulent grillé.

7,5 ml (1/2 c. à table) de levure sèche, ou 1/2 paquet de levure

375 ml (1 1/2 tasse) d'eau tiède

125 ml (1/2 tasse) de mélasse

15 ml (1 c. à table) de café noir, ou 30 ml (2 c. à table) de café instantané (SAUF LE GROUPE O)

15 ml (1 c. à table) de sel

500 ml (2 tasses) de farine de seigle

500 ml (2 tasses) de farine d'épeautre entier
500 ml(2 tasses) de farine blanche d'épeautre
30 ml (2 c. à table) d'huile de canola
125 ml (1 tasse) de raisins secs
50 ml (1/4 tasse) de farine de maïs
ou de chapelure de craquelins de seigle (pour la plaque à biscuits)

Dissoudre la levure dans l'eau tiède. Laisser reposer 5 minutes, puis ajouter la mélasse, le café et le sel. Incorporer 1,25 l (5 tasses) de farine d'un coup. Bien mélanger avec une cuillère en bois. Poser sur une surface enfarinée et pétrir 8 à 10 minutes, en ajoutant le reste de la farine. Les pains de seigle ont tendance à coller; ils prennent aussi plus de temps à lever que les pâtes plus légères. Placer la pâte dans un bol huilé, la retourner pour l'enrober d'huile et couvrir le bol d'un linge propre. Placer dans un endroit chaud de la cuisine. Laisser lever jusqu'à trois fois son volume, ce qui prendra environ 2 heures.

Déposer la pâte sur une surface enfarinée et incorporer les raisins en pétrissant la pâte une fois de plus. Replacer dans le bol, couvrir et laisser lever seulement jusqu'au double de volume, ce qui devrait prendre de 30 à 40 minutes.

Poser la pâte sur une surface enfarinée et couper en trois. Façonner 3 miches ou 18 petits pains. Saupoudrer une plaque à biscuits de farine de maïs ou de chapelure de seigle, et disposer les miches en laissant de l'espace entre chaque pour qu'elles puissent bien lever. Couvrir et laisser doubler de volume.

Préchauffer le four à 190 °C (375 °F) et faire cuire les miches 35 à 40 minutes, les petits pains 20 à 25 minutes. Laisser tiédir sur une grille. *Donne 3 miches ou 18 petits pains.*

Tortillas à la farine de quinoa

TRÈS BÉNÉFIQUE		NEUTRE	0, A, B, AB	À ÉVITER	

Les tortillas constituaient un mets essentiel de la cuisine amérindienne préhispanique. Ces pains sans levain se préparent rapidement et servent de base à chaque repas. La farine de quinoa est grossière, comme celle du maïs *(masa harina)*; ces tortillas ont donc une texture et un goût semblables à celles à base de maïs.

En préparant des tortillas, vous comprendrez pourquoi les villageoises se regroupent pour les confectionner en grosse quantité. Les ingrédients et la procédure sont simples, mais c'est une tâche qui demande du temps. Partagez-la avec votre enfant ou un ami : l'un roule la pâte pendant que l'autre la fait cuire. C'est une bonne façon de passer un moment entre amis et d'apprécier le fruit de ses efforts. Servez les tortillas avec des haricots et une salade de romaine croustillante. Coupez les restes en triangles, badigeonnez-les d'huile d'olive et faites-les cuire au four préchauffé à 180 °C (350 °F), 10 minutes de chaque côté. Vous obtiendrez de délicieuses croustilles maison et une collation santé pour les enfants. Vous pouvez également les congeler. Pour les réchauffer, on peut les passer, au choix, simplement à la flamme, dans une casserole préchauffée, au four chaud, ou au micro-ondes pendant 15 secondes.

750 ml (2 1/2 tasses) de farine de quinoa
375 ml (1 1/2 tasse) de farine blanche d'épeautre
5 ml (1 c. à thé) de sel
7,5 ml (1 1/2 c. à thé) de poudre à pâte
60 ml (4 c. à table) d'huile de canola
(HUILE D'OLIVE POUR LE GROUPE B)
375 ml (1 1/2 tasse) d'eau chaude

Dans un grand bol, bien mélanger les ingrédients secs. Ajouter l'huile et l'eau. Mélanger avec une cuillère en bois jusqu'à ce que la pâte forme une boule. Poser sur une surface enfarinée et pétrir 10 minutes. Couvrir d'un cellophane et laisser reposer 10 minutes. Diviser la pâte en 14 morceaux et façonner en boules. Utiliser un rouleau à pâte pour aplatir chaque boule en tortilla de 20 cm (10 po) de diamètre. Dans une poêle de 30 cm (12 po), faire cuire chaque tortilla 1 minute de chaque côté. Faire attention de ne pas trop cuire : la pâte deviendrait cassante. Au sortir de la poêle, envelopper les tortillas dans un grand linge propre. *Donne 14 tortillas.*

Muffins anglais ou pains à burgers

TRÈS BÉNÉFIQUE		NEUTRE	0, A, B, AB	À ÉVITER	

Vous pouvez choisir les graines bénéfiques pour votre groupe et en garnir ces petits pains : pavot, sésame, sésame noir, carvi. Vous pouvez également congeler ce que vous n'utilisez pas la première fois. Rôtis ou grillés, en pain pour burgers, petits pains ou pain à sandwiches, ces muffins anglais ont un goût autrement savoureux que ceux du commerce.

15 ml (1 c. à table) de levure active sèche
500 ml (2 tasses) d'eau chaude
12 ml (2 1/2 c. à thé) de sel
1,25 à 1,375 ml (5 à 5 1/2 tasses) de farine blanche d'épeautre
50 ml (1/4 tasse) de farine de maïs ou de chapelure de craquelins de seigle ou de farine de riz (pour la plaque à biscuits seulement)
1 œuf battu, pour glacer
15 à 30 ml (1 à 2 c. à table) de graines
selon le groupe sanguin (facultatif)

Dissoudre la levure dans l'eau et laisser reposer 5 minutes. Ajouter le sel et presque toute la farine, sauf 125 ml (1/2 tasse). Bien mélanger à la main ou avec le crochet pétrisseur, jusqu'à ce que la pâte puisse être déposée sur une surface enfarinée. Pétrir 8 à 10 minutes, en incorporant le reste de la farine. Huiler un grand bol, y placer la pâte et la retourner pour l'enrober d'huile. Couvrir le bol avec un linge propre et placer dans un endroit chaud de la cuisine. Laisser doubler de volume. Poser ensuite la pâte sur une surface légèrement enfarinée et façonner 16 petits pains. Aplatir le centre, puis écarter les doigts vers les côtés, comme pour une pâte à pizza. Poser sur une plaque à biscuits saupoudrée de farine de maïs ou de riz, ou de chapelure de seigle. Laisser suffisamment d'espace entre chaque pain : ils vont lever à nouveau. Badigeonner d'œuf battu et garnir avec les graines choisies. La plupart des graines seront meilleures si elles sont légèrement grillées d'abord. Préchauffer le four à 190 °C (375 °F). Couvrir les pains et laisser lever à nouveau, environ 30 minutes. Faire cuire 12 à 15 minutes et laisser tiédir sur la plaque. *Donne 16 petits pains.*

Pain d'épeautre à sandwich ou à hot-dog

TRÈS BÉNÉFIQUE	AB	NEUTRE	O, A, B	À ÉVITER	

375 ml (1 1/2 tasse) d'eau chaude

50 ml (1/4 tasse) de poudre de soya

75 ml (1/3 tasse) d'huile de canola
(HUILE D'OLIVE POUR LE GROUPE B)

7,5 ml (1 1/2 c. à thé) de sel

15 ml (1 c. à table) de sucre turbinado

30 ml (2 c. à table) de levure active sèche

750 ml (3 tasses) de farine blanche d'épeautre

500 ml (2 tasses) de farine d'épeautre entier

Œuf battu (avec 15 ml ou 1 c. à table d'eau)

Graines de pavot ou de sésame

Dans un bol, mélanger l'eau, la poudre de soya, l'huile, le sel et le sucre. Saupoudrer de levure et laisser dissoudre quelques minutes. Incorporer 1 l (4 tasses) de farine, en gardant le reste pour le pétrissage. Laisser reposer une minute, puis pétrir 10 minutes. Placer la pâte dans un grand bol huilé et la retourner pour l'enrober d'huile. Couvrir avec un linge propre et laisser doubler de volume dans un endroit chaud de la cuisine, environ 45 à 55 minutes.

Huiler une plaque à biscuits. Aplatir la pâte d'un coup de poing et séparer en deux. Façonner 8 petits pains avec la première boule de pâte, en les roulant d'une main à l'autre sur une surface sans farine, pour en faire des petits pains ronds. Avec la pâte qui reste, façonner des pains à hot dog cylindriques. Badigeonner d'œuf battu et garnir de graines de pavot ou de sésame (selon le groupe sanguin). Laisser doubler de volume à nouveau, environ 45 minutes. Préchauffer le four à 220 °C (425 °F) et faire cuire 20 minutes. Laisser tiédir sur une grille. Ces petits pains se congèlent bien. *Donne 6 à 8 petits pains.*

MACHINES À PAIN

La vente de machines à pain a beaucoup augmenté au cours des dernières années. Ces machines nous épargnent le pétrissage, étape ardue de la confection du pain. Le pain lève et cuit dans le même récipient où il a été mélangé! Mesurez soigneusement les ingrédients: trop de farine ou d'eau, ou au contraire pas assez, et le goût et la texture de votre pain changent. Les machines à pain sont conçues pour être utilisées avec des farines spécialement moulues, en général de la farine de blé entier ou de la farine blanche très raffinée. Leur contenu en gluten est plus élevé que l'épeautre; vous devez donc modifier la procédure d'utilisation de la machine à pain. Les étapes «mélanger» et «pétrir» ont tendance à trop mélanger la farine d'épeautre, qui contient moins de gluten. Dissolvez donc la levure dans l'eau plutôt que de la placer en dernier sur le dessus de la farine. Utilisez le cycle de cuisson le plus court. Dans la plupart des cas, ce sera le cycle de base du pain blanc. Ne vous inquiétez pas si vous devez laisser une miche ou deux aux oiseaux, ou les transformer en pouding au pain, avant d'obtenir

---

Truc pour la machine à pain

Pour faire différent et obtenir une consistance plus ferme, utilisez le cycle « pâte » de votre machine et faites cuire la pâte dans le four une fois celle-ci levée. Vous gagnerez du temps et vous épargnerez quand même des efforts dans la préparation.

---

la texture et le goût exacts que vous recherchez. Le pain maison est délicieux, nourrissant et réconfortant, même produit à l'aide de ces machines incroyablement utiles ! Vous pouvez en plus confectionner vos pains selon les recommandations de votre groupe sanguin.

Pain de seigle noir

TRÈS BÉNÉFIQUE		NEUTRE	0, A, AB	À ÉVITER	B

Cette recette donne deux pains de seigle noir de 1 kg (2 lb) au goût riche et prononcé.

400 ml (1 2/3 tasses) d'eau

6 ml (1 1/4 c. à thé) de levure

45 ml (3 c. à table) de poudre de soya

30 ml (2 c. à table) d'huile de canola

15 ml (1 c. à table) de miel

30 ml (2 c. à table) de mélasse

10 ml (2 c. à thé) de sel

250 ml (1 tasse) de farine d'épeautre entier

650 ml (2 2/3 tasses) de farine blanche d'épeautre

150 ml (2/3 tasse) de farine de seigle

30 ml (2 c. à table) de cacao

30 ml (2 c. à table) de café noir (SAUF LE GROUPE O)

Mesurer soigneusement tous les ingrédients dans l'ordre donné et placer l'un à la suite de l'autre dans le moule de cuisson de la machine. Insérer le moule dans la machine et fermer le couvercle. Choisir le cycle « blé entier ». Laisser tiédir avant de couper. *Donne 1 miche de 1 kg (2 lb).*

Pain aux herbes

TRÈS BÉNÉFIQUE	AB	NEUTRE	O, A, B	À ÉVITER	

Vous pouvez utiliser les herbes que vous préférez. Le romarin, l'aneth, la marjolaine et le basilic conviennent très bien à ce pain. La recette donne une miche de gros pain savoureux. Garnir d'un filet d'huile d'olive et d'un peu d'ail avant de servir.

375 ml (1 1/2 tasse) d'eau

6 ml (1 1/4 c. à thé) de levure

45 ml (3 c. à table) de poudre de soya

30 ml (2 c. à table) d'huile de canola

(HUILE D'OLIVE POUR LE GROUPE B)

5 ml (1 c. à thé) de sucre turbinado

6,25 ml (1 1/2 c. à thé) de sel

1 l (4 tasses) de farine blanche d'épeautre, ou 750 ml (3 tasses) de farine blanche et 250 ml (1 tasse) de farine d'épeautre entier

5 à 10 ml (1 à 2 c. à thé) de basilic séché

5 à 10 ml (1 à 2 c. à thé) de thym séché

Mesurer soigneusement tous les ingrédients dans l'ordre donné et placer l'un à la suite de l'autre dans le moule de cuisson de la machine. Insérer le moule dans la machine et fermer le couvercle. Choisir le cycle « pain blanc de base ». Laisser tiédir avant de couper. *Donne 1 miche de 1 kg (2 lb).*

Pain d'épeautre entier

TRÈS BÉNÉFIQUE		NEUTRE	O, A, B, AB	À ÉVITER	

L'épeautre diffère de plusieurs façons de son cousin le blé. Vous le constaterez dès que vous goûterez ce pain d'épeautre. La pâte ne monte pas autant que celle faite avec de la farine blanche raffinée. Elle donne une pâte plus dense et plus sucrée, ce qui en fait un pain au goût et à la texture très satisfaisants.

375 ml (1 1/2 tasse) d'eau

7 ml (1 1/2 c. à thé) de levure

30 ml (2 c. à table) de boisson de soya en poudre

30 ml (2 c. à table) d'huile de canola
(HUILE D'OLIVE POUR LE GROUPE B)

30 ml (2 c. à table) de miel

30 ml (2 c. à table) de mélasse

6,25 ml (1 1/2 c. à thé) de sel

825 ml (3 1/3 tasses) de farine d'épeautre entier

Mesurer soigneusement tous les ingrédients dans l'ordre donné et placer l'un à la suite de l'autre dans le moule de cuisson de la machine. Insérer le moule dans la machine et fermer le couvercle. Choisir le cycle « pain blanc ». Laisser tiédir avant de couper. *Donne 1 miche de 1 kg (2 lb).*

Note : Pour une consistance plus légère, on peut substituer, à 1 tasse de farine d'épeautre entier, 1 tasse de farine blanche d'épeautre.

Pain d'épeautre

TRÈS BÉNÉFIQUE		NEUTRE	O, A, B, AB	À ÉVITER	

Cette recette donne un pain idéal pour les sandwiches. Pour la consistance la plus légère possible, utiliser seulement la farine blanche d'épeautre (moins riche en fibres cependant que la farine d'épeautre entier).

375 ml (1 1/2 tasse) d'eau

6,50 ml (1 1/3 c. à thé) de levure

30 ml (2 c. à table) de boisson de soya en poudre

30 ml (2 c. à table) d'huile de canola
(HUILE D'OLIVE ALLÉGÉE POUR LE GROUPE B)

10 ml (2 c. à thé) de sucre turbinado

6,25 ml (1 1/2 c. à thé) de sel

550 ml (2 1/4 tasses) de farine d'épeautre entier

500 ml (2 tasses) de farine blanche d'épeautre

Mesurer soigneusement tous les ingrédients dans l'ordre donné et placer l'un à la suite de l'autre dans le moule de cuisson de la machine. Insérer le moule dans la machine et fermer le couvercle. Choisir le cycle « pain de base » et le genre de croûte désiré. Laisser bien tiédir avant de couper. *Donne 1 miche de 1 kg (2 lb).*

Pain à la cannelle et aux raisins

TRÈS BÉNÉFIQUE		NEUTRE	O, A, B, AB	À ÉVITER	

325 ml (1 1/3 tasse) d'eau

6 ml (1 1/4 c. à thé) de levure

30 ml (2 c. à table) de poudre de soya

30 ml (2 c. à table) d'huile de canola
(HUILE D'OLIVE ALLÉGÉE POUR LE GROUPE B)

22 ml (1 1/2 c. à table) de sucre turbinado
7,5 ml (1 1/2 c. à thé) de sel
750 ml (3 tasses) de farine blanche d'épeautre
300 ml (1 1/4 tasse) de farine d'épeautre entier
7 ml (1 1/2 c. à thé) de cannelle moulue
(MUSCADE POUR LES GROUPES O ET B)
250 ml (1 tasse) de raisins secs

Mesurer soigneusement tous les ingrédients (sauf les raisins) dans l'ordre donné et placer l'un à la suite de l'autre dans le moule de cuisson de la machine. Insérer le moule dans la machine et fermer le couvercle. Choisir le cycle « pain de base » et la croûte « ordinaire ». Lorsque la machine l'indique, ajouter les raisins. Laisser tiédir avant de couper. *Donne 1 miche de 1 kg (2 lb).*

MUFFINS ET PAINS BRIOCHÉS

Les muffins et les pains briochés se préparent en un rien de temps. Ils cuisent vite, se congèlent facilement et permettent des douzaines de variations différentes. Ce sont de bonnes collations pour les enfants, ils se mangent bien au déjeuner et font un excellent repas léger, accompagnés d'un fruit et d'une tasse de thé vert. La pâte des muffins et des pains briochés lève grâce à l'addition de poudre à pâte et de bicarbonate de soude (soda à pâte). Au contraire des pâtes contenant de la levure, celle-ci n'a pas besoin de lever avant la cuisson. La confection des recettes qui suivent requiert peu de manutention ; en fait, moins il y en a, mieux c'est. En effet, *trop mélanger* change beaucoup la texture du résultat.

Une abondance de fruits séchés et frais, de noix et de graines, permet de varier à l'infini le goût de ces pâtes sucrées. N'hésitez pas à utiliser d'autres fruits, noix et graines que ceux suggérés, toujours en harmonie avec votre groupe sanguin.

Muffins ou pain aux bananes et aux noix

TRÈS BÉNÉFIQUE		NEUTRE	O, B	À ÉVITER	A, AB

Les bananes rendent ce pain moelleux, et les noix offrent un contrepoint intéressant à leur saveur sucrée.

Huile pour les moules

500 ml (2 tasses) de farine blanche d'épeautre

5 ml (1 c. à thé) de sel

10 ml (2 c. à thé) de bicarbonate de soude

150 ml (2/3 tasse) d'huile de canola
(BEURRE POUR LE GROUPE B)

250 ml (1 tasse) de sucre turbinado

375 ml (1 1/2 tasse) de bananes, en morceaux
(environ 2 grosses bananes)

3 œufs battus

125 ml (1/2 tasse) de noix de Grenoble, hachées

Préchauffer le four à 180 °C (350 °F). Huiler et enfariner les moules, sauf s'ils sont antiadhésifs. Pour les muffins, utiliser des moules de papier. Mélanger les ingrédients secs dans un bol, et les liquides dans un autre. Incorporer le mélange liquide au mélange sec et ajouter les noix en dernier. *Ne pas trop mélanger.* Remplir les moules aux trois-quarts et faire cuire 25 à 30 minutes pour les muffins, et 30 à 35 minutes pour les pains, ou jusqu'à ce qu'un cure-dents ressorte propre de la pâte. Laisser tiédir sur une grille. Un régal au déjeuner ! *Donne 12 muffins ou 3 pains.*

Note : Pour un pain aux bananes à la farine entière, remplacer la moitié de la farine blanche par de la farine entière.

Muffins aux bleuets

TRÈS BÉNÉFIQUE	A	NEUTRE	0, B, AB	À ÉVITER	

Ces muffins sont d'une beauté remarquable, surtout si vous utilisez du sarrasin, qui les rend denses et foncés. Peu importe la farine cependant, ils prendront la belle teinte particulière aux bleuets. N'étant pas trop sucrés, ils sont encore meilleurs avec de la confiture.

Huile ou moules de papier pour les muffins
250 ml (1 tasse) de farine de sarrasin (GROUPES O ET A)
250 ml (1 tasse) de farine d'avoine (GROUPES B ET AB)
250 ml (1 tasse) de farine blanche d'épeautre
12 ml (2 1/2 c. à thé) de poudre à pâte
2 ml (1/2 c. à table) de sel
75 ml (1/3 tasse) de sucre
30 ml (2 c. à table) de miel
250 ml (1 tasse) de boisson de soya
50 ml (1/4 tasse) d'huile de canola
(BEURRE POUR LE GROUPE B)
1 œuf battu
125 ml (1/2 tasse) de bleuets, frais ou congelés

Préchauffer le four à 180 °C (350 °F). Huiler les moules ou utiliser les moules de papier. Dans un grand bol, mélanger les ingrédients secs. Dans un autre bol, mélanger les liquides. Incorporer le mélange liquide au mélange sec. *Ne pas trop mélanger.* Incorporer les bleuets. Remplir chaque moule à ras bord. Faire cuire 20 minutes, ou jusqu'à ce qu'un cure-dents ressorte propre de la pâte. *Donne 12 muffins.*

Pain au maïs

TRÈS BÉNÉFIQUE		NEUTRE	A	À ÉVITER	0, B, AB

Le pain au maïs accompagne à merveille les soupes et les ragoûts, les plats de viande et de légumineuses.

Huile pour le moule
175 ml (3/4 tasse) de farine blanche d'épeautre
175 ml (3/4 tasse) de farine de maïs, moulue sur pierre
125 ml g (1/2 tasse) de farine de sarrasin
30 ml (2 c. à table) de sucre roux
12 ml (2 1/2 c. à thé) de poudre à pâte
Pincée de sel
2 œufs
60 ml (4 c. à table) de margarine de canola fondue
250 ml (1 tasse) de boisson de soya

Huiler un moule carré de 22 cm (9 po) ou une poêle en fonte. Préchauffer le four à 220 °C (425 °F). Dans un bol, mélanger les farines d'épeautre, de maïs et de sarrasin, le sucre, la poudre à pâte et le sel. Dans un autre bol, battre les œufs, incorporer la margarine fondue et la boisson de soya et bien mélanger. Incorporer au mélange sec. Mélanger rapidement mais *pas trop*. Verser dans le moule ou la poêle. Faire cuire de 20 à 25 minutes. Servir chaud. *Donne 12 morceaux.*

Muffins au quinoa et aux amandes

TRÈS BÉNÉFIQUE		NEUTRE	0, A, B, AB	À ÉVITER	

Ces muffins moelleux offrent le goût unique du quinoa dont l'arôme délicat rappelle la noisette.

Beurre, huile ou moules de papier
250 ml (1 tasse) de farine de quinoa
250 ml (1 tasse) de farine blanche d'épeautre
50 ml (1/3 tasse) de sucre turbinado
12 ml (2 1/2 c. à thé) de poudre à pâte
1 ml (1/4 c. à thé) de sel
1 œuf
250 ml (1 tasse) de boisson d'amande
125 ml (1/2 tasse) d'huile de canola (HUILE D'OLIVE ALLÉGÉE
OU BEURRE POUR LE GROUPE B)

Préchauffer le four à 200 °C (400 °F). Préparer les moules à muffins avec le beurre, l'huile ou les moules de papier. Dans un bol, mélanger les ingrédients secs. Battre l'œuf dans un autre. Ajouter la boisson d'amande et l'huile, et bien mélanger. Incorporer au mélange sec, en mélangeant rapidement, *mais pas trop*. Remplir les moules. Au besoin, verser de l'eau dans les moules vides. Faire cuire 15 à 20 minutes. *Donne 12 muffins.*

Pain aux bananes et aux prunes

TRÈS BÉNÉFIQUE	B	NEUTRE	O	À ÉVITER	A, AB

Servez ce pain moelleux et peu sucré au déjeuner. Les personnes du groupe B le garniront de ricotta légèrement sucré, alors que celles du groupe O utiliseront du chèvre. On peut ajouter plus de noix et de zeste de citron, au goût. Les personnes du groupe O peuvent utiliser de la farine d'épeautre.

Huile pour les moules
250 ml (1 tasse) de farine d'épeautre
175 ml (3/4 tasse) de farine d'avoine
12 ml (2 1/2 c. à thé) de poudre à pâte
1,25 ml (1/2 c. à thé) de sel

75 ml (5 c. à table) de beurre fondu
150 ml (2/3 tasse) de sucre turbinado
5 à 10 ml (1 à 2 c. à thé) de zeste de citron, râpé
1à 2 œufs battus
250 ml (1 tasse) de bananes, écrasées
3 prunes mûres, en dés
125 à 250 ml (1/2 à 1 tasse) de noix de Grenoble, en morceaux

Préchauffer le four à 180 °C (350 °F). Beurrer généreusement 2 moules de 22 x 12 x 5 cm (8 1/2 x 4 1/2 x 2 po). Dans un bol, tamiser les farines, la poudre à pâte et le sel. Dans un autre bol, mélanger le beurre, le sucre et le zeste. Ajouter les œufs et les bananes écrasées. Incorporer en 3 étapes le mélange sec au mélange liquide. Bien battre après chaque addition. Incorporer les prunes et les noix. Verser dans les moules. Faire cuire 40 minutes, ou jusqu'à ce qu'un cure-dent ressorte propre de la pâte. Laisser tiédir; il se tranche mieux. *Donne 2 petits pains.*

Pain au citron

TRÈS BÉNÉFIQUE		NEUTRE	O, B	À ÉVITER	A, AB

Avec son glaçage au citron, ce gâteau reste moelleux plusieurs jours. Réfrigérez-le tout de même pour le garder frais.

175 ml (3/4 tasse) de beurre, à température de la pièce
175 ml (3/4 tasse) de sucre turbinado
3 œufs battus
15 ml (1 c. à table) de jus de citron
Zeste de citron
375 ml (1 1/2 tasse) de farine blanche d'épeautre
3 ml (3/4 c. à thé) de poudre à pâte
1 ml (1/4 c. à thé) de sel

GLAÇAGE AU CITRON
250 ml (1 tasse) d'eau
Jus de 2 citrons
50 ml (1/4 tasse) de miel

Préchauffer le four à 180 °C (350 °F). Beurrer et enfariner 2 moules de 22 x 12 x 5 cm (8 1/2 x 4 1/2 x 2 po). Dans un bol, mélanger le beurre et le sucre jusqu'à l'obtention d'un liquide léger et mousseux. Ajouter les œufs, le jus de citron et le zeste (la pelure colorée du citron). Incorporer la farine graduellement, la poudre à pâte et le sel, en raclant bien les parois du bol. *Ne pas trop mélanger.* Remplir les moules aux trois-quarts. Faire cuire 25 minutes.

Entre-temps, préparer le glaçage : mélanger tous les ingrédients dans une petite casserole et laisser chauffer 10 minutes. Le glaçage devrait être épais mais garder tout de même une consistance liquide. Verser sur le pain encore chaud et laisser couler sur les côtés. Laisser tiédir.

Pain à la citrouille et aux amandes

TRÈS BÉNÉFIQUE		NEUTRE	0, A, AB	À ÉVITER	B

Un pain-gâteau léger, moelleux, épicé, dont la texture est rehaussée par les amandes moulues.

Beurre ou huile pour le moule
250 ml (1 tasse) de farine blanche d'épeautre
175 ml (3/4 tasse) d'amandes, moulues
2 ml (1/2 c. à thé) de poudre à pâte
5 ml (1 c. à thé) de bicarbonate de soude
2 ml (1/2 c. à thé) de sel
2 ml (1/2 c. à thé) de cannelle (GROUPES A ET AB)
Pincée de girofle moulue

Pincée de muscade (SAUF LE GROUPE O)
2 ml (1/2 c. à thé) de gingembre
175 ml (3/4 tasse) de sucre turbinado
50 ml (1/4 tasse) de beurre, à température de la pièce
(GROUPE O SEULEMENT; LES GROUPES A ET AB
UTILISERONT DE LA MARGARINE DE CANOLA)
2 œufs
250 ml (1 tasse) de citrouille
75 ml (1/3 tasse) de boisson de soya
125 ml (1/2 tasse) de raisins secs ou de figues hachées

Préchauffer le four à 180 °C (350 °F). Beurrer et enfariner 2 moules de 22 x 33 cm (9 x 13 po). Dans un grand bol, mélanger la farine, les amandes, la poudre à pâte, le bicarbonate, le sel, la cannelle, la girofle, la muscade et le gingembre. Dans un autre bol, battre en crème légère le sucre, le beurre ou la margarine, et les œufs. Ajouter la citrouille. En alternant, incorporer rapidement le mélange sec et la boisson de soya. Incorporer les raisins ou les figues. Verser dans les moules et faire cuire environ 30 minutes, ou jusqu'à ce qu'un cure-dent ressorte sèche de la pâte. *Donne 1 pain.*

PÂTES POUR LES CRÊPES ET LES GAUFRES

Il n'est pas nécessaire d'attendre le week-end pour manger des crêpes et des gaufres. Vous n'êtes même pas obligé de vous restreindre au déjeuner. Si vous conservez un mélange des ingrédients secs dans un contenant, tout ce que vous avez à faire pour apprécier gaufres nourrissantes ou crêpes à dessert délicates est de chauffer la poêle ou le gaufrier, d'incorporer les liquides et de verser la pâte.

Crêpes à l'orge et à l'épeautre

TRÈS BÉNÉFIQUE		NEUTRE	O, A, AB	À ÉVITER	B

250 ml (1 tasse) de farine d'orge

250 ml (1 tasse) de farine d'épeautre

10 ml (2 c. à thé) de poudre à pâte

Pincée de sel

2 œufs

375 ml (1 1/2 tasse) de boisson de soya

Eau

Beurre, margarine ou huile pour la poêle

Dans un grand bol, mélanger les farines, la poudre à pâte et le sel. Dans un autre bol, bien battre les œufs et y ajouter la boisson de soya. Incorporer au mélange sec et bien mélanger. Ajouter de l'eau selon la texture de crêpe désirée. Dans une poêle à frire, faire chauffer le beurre, la margarine ou l'huile. Utiliser une louche pour verser un peu de pâte dans la poêle. Faire cuire à feu doux, jusqu'à ce que la surface se couvre entièrement de bulles. Retourner et laisser cuire, jusqu'à ce que le dessous se colore de belle façon. Servir avec du sirop d'érable, du miel ou votre confiture de fruits préférée. *Donne 15 à 20 crêpes de taille moyenne.*

Crêpes au millet, à l'épeautre et au soya

TRÈS BÉNÉFIQUE	B, A, AB	NEUTRE	O	À ÉVITER	

250 ml (1 tasse) de farine de millet

125 ml (1/2 tasse) de farine d'épeautre

125 ml (1/2 tasse) de farine de soya

15 ml (1 c. à table) de poudre à pâte

Pincée de sel

2 œufs
375 à 500 ml (1 1/2 à 2 tasses) de boisson de soya
Eau
Beurre, margarine ou huile pour la poêle

Dans un grand bol, mélanger les farines, la poudre à pâte et le sel. Dans un autre bol, battre les œufs et la boisson de soya. Incorporer au mélange sec et mélanger. Ajouter de l'eau selon la texture de crêpe désirée. Dans une poêle à frire, faire chauffer le beurre, la margarine ou l'huile. Utiliser une louche pour verser un peu de pâte dans la poêle. Faire cuire à feu doux, jusqu'à ce que la surface se couvre de bulles. Retourner et laisser cuire, jusqu'à ce que le dessous se colore légèrement. Servir avec du sirop d'érable, du miel ou votre confiture de fruits préférée. *Donne 15 à 20 crêpes.*

Crêpes à l'amarante

TRÈS BÉNÉFIQUE		NEUTRE	A, AB	À ÉVITER	O, B

Servies avec du miel, du sirop d'érable ou des fruits frais, ces crêpes sont remplies des protéines, des vitamines et des minéraux qu'offre l'amarante. Celle-ci contient deux fois plus de fer et quatre fois plus de calcium que le blé : c'est donc une bonne façon de déjeuner avant d'attaquer sa journée.

250 ml (1 tasse) de farine d'amarante
250 ml (1 tasse) de farine blanche d'épeautre
5 ml (1 c. à thé) de sucre
2 ml (1/2 c. à thé) de sel
5 ml (1 c. à thé) de poudre à pâte
2 œufs battus
250 ml (1 tasse) de ricotta, faible en gras
250 ml (1 tasse) d'eau
2 ml (1/2 c. à thé) d'essence d'amande
Beurre, margarine ou huile pour la poêle

Dans un bol de grosseur moyenne, mélanger les farines, le sucre, la poudre à pâte et le sel. Dans un autre bol, battre les œufs, le ricotta, l'eau et l'essence d'amande. Incorporer au mélange sec et mélanger légèrement. La pâte semblera liquide, mais épaissira après 5 minutes. Dans une poêle à frire, faire chauffer le beurre, la margarine ou l'huile. Utiliser une louche pour verser un peu de pâte dans la poêle. Faire cuire à feu doux, jusqu'à ce que la surface se couvre de bulles. Retourner et laisser cuire, jusqu'à ce que le dessous se colore légèrement. *Donne de 15 à 20 crêpes.*

Crêpes au riz brun et à l'épeautre

TRÈS BÉNÉFIQUE	B, AB	NEUTRE	O, A	À ÉVITER	

Le goût sucré du mélange épeautre entier/riz brun donne du corps à ces crêpes, inoubliables avec des baies fraîches. Les personnes du groupe B vérifieront bien les étiquettes de leur boisson de riz : certaines marques utilisent de l'huile de canola.

250 ml (1 tasse) de farine de riz brun
250 ml (1 tasse) de farine d'épeautre entier
5 ml (1 c. à thé) de poudre à pâte
2 œufs
375 ml (1 1/2 tasse) de boisson de riz
Beurre, margarine ou huile pour la poêle

Dans un bol de grosseur moyenne, mélanger les farines et la poudre à pâte. Incorporer les œufs et la boisson de riz. Dans une poêle à frire, faire chauffer le beurre, la margarine ou l'huile. Utiliser une louche pour verser un peu de pâte dans la poêle. Faire cuire à feu moyen-doux, jusqu'à ce que la surface se couvre de bulles. Retourner et laisser cuire, jusqu'à ce que le dessous se colore de belle façon. Servir avec du sirop d'érable, du miel ou votre confiture de fruits préférée. *Donne de 15 à 20 crêpes de taille moyenne.*

15

Salades

C haque groupe sanguin peut choisir parmi une grande variété de légumes savoureux. On doit simplement s'abstenir de consommer les légumes énumérés dans la liste des aliments à éviter pour son groupe. Beaucoup de légumes étant neutres pour tous les groupes, c'est au niveau de leur goût, de leur texture et de leurs nutriments que l'on pourra apprécier leurs valeurs alimentaire et esthétique.

Salade de chou

TRÈS BÉNÉFIQUE	B	NEUTRE	AB	À ÉVITER	O, A

Cette version colorée du classique américain a plus de croquant et de goût que la recette de base usuelle.

1/2 chou blanc

1/4 chou rouge

1/2 chou chinois

2 carottes, râpées

1 oignon rouge, haché

175 à 250 ml (3/4 à 1 tasse) de mayonnaise maison (p. 355)

30 ml (2 c. à table) de raifort

2 ml (1/2 c. à thé) de sel de céleri

5 ml (1 c. à thé) de graines de carvi

175 à 250 ml (3/4 à 1 tasse) de noix de Grenoble, en morceaux

Hacher les choux de manière à produire environ 1 1/2 l à 2 l (6 à 8 tasses). Dans un grand bol, bien mélanger les choux, les carottes et l'oignon. Dans un petit bol, mélanger la mayonnaise, le raifort, le sel de céleri et les graines de carvi. Verser la vinaigrette sur le choux et remuer. Laisser mariner quelques heures au réfrigérateur pour que les saveurs se marient bien. Incorporer les noix avant de servir. *Donne de 6 à 8 portions.*

Salade de mesclun

TRÈS BÉNÉFIQUE		NEUTRE	O, A, B, AB	À ÉVITER	

Le mesclun est un mélange de jeune verdure. Il y a quelques années, il était difficile de le trouver ailleurs que dans les grands restaurants. Aujourd'hui, il se vend au supermarché, et bio, de surcroît! Les mélanges varient, mais certaines verdures en font toujours partie : bette à carde, épinards, frisée, feuille-de-chêne, frisée rouge, radicchio, roquette (arugula) et cresson. Le goût poivré de la roquette et du cresson offre un heureux contraste avec le radicchio croquant et coloré, et l'ensemble est fort joli. Une pomme blanche fraîchement tranchée, une touche d'huile d'olive et un brin de jus de citron agrémentent la présentation.

500 g (1 lb) de mesclun
2 tomates de taille moyenne, tranchées
(GROUPES O ET AB SEULEMENT)
1 concombre, pelé et tranché
50 ml (1/4 tasse) de féta ou de chèvre, émietté
Vinaigrette à l'huile d'olive et au jus de citron (p. 365)

Verser 30 ml (2 c. à table) de vinaigrette dans un grand bol. Ajouter le mesclun. Remuer avec 30 ml (2 c. à table) de vinaigrette supplémentaire pour bien enrober le mesclun d'huile. Garnir de tomates et/ou de concombre, de féta ou de chèvre. *Donne 4 portions.*

Salade aux épinards, aux œufs et au bacon

TRÈS BÉNÉFIQUE	A	NEUTRE	O, B, AB	À ÉVITER	

Ici, les épinards frais sont ce qu'il y a de meilleur, mais légèrement amollis à l'aide d'une vinaigrette chaude, ils donnent un résultat remarquable.

500 g (1 lb) d'épinards frais
Vinaigrette à l'huile d'olive et au jus de citron (p. 365)
1 œuf dur, haché
2 tranches de bacon de dinde bio, cuit et haché
30 ml (2 c. à table) de romano
Sel

Laver les épinards plusieurs fois. Assécher, parer et placer dans un grand bol à salade. Faire chauffer la vinaigrette et verser sur les épinards. Bien remuer. Si le mélange n'est pas assez amolli, passer les épinards et la vinaigrette à la casserole. Garnir d'œuf, de bacon et de fromage râpé. Saler au goût. *Donne 2 portions.*

Salade grecque

TRÈS BÉNÉFIQUE	O, A	NEUTRE	B, AB	À ÉVITER	

Certains ingrédients traditionnels peuvent être différents ou sont carrément omis de cette recette populaire, mais le goût reste au fond le même. La romaine est très bénéfique pour les groupes O et A, et neutre pour les groupes B et AB. C'est donc un aliment pour tous les groupes.

75 ml (1/3 tasse) de vinaigrette à l'huile d'olive
et au jus de citron (p. 365)
15 ml (1 c. à table) de menthe fraîche, ciselée
30 ml (2 c. à table) de basilic frais, ciselé
30 ml (2 c. à table) de persil frais, ciselé
2 concombres, lavés, pelés et tranchés
1 poivron vert, épépiné et coupé en bouchées
(SAUF POUR LES GROUPES A ET AB)
2 branches de céleri, hachées
1 petit oignon rouge, tranché
1 gousse d'ail, en dés
1 romaine, lavée, asséchée et déchiquetée en bouchées
50 ml (1/4 tasse) de féta
Olives grecques (GROUPE AB SEULEMENT)
5 ml (1 c. à thé) d'origan frais ou séché

Dans un grand bol à salade, mélanger la vinaigrette, les herbes et tous les légumes. Réserver la romaine, le fromage et les olives. Couvrir les légumes et laisser mariner au réfrigérateur 1 ou 2 heures. Remuer la romaine avec les légumes marinés. Garnir de féta et d'olives. Assaisonner d'un soupçon d'origan. Bien mélanger. *Donne de 2 à 4 portions.*

Salade de champignons mixtes

TRÈS BÉNÉFIQUE		NEUTRE	0, A, B, AB	À ÉVITER	

Cette salade est souvent présentée en antipasto dans les restaurants italiens. Elle est également excellente comme plat d'accompagnement sur un lit de romaine en lanières.

150 à 180 g (10 à 12 oz) de champignons, selon le groupe sanguin
250 ml (1 tasse) de vinaigrette
30 ml (2 c. à table) de persil frais, ciselé
30 ml (2 c. à table) de ciboulette fraîche, ciselée
500 ml (2 tasses) de laitue, déchiquetée

Choisir une vinaigrette selon son groupe sanguin. Pour plusieurs, la vinaigrette sucrée à l'oignon Vidalia (p. 365), ou l'huile et le jus de citron, fera l'affaire. Faire mariner les champignons dans 250 ml (1 tasse) de vinaigrette 1 ou 2 heures. Incorporer les herbes fraîches. Diviser la laitue en 4 portions. Égoutter les champignons et servir sur le lit de laitue. *Donne 4 portions.*

Salade aux carottes et aux raisins secs

TRÈS BÉNÉFIQUE	A, AB	NEUTRE	O, AB	À ÉVITER

Ce classique remis à la mode du jour est un plat d'accompagnement idéal, croquant et sucré, pour un dîner d'été léger.

1 kg (2 lb) de carottes, lavées, parées et râpées
125 ml (1/2 tasse) de raisins secs, gonflés dans l'eau chaude
45 ml (3 c. à table) de mayonnaise
(HUILE D'OLIVE ET JUS DE CITRON POUR LE GROUPE A)
45 ml (3 c. à table) de persil italien frais, ciselé,
ou de coriandre fraîche, ciselée
1 oignon vert, finement tranché, ou ciboulette fraîche, ciselée

Placer les carottes dans un bol à salade. Incorporer les raisins égouttés. Ajouter les autres ingrédients et mélanger. *Donne 4 portions.*

Salade de patates douces grillées

TRÈS BÉNÉFIQUE	0, B, AB	NEUTRE		À ÉVITER	A

Ce plat d'accompagnement est rafraîchissant et permet d'utiliser des patates douces déjà cuites.

1kg (2 lb) de patates douces, crues, tranchées, puis grillées
45 ml (3 c. à table) d'huile d'olive
1 oignon vert, émincé
30 ml (2 c. à table) de persil frais, ciselé
30 ml (2 c. à table) de coriandre fraîche, ciselée
Jus de 1 citron vert

Une fois les patates cuites, les couper en cubes. Si possible, réfrigérer un moment pour rehausser le goût. Dans un grand bol, bien mélanger tous les ingrédients et servir. *Donne de 4 à 6 portions.*

Salade de maquereau fumé à l'aulne

TRÈS BÉNÉFIQUE		NEUTRE	0, A, B, AB	À ÉVITER	

Excellent comme lunch ou hors-d'œuvre sur des craquelins de riz ou de seigle! Le poisson fumé ne doit être consommé qu'à l'occasion, et uniquement si vous ne souffrez pas de désordres digestifs. Si vous êtes des groupes O et AB, farcissez des tomates cerises avec cette salade. Essayez aussi cette recette sur des tranches de concombres, ou sur un lit d'endives.

4 filets de maquereau fumé, désossés et sans peau
1/2 oignon rouge, en dés
75 à 125 ml (1/3 à 1/2 tasse) de mayonnaise maison
à l'huile d'olive (p. 355)
Jus de 1 citron

Déchiqueter les filets manuellement. Dans un petit bol, bien mélanger tous les ingrédients. Servir sur des craquelins. *Donne environ 500 ml (2 tasses).*

Salade de poulet grillé froid

TRÈS BÉNÉFIQUE		NEUTRE	O, A	À ÉVITER	B, AB

Faire cuire les morceaux de poulet sur un gril, en les retournant une fois, environ 40 minutes. Laisser refroidir. Ôter la peau, prélever la chair et découper en petits morceaux pour obtenir environ 125 à 250 g (1 à 2 tasses) de volaille cuite. La viande blanche de poitrine est la plus maigre.

250 à 500 ml (1 à 2 tasses) de poulet, en dés
45 ml (3 c. à table) de mayonnaise maison à l'huile d'olive (p. 355)
Jus de 1 citron vert
45 ml (3 c. à table) de coriandre fraîche, ciselée
2 oignons verts, finement tranchés
1 poivron rouge, grillé ou rôti et sans peau, ou frais et tranché
(GROUPE O SEULEMENT)
Sel

Placer le poulet dans un bol. Éclaircir la mayonnaise avec le jus de citron vert et ajouter au poulet. Incorporer les autres ingrédients et bien mélanger. Servir sur des craquelins, du pain Manna®, ou enroulé dans une feuille de romaine. *Donne de 2 à 4 portions.*

Super salade César

TRÈS BÉNÉFIQUE		NEUTRE	O, A, B, AB	À ÉVITER	

La romaine est une laitue robuste mise en valeur par une vinaigrette relevée et texturée. Si vous n'aimez pas les anchois, essayez le varech vésiculeux comme assaisonnement nutritif et savoureux, ce qui vous permettra de préserver l'idée originale de la salade. La vinaigrette peut aussi servir de trempette pour les légumes ou le tempeh. Les croûtons peuvent être faits à partir de pain d'épeautre rassis. Les meilleurs croûtons sont faits avec du pain français.

SALADE

1 romaine, lavée et asséchée

4 filets d'anchois, égouttés

VINAIGRETTE

*20 ml (1 1/2 c. à table) de mayonnaise maison
à l'huile d'olive (p. 355)*

Jus de 2 citrons

250 ml (1 tasse) d'huile d'olive extravierge

30 ml (2 c. à table) de poudre de varech vésiculeux

5 grosses gousses d'ail

50 ml (1/4 tasse) de romano, râpé

Après avoir obtenu la mayonnaise à l'aide d'un mélangeur ou d'un robot culinaire, la réserver dans un bol. Passer au mélangeur, dans le même contenant que la mayonnaise et sans le nettoyer, le jus de citron, l'huile d'olive, le varech, l'ail et le fromage, pour en faire une pâte. Au besoin, ajouter un peu de mayonnaise pour liquéfier. Mélanger à la cuillère la mayonnaise et la vinaigrette. Résultat : un goût délicieux et remarqué.

CROÛTONS

50 ml (1/4 tasse) d'huile d'olive ou de canola

2 gousses d'ail, pressées

15 ml (1 c. à table) de sel

500 ml (2 tasses) de pain rassis, en cubes, selon le groupe sanguin

Préchauffer le four à 220 °C (425 °F). Dans un petit bol, fouetter l'huile, l'ail et le sel. Ajouter les cubes de pain et remuer pour bien enrober. Placer les cubes sur une plaque à biscuits, assez espacés, et faire cuire 5 minutes. Retourner et faire cuire entre 2 et 4 minutes, ou jusqu'à ce qu'ils prennent une belle couleur dorée. Retirer du four et laisser tiédir. Ces croûtons se conservent quelques jours dans un contenant hermétique, mais ils sont meilleurs frais.

Déchiqueter la romaine. Mélanger avec la vinaigrette. Garnir de croûtons et de 4 lanières d'anchois (groupe O seulement). Servir frais. *Donne 4 portions.*

Haricots verts, chèvre et noix

TRÈS BÉNÉFIQUE	O, A	NEUTRE	B, AB	À ÉVITER	

Voici une salade simple à préparer, mais qui fait grand effet lorsqu'on reçoit. Les haricots verts sont très bénéfiques pour les personnes du groupe A et les noix de Grenoble pour les gens du groupe O, mais tous les groupes sanguins peuvent savourer ce plat. Excellent à température de la pièce, il sera cependant meilleur servi frais, l'été.

1 kg (2 lb) de haricots verts, équeutés

50 ml (1/4 tasse) de noix de Grenoble, en morceaux

30 ml (2 c. à table) de chèvre, émietté

30 ml (2 c. à table) d'huile d'olive extravierge

Jus de citron

Sel

Faire blanchir les haricots en les jetant dans l'eau bouillante et en comptant lentement jusqu'à 30. Mettre immédiatement dans un bain d'eau glacée. Égoutter et assécher. Dans un plat de service, disposer les haricots, les noix et le chèvre émietté. Garnir d'un filet d'huile d'olive et de jus de citron frais. Saler au goût. *Donne de 4 à 6 portions.*

16

Sandwiches, œufs, tartelettes, frittatas et crêpes françaises

Voici un éventail varié de recettes simples et peu coûteuses qui vous permettront d'utiliser les restes. Vous pouvez aussi confectionner ces recettes en utilisant ce que vous avez dans votre bac à légumes ou votre garde-manger. Certains aliments peuvent être le point de départ d'un souper rapide et nourrissant, ou d'un repas élégant pour des visiteurs inattendus. C'est une bonne idée de toujours avoir sous la main les éléments de base de ces recettes : pain frais ou congelé, œufs, fromages, pâtes, huile d'olive, quelques pots de conserves maison, beurres de noix, sardines, thon, légumes frais, et un ou deux pots de fines herbes fraîches que vous aurez cultivées à la maison. Les herbes séchées font tout aussi bien l'affaire, cependant.

Les restes constituent les ingrédients clés des recettes de ce chapitre. Le meilleur moment pour planifier les repas est lorsque vous venez d'allumer le gril ou le four, en vue d'une recette particulière. Sortez les légumes du bac à légumes – carottes, oignons, patates douces, champignons, poireaux, tempeh, tofu, pommes – coupez-les en morceaux, badigeonnez-les d'huile d'olive, salez-les et faites-les griller ou rôtir 5 minutes de chaque côté. Laissez-les tiédir, réfrigérez-les et incorporez-les à vos recettes des jours suivants.

SANDWICHES

Pour nombre de gens, les sandwiches sont une façon de vivre, à tout le moins en ce qui concerne le *lunch*. Les sandwiches sont acceptables dans votre régime, à condition que vous n'en mangiez pas trop souvent. Vous pouvez déguster les nombreuses variations possibles, mais à l'occasion. Nous vous offrons ici quelques combinaisons qui respectent les groupes sanguins. Elles sont toutes composées d'aliments neutres ou très bénéfiques.

Utilisez du pain Manna® ou essénien du commerce pour vos sandwiches, ou le pain que vous faites vous-même. Un sandwich, avec légume et fromage comme éléments de base, est particulièrement savoureux avec de la baguette d'épeautre. Pour des sandwiches roulés, confectionnez vous-mêmes tortillas et crêpes. Vous pouvez également utiliser les nombreuses sortes de pains sans levain et de pitas sur le marché. N'hésitez pas à servir ces sandwiches nourrissants et élégants à vos invités ou à votre famille, lorsque vous êtes pressé par le temps. Accompagné d'une soupe et d'une salade, un sandwich constitue un excellent souper.

Poivrons grillés (toutes variétés) et chèvre	Groupes O et B
Aubergine grillée et féta	Groupes A et AB
Tomates tranchées, mozzarella et basilic	Groupes O et AB
Poivrons rouges braisés, féta et oignons	Groupes O et B
Poivrons rouges rôtis et chèvre	Groupe O
Aubergine grillée, shiitaké braisé et chèvre	Groupe B
Beurre d'amandes et banane tranchée	Groupes O et B
Beurre d'arachide, raisins secs et miel	Groupes A et AB
Tofu, avocat, pousses de luzerne, vinaigrette au jus de citron	Groupe A
Tofu, tomates, olives hachées, vinaigrette au jus de citron	Groupe AB

Beurre de tournesol et confiture de prunes	Groupes O et A
Kaki, tahini et germinations	Groupes O et A
Poitrine de poulet grillé	Groupes O et A
Agneau en tranches avec chutney à la mangue et à la pêche	Groupes O et B

Voici des combinaisons acceptables pour TOUS les groupes sanguins :

Mozzarella, courgettes (zucchinis) sautées et ail

Ricotta, noix de Grenoble hachées, raisins secs et miel

Chèvre doux et marinades

Sardines écrasées et ail émincé

Salade au thon rapide (p. 318)

Salade aux œufs au cari (p. 318)

Burgers à la dinde sur pain d'épeautre

SUGGESTIONS RAPIDES ET JUDICIEUSES

Poivrons grillés ou rôtis avec chèvre sur craquelins de seigle

TRÈS BÉNÉFIQUE		NEUTRE	O, B	À ÉVITER	A, AB

2 poivrons rouges ou jaunes, grillés ou rôtis à l'huile d'olive
4 craquelins de seigle (GROUPE O) ou de riz (GROUPE B)
55 ml (2 oz) de chèvre, émietté

Couper les poivrons et placer sur les craquelins. Garnir de chèvre émietté. *Donne 2 portions.*

Cheddar de chèvre grillé sur pain de céréales germées ou d'épeautre

TRÈS BÉNÉFIQUE	B, AB	NEUTRE	O, A	À ÉVITER	

2 tranches de pain de céréales germées ou d'épeautre
3 à 4 tranches de cheddar de chèvre
30 ml (2 c. à table) de beurre ou de margarine de canola (bio)

Beurrer une tranche de pain seulement. Placer le fromage entre les tranches de pain et couper le sandwich en diagonale. *Donne 1 portion.*

Salade aux œufs au cari

TRÈS BÉNÉFIQUE	O	NEUTRE	A, B, AB	À ÉVITER	

4 œufs durs, écrasés
30 ml (2 c. à table) de mayonnaise maison à l'huile d'olive (p. 355)
5 ml (1 c. à thé) de sel, ou au goût
5 ml (1 c. à thé) de cari de qualité supérieure

Mélanger tous les ingrédients et servir sur du pain Manna® ou des craquelins de riz. *Donne 3 portions.*

Salade au thon rapide

TRÈS BÉNÉFIQUE	AB	NEUTRE	O, A, B	À ÉVITER	

1 boîte de thon blanc, dans l'eau
1 boîte de thon pâle, en morceaux, dans l'eau
30 ml (2 c. à table) de mayonnaise maison à l'huile d'olive (p. 355)
1 oignon vert, finement haché, ou 1/4 oignon rouge, en dés

Égoutter le thon, mais garder un peu de liquide. Mélanger tous les ingrédients et servir sur des rôties de pain d'épeautre. Pour un goût différent, faire fondre du fromage (variétés autorisées) sur le tout. Ici, le fromage de soya convient particulièrement. *Donne 2 portions.*

ŒUFS

Les œufs ont été bien décriés au cours des dernières années. Plusieurs personnes les ont d'ailleurs bannis de leur régime. Tout ce cholestérol! Pourtant, des recherches plus approfondies ont prouvé que l'important n'est pas tant le cholestérol de l'œuf, que la façon dont le corps produit cet élément bénéfique ou problématique dans le sang d'un individu. Cette découverte a eu pour résultat que de nombreux nutritionnistes changent maintenant d'opinion sur les œufs qui retrouvent ainsi leur place dans la liste des aliments que nous devons manger, même de façon limitée.

Les œufs sont un trésor de protéines, qu'ils soient frits, pochés, brouillés, mollets ou durs, en omelettes ou en frittatas. Dégustez-les autant de fois que recommandé pour votre groupe sanguin et vos besoins de santé particuliers.

Omelette à un œuf

TRÈS BÉNÉFIQUE		NEUTRE	O, A, B, AB	À ÉVITER	

15 ml (1 c. à table) d'huile d'olive

1 petite courgette (zucchini), lavée et râpée

1 gros œuf bio

2 feuilles de basilic frais

30 ml (2 c. à table) de romano râpé

Sel

Dans une poêle à frire de taille moyenne, faire chauffer l'huile à feu moyen. Faire revenir la courgette 2 à 3 minutes et réserver dans une assiette. Battre l'œuf, ajouter 15 ml (1 c. à table) d'eau et battre à nouveau. Le principe consiste à incorporer le plus d'air possible. Ajouter un peu d'huile d'olive à la poêle et faire chauffer. Verser l'œuf dans la poêle. Comme l'omelette ne compte que 1 œuf, elle sera mince. Ajouter la courgette, le basilic et le romano. Soulever le bord de l'omelette délicatement avec une spatule et plier l'omelette en deux. Servir telle quelle, avec une pincée de sel. *Donne 1 portion.*

GARNITURES POUR OMELETTES ET FRITTATAS

Tout légume restant du repas de la veille peut servir à farcir un plat aux œufs au déjeuner ou au dîner suivant. Il suffit de le prévoir.

Si vous manquez d'idées, rappelez-vous qu'à peu près n'importe quoi peut faire l'affaire. Voici une liste d'aliments qui pourront vous inspirer!

Asperges

Chou cavalier (Collard) braisé

Brocoli

Carottes vapeur

Carottes fraîchement râpées avec chèvre émietté et aneth frais

Oignons sautés

Tomates et basilic

Tofu, oignon vert et coriandre

Tempeh au riz basmati et au riz sauvage

Faites chauffer les restes avant de les utiliser dans une omelette.

TARTELETTES

Une fois les croûtes préparées, les tartelettes sont faciles à assembler au dernier moment. Si vous préparez la pâte à l'avance et la congelez, vous aurez à votre disposition l'élément de base de certains des repas et des desserts les plus délicieux et les plus rapides à confectionner. Les tartelettes font aussi d'excellents hors-d'œuvre !

Pâte à tarte à la farine de grains entiers

TRÈS BÉNÉFIQUE		NEUTRE	0, A, B, AB	À ÉVITER	

375 ml (1 1/2 tasse) de farine blanche d'épeautre

125 ml (1/2 tasse) de farine d'épeautre entier

2 ml (1/2 c. à thé) de sel

30 ml (2 c. à table) de sucre,
pour une croûte à tarte sucrée (facultatif)

1 bâtonnet de beurre, sans sel, froid, en petits dés (MARGARINE
SEULEMENT POUR LES GROUPES A ET AB)

45 ml (3 c. à table) de margarine

60 à 75 ml (4 à 5 c. à table) d'eau froide

Dans un grand bol, mélanger les farines et le sel. Pour une croûte de tarte sucrée, ajouter le sucre. Couper le beurre ou la margarine en petits dés et incorporer à la farine avec les doigts. Une fois un mélange assez grossier obtenu, ajouter l'eau, quelques millilitres (1 c. à table) à la fois (il n'est pas nécessaire d'utiliser toute l'eau.) La pâte devrait être humide, mais non trempée, et former une boule. Emballer dans un cellophane et réfrigérer au moins 2 heures. La pâte se conserve ainsi 5 jours au réfrigérateur.

Au moment choisi, retirer la pâte du réfrigérateur et laisser reposer 45 minutes. Couper en deux et abaisser sur une surface enfarinée jusqu'à ce que la pâte ait 0,3 cm (1/8 po) d'épaisseur.

Tailler la pâte en cercles et badigeonner d'huile d'olive. Piquer à la fourchette et faire cuire à 180 °C (350 °F), sur une plaque à biscuits, entre 5 et 8 minutes. Laisser tiédir.

Une autre manière de faire consiste à découper des cercles de pâte et à les placer dans des assiettes de 8 à 10 cm (3 à 4 po). Saupoudrer de farine et recouvrir d'un cellophane. Une fois les assiettes remplies et empilées, réfrigérer ou congeler. Cuites ou crues, les croûtes se conservent quelques jours au réfrigérateur, dans un contenant hermétiquement fermé.

Tartelette aux artichauts et à l'oignon Vidalia

TRÈS BÉNÉFIQUE	O, A	NEUTRE		À ÉVITER	B, AB

1 pâte à tartelette, cuite

1 oignon Vidalia, finement tranché

15 ml (1 c. à table) d'huile d'olive

2 cœurs d'artichaut, cuits, frais ou de reste, tranchés

30 ml (2 c. à table) de chèvre, émietté

Sel et poivre

Faire revenir l'oignon dans l'huile jusqu'à ce qu'il soit légèrement caramélisé. Laisser tiédir. Remplir la pâte d'oignon, d'artichauts et de chèvre. Saler et poivrer au goût. *Donne 2 portions.*

Tartelette à l'aubergine et au poivron rôti

TRÈS BÉNÉFIQUE	B	NEUTRE		À ÉVITER	O, A, AB

1 pâte à tartelette, cuite
5 ml (1 c. à thé) de mélange ail-échalote (p. 372)
ou 1 gousse d'ail, pelée et pressée
1 petite aubergine, grillée et tranchée
1 poivron rouge, rôti et tranché
15 ml (1 c. à table) de persil frais, ciselé
15 ml (1 c. à table) d'huile d'olive

Étaler le mélange ail-échalote sur la pâte. Étager l'aubergine et le poivron. Garnir de persil et d'un filet d'huile d'olive. *Donne 2 portions.*

Tartelette à l'oignon et au portobello

TRÈS BÉNÉFIQUE		NEUTRE	O, A, B, AB	À ÉVITER	

1 pâte à tartelette, cuite
30 ml (2 c. à table) d'huile d'olive
1 oignon, pelé et tranché
1 champignon portobello, sans pied, tranché
15 ml (1 c. à table) de persil frais, ciselé
Sel

Dans une poêle à frire de taille moyenne, faire chauffer l'huile à feu moyen. Faire revenir l'oignon jusqu'à ce qu'il soit translucide. Ajouter le champignon et laisser cuire 5 à 8 minutes. Tiédir. Remplir la pâte. Garnir de persil et saler au goût. *Donne 2 portions.*

FRITTATAS

Les frittatas remplacent bien les omelettes. Bien qu'elles comprennent les mêmes ingrédients, les frittatas sont en fait très différentes des omelettes. En général, elles sont plus soutenantes. De plus, il existe plusieurs manières de les faire cuire : au four, sur la cuisinière, ou sous le gril. Peu importe leur cuisson d'ailleurs, elles laissent toujours le même souvenir satisfait. Elles sont rapides à confectionner, agréables à regarder et elles charment le palais.

Frittata aux spaghettis et à l'oignon

TRÈS BÉNÉFIQUE		NEUTRE	0, A, B, AB	À ÉVITER	

Voici une façon parfaite d'utiliser des pâtes cuites. Même sans cela, la recette vaut d'être essayée.

50 ml (1/4 tasse) d'huile d'olive

1 gros oignon, finement haché

500 à 750 ml (2 à 3 tasses) de pâtes cuites
(sarrasin, épeautre ou riz)

4 œufs

Sel

30 ml (2 c. à table) de beurre, d'huile d'olive
ou de margarine de canola

Poignée de persil frais, ciselé

Dans une poêle en fonte, faire chauffer l'huile à feu doux. Ajouter les oignons, remuer pour enrober d'huile et faire fondre jusqu'à l'obtention d'un beau brun doré. La cuisson doit être longue, et l'oignon doit être remué souvent pour une cuisson uniforme. Réserver les oignons dans un grand bol. Incorporer les pâtes et mélanger. Dans un petit bol, battre les œufs et saler. Verser le mélange sur les pâtes et les oignons. Bien mélanger. Nettoyer la poêle, augmenter le feu à moyen et faire chauffer le beurre ou la margarine. Verser la frittata dans la poêle et étaler uniformément. Laisser cuire environ 5 minutes. Vérifier le dessous de la frittata, pour une cuisson uniforme. Lorsque le dessous est d'un beau brun doré, retourner ou passer sous le gril pendant quelques minutes pour terminer la cuisson. Surveiller attentivement. Servir chaud ou laisser tiédir un peu. Couper en quartiers et garnir de persil. *Donne de 4 à 6 portions.*

Frittata au champignon et aux courgettes

TRÈS BÉNÉFIQUE		NEUTRE	O, A, B, AB	À ÉVITER	

45 ml (3 c. à table) d'huile d'olive

2 oignons verts, ou 1/2 oignon, hachés

2 courgettes (zucchinis) de taille moyenne,
coupées en longueur, puis en biseau

1 champignon portobello, tranché

5 œufs

50 ml (1/4 tasse) de romano, râpé

Sel

Préchauffer le four à 180 °C (350 °F). Dans une grande poêle, faire chauffer 15 ml (1 c. à table) d'huile à feu moyen. Faire revenir l'oignon ou les oignons verts. Ajouter les courgettes et le champignon, et poursuivre la cuisson jusqu'à tendreté. Entre-temps, battre les œufs avec 15 ml (1 c. à table) d'eau. Incorporer le fromage et les légumes. Bien mélanger. Verser le reste d'huile dans la poêle. Verser ensuite le mélange de frittata. Laisser cuire à feu doux jusqu'à moitié de cuisson, puis passer sous le gril. La frittata gonflera légèrement. Saler au goût. *Donne de 4 à 6 portions.*

Frittata aux épinards

TRÈS BÉNÉFIQUE	O, A	NEUTRE	B, AB	À ÉVITER	

Avec du fromage féta, cette frittata prend un goût résolument grec. Vous pouvez également utiliser du romano râpé.

5 œufs

15 ml (1 c. à table) d'eau

1 botte d'épinards, lavés, asséchés et finement hachés

30 ml (2 c. à table) d'huile d'olive

15 ml (1 c. à table) de mélange ail-échalote (p. 372)

50 ml (1/4 tasse) de féta émietté ou de romano râpé

Jus de 1 citron (facultatif)

Sel

Préchauffer le gril. Battre les œufs avec un peu d'eau. Ajouter les épinards. Dans une grande casserole, faire chauffer l'huile à feu moyen. Laisser le mélange ail-échalote fondre dans la poêle. Incorporer le mélange de frittata et faire cuire à feu moyen, jusqu'à ce que la cuisson soit presque terminée. Lorsque le dessus est presque cuit, saupoudrer de fromage et passer sous le gril 2 ou 3 minutes. Assaisonner de sel, d'un filet de jus de citron et servir. *Donne de 4 à 6 portions.*

CRÊPES FRANÇAISES

Cette recette est une adaptation de la recette française classique. La farine blanche est d'épeautre plutôt que de blé, et le lait est remplacé par de la boisson de soya, mais le résultat est tout aussi savoureux. Les crêpes s'apprêtent de multiples façons. On peut les manger avec des confitures de fruits ou les saupoudrer de sucre. On peut les farcir de légumes braisés, de volaille ou de tofu et en faire des roulés. Tout ce qui excite l'imagination est possible. Le monde des crêpes ne se réduit pas seulement à la France. On nomme *blinis* les crêpes russes et *blintzes* les crêpes juives. Les crêpes peuvent être préparées longtemps d'avance et être réchauffées avec d'autres restes. Cette recette de crêpes convient à tous les groupes sanguins. Ce avec quoi vous la garnirez doit aussi convenir...

Mélange à crêpes

TRÈS BÉNÉFIQUE		NEUTRE	0, A, B, AB	À ÉVITER	

2 œufs

250 ml (1 tasse) de boisson de soya

(LAIT POUR LE GROUPE B)

2 ml (1/2 c. à thé) de sel

30 ml (2 c. à table) de beurre, fondu et refroidi, ou de margarine

250 ml (1 tasse) de farine blanche d'épeautre

15 à 30 ml (1 à 2 c. à table) d'eau, pour éclaircir la pâte au besoin

Huile d'olive ou de canola allégée, pour huiler le moule

Dans un bol à mélanger, bien battre les œufs. Incorporer la boisson de soya, le beurre fondu ou la margarine, le sel et la farine. Bien mélanger. Laisser reposer 20 minutes. À moins d'avoir une poêle à crêpes, et peu de personnes en possèdent, utilisez une poêle à frire de 20 à 22 cm (8 à 9 po). Faire chauffer la poêle à feu moyen, huiler minimalement et éponger l'excédent avec un essuie-tout. Utiliser une louche pour verser la pâte dans la poêle. Imprimer à la poêle un mouvement circulaire pour étendre une mince couche de pâte de manière uniforme. Faire cuire quelques minutes, jusqu'à ce que les bords de la crêpe se soulèvent. Utiliser une spatule pour retourner. Laisser cuire 1 minute, puis réserver dans une assiette. Répéter avec le reste de la pâte. Utiliser l'essuie-tout pour huiler la poêle entre chaque crêpe. Garnir de fruits frais, de confitures, de légumes cuits du repas de la veille, ou de baies sautées, ou utiliser pour confectionner des roulés. *Donne environ 8 crêpes.*

17

Desserts, fromages et fruits

Les desserts sont souvent au cœur de nos souvenirs d'enfance, de fêtes de famille et de vacances. Les gâteaux, biscuits, tartes, tartelettes et crèmes glacées sont de rigueur pour beaucoup de gens. Il est de notoriété publique que plusieurs personnes ne peuvent se passer de sucre une seule journée. Mais gâteaux et biscuits ne sont pas les seuls mets sucrés. Fromages et salades de fruits font d'exquis desserts légers. Une poire Anjou bien mûre, une pomme cuite à point, un fromage coulant sont tous une succulente conclusion à un bon repas.

Encouragez les enfants à considérer les desserts comme de vraies gâteries, et assurez-vous que c'est ce qu'ils sont effectivement. N'achetez que les meilleures crèmes glacées, de préférence bios. Confectionnez gâteaux, tartes et biscuits. De cette façon, vous aurez la main haute sur les ingrédients. La plupart des familles ont des desserts favoris. Si la vôtre n'en a pas encore, choisissez-en un qui deviendra le dessert traditionnel original.

Évitez autant que possible les produits du commerce. Lisez attentivement les étiquettes de nutriments et d'ingrédients. Vous verrez que ces produits sont confectionnés à partir de farine de blé, que beaucoup contiennent des huiles tropicales, que la plupart sont remplis d'ingrédients chimiques dont la majorité des gens ne peut même pas prononcer le nom. En général, cela suffit à faire changer d'avis presque toute personne qui s'intéresse à sa santé. En fait, cela devrait!

Un dessert maison est un régal, mais il pose un problème : la gourmandise ! Si 3 ou 4 douzaines de biscuits languissent sur votre comptoir de cuisine, il y a fort à parier que plusieurs des membres de la famille se sentiront appelés à les manger avant qu'ils ne se gaspillent ou ne deviennent rassis... La congélation peut être une solution, mais même ainsi, un biscuit se décongèle rapidement. Au royaume des desserts, le meilleur conseil tient en une expression bien connue : *la modération a bien meilleur goût.*

Biscuits aux noix de grenoble

TRÈS BÉNÉFIQUE		NEUTRE	O, B	À ÉVITER	A, AB

Ces biscuits riches et peu sucrés sont délicieux avec un quartier de fruit frais. Ils sont idéaux comme dessert léger. La recette ne demande que cinq ingrédients et est très facile à réaliser.

1 bâtonnet de beurre

50 ml (1/4 tasse) de sucre

250 ml (1 tasse) de noix de Grenoble, finement hachées

250 ml (1 tasse) de farine d'épeautre

Sucre à glacer

Préchauffer le four à 180 °C (350 °F). Huiler une plaque à biscuits. Dans un bol à mélanger, battre le beurre et le sucre en crème. Incorporer les noix et la farine. Utiliser une cuillère pour déposer de petites boules de pâtes à 5 cm (2 po) l'une de l'autre sur la plaque huilée. Faire cuire environ 25 minutes. Après 20 minutes, vérifier la cuisson pour éviter que les biscuits ne brûlent. Ils doivent prendre une belle couleur brun doré. Laisser tiédir sur une grille. Saupoudrer de sucre à glacer. *Donne environ 20 à 30 biscuits.*

Gâteau aux raisins, carottes et gingembre

TRÈS BÉNÉFIQUE		NEUTRE	O, A, AB	À ÉVITER	B

Ce gâteau épicé a une texture et un goût remarquables. Il constitue un gâteau d'anniversaire idéal, particulièrement lorsqu'il est nappé de glaçage au chèvre.

Beurre, margarine ou huile pour moules

500 ml (2 tasses) de farine d'épeautre entier

10 ml (2 c. à thé) de poudre à pâte

10 ml (2 c. à thé) de bicarbonate de soude

5 ml (1 c. à thé) de sel

325 ml (1 1/3 tasse) d'huile de canola

375 ml (1 1/2 tasse) de sucre roux

4 œufs, légèrement battus

750 ml (3 tasses) de carottes, râpées

5 cm (2 po) de gingembre frais, pelé et râpé

125 ml (1/2 tasse) de raisins secs

250 ml (1 tasse) de noix de Grenoble, hachées

Préchauffer le four à 165 °C (325 °F). Huiler et enfariner 2 moules à gâteaux ronds de 20 cm (8 po). Dans un grand bol, mélanger les ingrédients secs. Dans un autre bol, mélanger l'huile, le sucre, les œufs, les carottes et le gingembre. Incorporer au mélange sec, puis ajouter les raisins et les noix. *Ne pas trop mélanger.* Remplir les moules presque entièrement. Faire cuire 55 minutes, ou jusqu'à ce qu'un cure-dent ressorte propre de la pâte. Laisser tiédir et démouler. Le gâteau peut être servi tel quel, saupoudré de sucre à glacer, ou nappé de glaçage au chèvre (voir plus bas). *Donne 2 gâteaux de 20 cm (8 po).*

Glaçage au chèvre

TRÈS BÉNÉFIQUE		NEUTRE	O, A, B, AB	À ÉVITER	

100 g (4 oz) de chèvre, à température de la pièce
50 ml (2 oz) de margarine de canola, à température de la pièce
175 ml (3/4 tasse) de sucre à glacer
30 ml (2 c. à table) de miel
15 ml (1 c. à table) de boisson de riz
15 ml (1 c. à table) d'essence de vanille (GROUPES A, B et AB)
ou d'essence d'amande (GROUPE O)
2 ml (1/2 c. à thé) de zeste de citron

Dans un petit bol, mélanger le beurre et le chèvre à la fourchette. Incorporer le sucre à glacer. Ne pas fouetter. Incorporer le miel, la boisson de riz, l'essence d'amande ou de vanille, et le zeste de citron. Napper le gâteau tiède. Réfrigérer si le service n'est pas immédiat. *Donne environ 375 ml (1 1/2 tasse).*

Sablés aux noix de grenoble

TRÈS BÉNÉFIQUE		NEUTRE	O, B	À ÉVITER	A, AB

Voici un dessert simple et riche qui accompagne bien une salade de fruits, un fruit poché ou une grappe de raisins.

250 ml (1 tasse) de beurre, à température de la pièce
375 ml (1 1/2 tasse) de farine d'épeautre
(LE GROUPE B REMPLACERA 125 ml
OU 1/2 TASSE DE FARINE D'ÉPEAUTRE
PAR LA MÊME QUANTITÉ DE FARINE D'AVOINE)
125 ml (1/2 tasse) de noix de Grenoble, moulues
125 ml (1/2 tasse) de sucre à glacer
Pincée de sel

Préchauffer le four à 180 °C (350 °F). Dans un grand bol à mélanger, battre le beurre en crème. Incorporer la farine, les noix, le sucre et le sel. Bien mélanger. La pâte doit être consistante. La presser fermement dans un moule non huilé de 22 x 22 cm (9 x 9 po). Piquer à la fourchette à tous les centimètres (1/2 po) pour que la vapeur puisse s'échapper au moment de la cuisson. Faire cuire 25 minutes, ou jusqu'à l'obtention d'une belle couleur dorée. Retirer du four, laisser refroidir quelques minutes, puis découper en carrés ou en rectangles étroits. Pour un sablé cuit dans une assiette à tarte de même dimension, découper en triangles. *Donne de 12 à 16 morceaux.*

 CYBER-RECETTE

Mousse au chocolat et au tofu

PROVENANCE : Holly Allen <holly3325@juno.com>

Groupe A

Voici le dessert rêvé pour les amateurs de chocolat ! Si le chocolat ne vous est pas permis, la recette peut s'avérer tout de même excellente. Elle peut être aromatisée avec différentes essences, utilisée comme garniture sur des fruits frais, ou en coulis sur des céréales autorisées (muesli).

1 paquet de tofu (150 g ou 10 oz) soyeux ferme, égoutté
50 ml (1/4 tasse) de miel allégé
50 ml (1/4 tasse) de sirop de fruits
2 ml (1/2 c. à thé) de cannelle moulue
5 ml (1 c. à thé) de café instantané
30 ml (2 c. à table) de cacao
2 ml (1/2 c. à thé) d'essence de vanille

Placer tous les ingrédients dans le récipient du mélangeur et réduire en purée. Verser dans un bol allant au réfrigérateur, couvrir et réfrigérer entre 4 et 6 heures. Bon appétit ! *Donne 2 portions.*

Carrés au citron

TRÈS BÉNÉFIQUE		NEUTRE	O, B	À ÉVITER	A, AB

Les carrés au citron sont à la fois sucrés, acidulés et riches. Coupez-les donc en petits morceaux.

175 ml (3/4 tasse) de farine d'épeautre

50 ml (1/4 tasse) de noix de Grenoble, moulues

50 ml (1/4 tasse) de sucre à glacer

125 ml (1/2 tasse) de beurre, fondu et refroidi

175 ml (3/4 tasse) de sucre granulé

2 ml (1/2 c. à thé) de poudre à pâte

2 œufs battus

45 ml (3 c. à table) de jus de citron

15 ml (3 c. à thé) de zeste de citron râpé

Pincée de sel

Préchauffer le four à 180 °C (350 °F). Dans un petit bol, mélanger la farine, les noix et le sucre à glacer. Incorporer le beurre et bien mélanger. Presser la pâte fermement dans un moule huilé de 20 x 20 cm (8 x 8 po). Faire cuire environ 20 minutes.

Entre-temps, mélanger le sucre granulé, la poudre à pâte, les œufs, le jus et le zeste de citron et le sel. Battre quelques instants. Verser sur la pâte chaude (mais pas trop – jamais au sortir du four) et remettre au four 20 minutes, ou jusqu'à ce que la garniture au citron soit légèrement gonflée, ferme et d'un beau doré. Laisser tiédir. Découper en carrés de 5 cm (2 po). *Donne de 12 à 16 morceaux.*

Pouding au pain d'épeautre

TRÈS BÉNÉFIQUE		NEUTRE	A, B, AB	À ÉVITER	O

Le pouding au pain d'épeautre a été créé à partir d'un pain français à l'épeautre entier impossible à manger. Comme nous l'avons déjà mentionné dans le chapitre sur les pains, il faut plusieurs tentatives pour réussir un pain digne de ce nom. Que faire avec les miches trop lourdes et trop dures ? Le lait et les œufs ont fourni la solution. Le pain rassis peut également être utilisé pour confectionner poudings, croûtons, chapelure et « chapons », ces petits rectangles de pain rassis, frottés d'ail, qui accompagnent les salades niçoise et de mesclun. Vous pouvez également épaissir vos soupes en utilisant de bonnes grosses tranches de pain rassis. Placer une tranche ou deux au fond d'un bol, verser la soupe dessus et laisser imbiber. Le pouding peut également être servi comme déjeuner rapide.

Environ 1,25 l (5 tasses) de croûtons de pain d'épeautre rassis

1,25 l (5 tasses) de lait ou de boisson de soya

Beurre pour le moule

4 œufs ou substituts d'œufs

375 ml (1 1/2 tasse) de sucre

45 ml (3 c. à table) d'essence de vanille

Jus et zeste de 1 citron

Pincée de sel

250 ml (1 tasse) de cerises séchées

Placer le pain dans un bol, couvrir de lait et laisser reposer 45 minutes. Préchauffer le four à 165 °C (325 °F). Beurrer un moule de verre de 22 x 33 x 4 cm (9 x 13 x 2 po). Battre les œufs. Incorporer le sucre, la vanille, le sel, le jus et le zeste de citron. Bien mélanger. Incorporer au mélange de pain et de lait. Ajouter les cerises. Verser dans le moule et faire cuire 1 heure, ou jusqu'à ce que la pâte soit cuite. Ce pouding est aussi bon chaud que froid. *Donne 12 portions.*

CYBER-RECETTE

Tarte à la crème (sans crème)

PROVENANCE : Karen Watland <kswatland@aol.com>

Groupe A

Si vous aimez la crème, vous adorerez ce dessert !

5 œufs

750 ml (3 tasses)de boisson de soya

75 ml (1/3 tasse) de sucre

15 ml (1 c. à table) de vanille

2 ml (1/2 c. à thé) de muscade

Pâte à tarte précuite

Préchauffer le four à 230 °C (450 °F). Battre les œufs légèrement. Chauffer la boisson de soya sans la faire bouillir (important). Incorporer aux œufs la boisson de soya, le sucre, la vanille et la muscade. Verser le mélange dans la pâte à tarte. Saupoudrer de muscade pour ajouter une note de couleur. Verser le reste du mélange dans des plats allant au four. Les placer dans un récipient d'eau, sur la grille la plus basse du four. Faire cuire la tarte 15 minutes, sur la grille la plus élevée, puis réduire la température à 180 °C (350 °F) et laisser cuire 10 minutes. Utiliser un couteau pour vérifier la cuisson : si, enfoncé dans la tarte, il ressort propre, la tarte est prête. Laisser tiédir sur une grille, en prenant soin de recouvrir la tarte d'un linge propre. *Donne 8 portions.*

Biscotti aux canneberges

TRÈS BÉNÉFIQUE		NEUTRE	O, A, B, AB	À ÉVITER	

Ces *biscotti* aux canneberges font des biscuits de Noël savoureux ; ils sont aussi excellents pour bébé qui fait ses dents.

Trempez vos *biscotti* dans votre café ou votre thé. Les canneberges ajoutent une note sucrée, moelleuse et acidulée.

Beurre ou huile pour la plaque à biscuits

3 œufs

50 ml (1/4 tasse) de sucre

45 ml (3 c. à table) de beurre ou de margarine, fondu et refroidi

5 ml (1 c. à thé) d'essence de vanille (GROUPES A, B ET AB)

5 ml (1 c. à thé) d'essence d'amande (GROUPE O)

Zeste de 1 citron ou de 1 orange

15 ml (1 c. à table) de jus d'ananas

400 ml (1 2/3 tasse) de farine d'épeautre

5 ml (1 c. à thé) de poudre à pâte

1 ml (1/4 c. à thé) de sel

1 ml (1/4 c. à thé) de muscade (SAUF LE GROUPE O)

125 ml (1/2 tasse) de canneberges fraîches, hachées

Blanc d'œuf (battre 1 œuf pour le glaçage)

Préchauffer le four à 180 °C (350 °F). Huiler une plaque à biscuits. Battre les œufs en mousse et ajouter le sucre lentement. Battre jusqu'à ce que le mélange soit léger. Ajouter le beurre ou la margarine, la vanille, le zeste et le jus d'ananas. Dans un autre bol, mélanger tous les ingrédients secs. Incorporer le mélange sec aux œufs et bien remuer. Incorporer les canneberges. La pâte sera molle. La diviser en deux. Façonner chaque morceau de pâte en une longue baguette mince (environ 8 x 20 cm ou 3 x 8 po). Faire cuire 25 minutes. Retirer du four et réduire le feu à 165 °C (325 °F). Laisser les pâtes refroidir 10 minutes. Utiliser une planche à découper pour les tailler en biseau, en morceaux de 4 cm (1 1/2 po) d'épaisseur. Replacer les biscuits sur la plaque à biscuits, faire griller 5 minutes d'un côté, puis 10 minutes de l'autre. Retirer du four lorsqu'ils sont d'un beau brun doré. Se conserve une semaine dans un pot à biscuits. *Donne 32 biscuits.*

Carrés au riz croustillant

TRÈS BÉNÉFIQUE			NEUTRE	0, A, B, AB	À ÉVITER	

Ce délice au riz à la fois croustillant et moelleux est un vrai régal pour les enfants. Ce dessert est plaisant pour les papilles et il est aussi sucré et délectable que sa version commerciale.

30 ml (2 c. à table) de beurre ou de margarine de canola
(selon le groupe sanguin)
50 ml (1/4 tasse) de miel, de sirop d'érable, ou de sirop de riz brun
30 ml (2 c. à table) de sucre roux
3 ml (1/4 c. à table) de sel
750 ml (3 tasses) de céréales de riz croustillant
(le riz brun a un goût prononcé de noisette)

Dans une grande casserole, faire fondre le beurre ou la margarine, le miel ou le sirop, le sucre et le sel. Ajouter le riz d'un coup et bien mélanger pour incorporer. Presser immédiatement le mélange dans un récipient en verre ou en plastique (un contenant de 12 x 20 cm ou 5 x 8 po fait l'affaire). Chaque carré doit mesurer environ 2,5 cm (1 po) de hauteur et 5 cm (2 po) de côté. À l'inverse de ceux qui sont confectionnés avec de la guimauve, nos carrés de riz doivent être réfrigérés pour rester consistants. *Donne 16 carrés.*

Biscuits au beurre d'arachide

TRÈS BÉNÉFIQUE		NEUTRE	A, AB	À ÉVITER	O, B

Les arachides sont considérées comme très bénéfiques : c'est donc toujours une bonne raison de cuisiner une fournée de ces biscuits riches et savoureux. Si vous pensez qu'ils ne seront pas assez sucrés à votre goût, vous pouvez ajouter à la recette 50 ml (1/4 tasse) de sucre.

Corps gras ou papier-parchemin pour les plaques à biscuits
125 ml (1/2 tasse) de margarine
125 ml (1/2 tasse) de sucre roux
50 ml (1/4 tasse) de sucre blanc
2 œufs
300 ml (1 1/4 tasse) de beurre d'arachide, croquant et non salé
Généreuse pincée de sel
2 ml (1/2 c. à thé) de poudre à pâte
5 ml (1 c. à thé) d'essence de vanille
250 ml (1 tasse) de farine d'épeautre
125 ml (1/2 tasse) de farine d'avoine

Préchauffer le four à 180 °C (350 °F). Huiler les plaques à biscuits. Battre la margarine, ajouter les sucres et battre en crème. Incorporer les œufs, le beurre d'arachide, le sel, la poudre à pâte et la vanille. Bien mélanger. Ajouter les farines en mélangeant bien. Façonner la pâte en boulettes de 2,5 cm (1 po) en utilisant les doigts. Placer sur la plaque huilée ou sur le papier-parchemin non huilé. Utiliser ensuite une fourchette pour aplatir chaque biscuit. Faire cuire 5 à 7 minutes, ou jusqu'à ce que les biscuits se colorent. Laisser tiédir sur une grille. *Donne environ 40 biscuits.*

Gâteau aux pommes

TRÈS BÉNÉFIQUE		NEUTRE	0, A, B, AB	À ÉVITER	

Ce gâteau est riche, mais peu sucré. Ajoutez plus de sucre au goût. Les groupes A et AB peuvent utiliser de la margarine de canola.

500 à 750 ml (2 à 2 1/2 tasses) de pommes,
pelées et finement tranchées
175 ml (3/4 tasse) de sucre
Jus et zeste de 1 citron
15 ml (1 c. à table) de farine d'épeautre
75 ml (5 c. à table) de beurre ou de margarine, fondu
125 ml (1/2 tasse) de farine blanche d'épeautre
125 ml (1/2 tasse) de farine d'épeautre entier
5 ml (1 c. à thé) de poudre à pâte
Pincée de sel
2 œufs ou substituts d'œufs
50 ml (1/4 tasse) de boisson de soya

Préchauffer le four à 180 °C (350 °F). Beurrer le fond d'un moule à gâteau de 20 à 22 cm (8 à 9 po) de diamètre, ou d'une assiette à tarte suffisamment profonde pour recevoir toute la pâte. Y disposer joliment les tranches de pomme car, lorsque le gâteau sera cuit, il sera démoulé et retourné. Saupoudrer les pommes de 125 ml (1/2 tasse) de sucre et du zeste. Arroser de jus de citron. Les groupes A et AB peuvent ajouter de la cannelle, le groupe B, de la muscade. Saupoudrer de farine et verser le corps gras fondu sur les pommes.

Dans un bol, mélanger les farines, le reste du sucre, la poudre à pâte et le sel. Dans un autre bol, battre les œufs en mousse et incorporer rapidement le reste du corps gras et la boisson de soya. Incorporer le mélange liquide au mélange sec. *Ne pas trop mélanger.* Verser sur les pommes. Faire cuire 30 à 40 minutes, jusqu'à ce que le gâteau prenne une belle couleur brun doré, et qu'un cure-dent en ressorte propre. Couvrir d'un plat de service et renverser pour démouler. *Donne de 8 à 10 portions.*

Pouding au riz basmati

TRÈS BÉNÉFIQUE			NEUTRE	O, A, B, AB	À ÉVITER	

Ce pouding au riz remplace avantageusement les poudings traditionnels contenant du lait. C'est une bonne façon d'utiliser des restes de riz. Essayez ce pouding substantiel avec une salade de fruits comme dîner. C'est aussi un mets santé rapide pour le déjeuner.

Beurre pour le plat de cuisson

500 ml (2 tasses) de riz basmati, cuit

4 œufs

500 ml (2 tasses) de boisson de soya

125 ml (1/2 tasse) de sucre

30 ml (2 c. à table) de beurre ou de margarine de canola, fondu

Zeste de 1 citron

Jus de 1/2 citron

125 ml (1/2 tasse) de raisins secs

Préchauffer le four à 180 °C (350 °F). Huiler un plat allant au four et ajouter le riz. Dans un bol à mélanger, battre les œufs au fouet jusqu'à ce qu'ils soient mousseux. Incorporer le reste des ingrédients et bien remuer. Verser sur le riz et mélanger à la fourchette. Faire cuire le pouding jusqu'à ce qu'il prenne, environ 40 à 50 minutes. *Donne de 6 à 8 portions.*

Gâteau renversé à l'ananas

TRÈS BÉNÉFIQUE			NEUTRE	O, A, B, AB	À ÉVITER	

Voici un des desserts les plus populaires. Vous jurerez que notre version est identique à celle que pouvait faire votre mère.

50 ml (1/4 tasse) de beurre ou de margarine de canola

125 ml (1/2 tasse) de sucre roux

6 à 9 tranches d'ananas non sucré, en boîte, égouttées

*Petits morceaux de fruits pour remplir les « trous » dans les ananas
(essayez des moitiés de cerises ou d'abricots dénoyautés)*

250 ml (1 tasse) de farine blanche d'épeautre

5 ml (1 c. à thé) de poudre à pâte

4 œufs

30 ml (2 c. à table) de beurre ou de margarine, fondu

175 ml (3/4 tasse) de sucre

Préchauffer le four à 180 °C (350 °F). Dans un poêlon en fonte de 22 cm (9 po), faire fondre le beurre ou la margarine. Ajouter du sucre et bien mélanger. Étendre le mélange uniformément. Éteindre le feu et placer des tranches d'ananas sur le pourtour du poêlon et 1 tranche au centre. Remplir les « trous » avec des morceaux de fruits. Dans un bol de taille moyenne, mélanger la farine et la poudre à pâte. Dans un autre bol, battre les œufs jusqu'à consistance légère. Ajouter le beurre, ou la margarine, fondu et le sucre. Bien mélanger. Incorporer les liquides aux ingrédients secs. Verser sur les ananas. Faire cuire environ 25 à 30 minutes, ou jusqu'à ce que le gâteau prenne une belle couleur dorée. Retirer du four. Couvrir le poêlon d'une grande assiette et retourner. Laisser reposer quelques minutes avant de retirer délicatement le poêlon. *Donne de 6 à 9 portions.*

 CYBER-RECETTE

Biscuits aux amandes et au caroube

PROVENANCE : Judy R. <rudin003@gold.tc.umn.edu>

Tous les groupes sanguins

Cette recette est le résultat de mes tentatives pour créer un biscuit convenant aux personnes du groupe O et respectant les régimes sans sucre et sans levure. Ces biscuits sont légèrement sucrés, goûtent beaucoup la caroube et ont une agréable texture de gâteau. Les ingrédients qui les composent en font un excellent dessert, mais vous pouvez également les manger au déjeuner !

75 ml (1/3 tasse) de beurre d'amandes

30 ml (2 c. à table) d'huile

1 1/2 grosse pomme (ou poire)

2 œufs

1 ml (1/4 c. à thé) de cristaux de vitamine C,
sans maïs et sans beurre

300 ml (1 1/4 tasse) de farine de riz brun,
ou 250 ml (1 tasse) de farine de riz brun
et 50 ml (1/4 tasse) de farine d'épeautre ou de kamut

3 ml (3/4 c. à thé) de bicarbonate de soude
(vous pouvez aussi remplacer la vitamine C
et le bicarbonate de soude par votre poudre à pâte favorite)

175 ml (3/4 tasse) de poudre de caroube

1 ml (1/4 c. à thé) de sel

30 amandes entières (facultatif)

Huiler 2 plaques à biscuits et préchauffer le four à 180 °C (350 °F). Hacher les pommes et les placer dans le récipient du mélangeur. Ajouter le beurre d'amandes, l'huile, les œufs et la vitamine C. Réduire en purée. Il peut être nécessaire de pousser les pommes au fond du récipient pour faciliter le travail. Au besoin, ajouter un peu d'eau pour diluer la purée. Dans un autre bol, mélanger la farine, le bicarbonate de soude (ou la poudre à pâte, dans le cas où la vitamine C et le bicarbonate de soude ne sont pas utilisés), la poudre de caroube et le sel. Bien mélanger. Incorporer la purée aux ingrédients secs et bien remuer, mais sans trop insister. Utiliser une cuillère pour déposer la pâte en bouchées sur les plaques à biscuits. Faire cuire de 10 à 12 minutes. Les biscuits sont prêts quand un cure-dents ressort propre de la pâte. Laisser tiédir 5 minutes. *Donne 24 biscuits.*

Pouding aux bananes et au tofu

TRÈS BÉNÉFIQUE		NEUTRE	O	À ÉVITER	A, B, AB

Ce pouding sans gras est facile à confectionner et donne un dessert léger et savoureux. Les enfants l'adorent. Essayez-le au déjeuner !

1 pain de tofu
2 bananes, mûres

Réduire les ingrédients en purée au mélangeur. Verser dans des bols individuels et réfrigérer. *Donne de 2 à 4 portions.*

Pouding à la citrouille et au tofu

TRÈS BÉNÉFIQUE	O, A, AB	NEUTRE		À ÉVITER	B

Les variations possibles pour ce délice au tofu sont innombrables. C'est une des meilleures façons de consommer du soya et des fruits santé en même temps. Et la texture onctueuse est très réconfortante !

1 pain de tofu
250 ml (1 tasse) de citrouille, en boîte
Miel au goût (15 à 30 ml ou 1 à 2 c. à table, pour commencer)

Réduire les ingrédients en purée au mélangeur. Verser dans des bols individuels et réfrigérer. *Donne de 3 à 4 portions.*

FROMAGES

Le fromage est depuis longtemps la manière classique de terminer un délicieux repas. De plus, il existe aujourd'hui un nombre incalculable de fromages sur le marché. Toutefois, le lait de vache est cause de beaucoup de problèmes pour certains groupes sanguins, dont le principal est sans conteste l'augmentation de la production de mucus. Les personnes des groupes O et A feront bien d'éliminer presque complètement les produits laitiers de leur régime, à l'exception des fromages de brebis et de chèvre. Les personnes des groupes B et AB peuvent consommer une variété beaucoup plus grande de fromages de lait de vache. Si vous ne pouvez vous procurer des fromages de brebis ou de chèvre à votre supermarché, faites-en la demande. Vous pouvez vous arranger pour l'acheter en gros, en vous regroupant avec d'autres personnes avec qui vous le partagerez. Consommez du fromage avec modération, puisqu'il présente un pourcentage élevé de gras saturé. Les personnes du groupe B sont les seules pour qui le fromage est un aliment bénéfique. Lorsque vous achetez des fromages, lisez les étiquettes. Ainsi, sachez que tous les fétas ne sont pas faits de lait de chèvre ; du lait de vache est parfois utilisé.

Voici une liste de plusieurs fromages de chèvre et de brebis. Consultez le tableau de votre groupe sanguin avant d'en manger.

Fromages de lait de chèvre
Boucheron

Cabicou

Chabichou

Chavrie

Chèvre hollandais

Chevrotin

Coach Farms

Crottin

Féta

Île de France
Montrachet
Pyramide

Fromages de lait de brebis
Brigantine
Féta
Manchego
Ricotta
Romano
Roquefort
Sainte-Thérèse
Tomme

FRUITS

Les fruits sont parmi les cadeaux les plus savoureux de la nature. En saison, la qualité et la saveur des fruits sont tout simplement spectaculaires. Les fruits constituent le complément indispensable à un dessert classique. Un fruit est la collation rêvée et l'ajout idéal à n'importe quel repas; en fait, il peut même servir de repas. Si les enfants ont faim après leur journée, donnez-leur un fruit une heure avant le souper.

Pommes ou poires sautées

TRÈS BÉNÉFIQUE		NEUTRE	0, A, B, AB	À ÉVITER	

Faire sauter des pommes et des poires mûres est une bonne façon d'utiliser des fruits que vous ne mangeriez pas autrement. La recette qui suit est simple : elle convient bien à l'automne et garnit merveilleusement les crêpes et les gaufres. Elle est aussi excellente servie sur du cottage ou du ricotta. Comptez au moins une poire ou une pomme par personne. Une pincée de cari mêlée au beurre ou à la margarine ajoute une saveur piquante.

2 poires ou pommes
30 ml (2 c. à table) de beurre
(LES GROUPES A ET AB UTILISERONT
DE LA MARGARINE DE SOYA OU DE CANOLA)
Cannelle ou muscade

Peler les pommes ou les poires et trancher finement. Dans une grande poêle à frire, faire fondre le beurre ou la margarine à feu doux. Ajouter les fruits, en les retournant pour bien les enrober. Réduire le feu et couvrir. Au besoin, ajouter un peu d'eau, s'il semble ne pas y avoir assez de liquide dans la poêle. Faire cuire de 7 à 10 minutes, ou jusqu'à tendreté. La cuisson produira un peu de sirop. Les groupes A et AB assaisonneront leur fruit avec de la cannelle et de la muscade. Le groupe B utilisera de la muscade seulement. *Donne 2 portions.*

Bananes sautées

TRÈS BÉNÉFIQUE	B	NEUTRE	O	À ÉVITER	A, AB

Les bananes mûres ne plaisent pas à tout le monde. Au lieu de les jeter, faites-les cuire dans un peu de beurre. Surprenantes et délicieuses avec les plats au cari, les bananes sautées sont aussi succulentes au déjeuner, avec un peu de ricotta ou de chèvre frais. Servez-les avec de la crème glacée à la vanille bio. Un triomphe de goût et de texture, chaud ou froid. Comptez une banane par personne.

2 bananes, mûres
30 ml (2 c. à table) de beurre
15 ml (1 c. à table) de jus de citron (facultatif)
Zeste de citron

Couper les bananes en deux sur la largeur, puis sur la longueur (donc en quatre). Dans une poêle à frire, faire fondre le beurre. À feu doux, faire cuire les bananes en les enrobant soigneusement de beurre. Elles amolliront et deviendront brunes. Faire attention de ne pas les laisser brûler. Faire cuire 4 à 6 minutes. Arroser d'un filet de jus de citron et garnir de zeste de citron, au goût. Servir immédiatement. *Donne 2 portions.*

Salade de figues fraîches

TRÈS BÉNÉFIQUE	O, A, AB	NEUTRE	B	À ÉVITER	

La saison des figues fraîches est très courte. Les figues Black Mission et Calmyrna sont les plus faciles à trouver, mais il existe plus de 150 variétés différentes. Mangez les figues telles quelles, ou servez-les apprêtées à notre façon, avec un chèvre crémeux. Comptez 3 ou 4 figues et 1 ou 2 tranches de fromage par personne.

3 à 4 figues par personne
Chèvre

Couper les figues sur la longueur pour dévoiler leur chair spectaculaire et succulente. Étaler sur une assiette et garnir de chèvre émietté.

Salade tropicale

TRÈS BÉNÉFIQUE	O, A, B, AB	NEUTRE		À ÉVITER	

Inventez des mélanges de fruits savoureux aux arômes appétissants qui conviennent à votre groupe sanguin. Les couleurs resteront vives si vous arrosez les fruits de jus de citron ou de citron vert, jus qui servira de vinaigrette pour la plupart des gens. Si vous préférez une version plus riche, nappez chaque portion de vinaigrette au ricotta (p. 356).

Papaye (GROUPES O, A, B ET AB)

Mangue (GROUPES O ET B)

Kiwi (GROUPES O, A, B ET AB)

Ananas (GROUPES O, A, B ET AB)

Carambole (fruit étoile) (GROUPES O ET A)

Banane (GROUPES O ET B)

Goyave (GROUPES O, A ET B)

Jus de citron ou de citron vert

Peler, épépiner et couper la papaye et la mangue. Peler le kiwi et couper en tranches ou en quartiers. Couper l'ananas en petits morceaux. Tailler le carambole de façon que chaque tranche forme une petite étoile. Trancher la banane. Peler et trancher la goyave. Cette salade peut être étagée dans un bol en verre, chaque fruit occupant un seul étage, ou elle peut être délicatement mélangée. Arroser chaque étage de jus de citron ou de citron vert, ou verser le jus sur la salade avant de la remuer. *Comptez environ 125 g (1 tasse) de salade par personne.*

Compote de fruits

TRÈS BÉNÉFIQUE	0, A, B, AB	NEUTRE		À ÉVITER	

Pocher des fruits est une bonne façon d'utiliser des fruits très mûrs. N'hésitez pas à ajouter des pruneaux et des abricots séchés au mélange. Les combinaisons possibles sont infinies, alors faites preuve d'imagination ! Un fruit poché sur du yogourt ou du ricotta fait un merveilleux déjeuner ou un lunch léger.

250 ml (1 tasse) d'eau
175 ml (3/4 tasse) de sucre
Jus et zeste de 1 citron
3 clous de girofle
250 ml (1 tasse) de pommes, de poires, de pêches ou de prunes
250 ml (1 tasse) d'abricots, de raisins, de nectarines ou de cerises
125 ml (1/2 tasse) de menthe fraîche, ciselée (facultatif)

Un sirop doit être d'abord préparé pour pocher les fruits. Porter une grande casserole d'eau à ébullition. Ajouter le sucre, les clous de girofle, le jus et le zeste de citron. Il n'est pas nécessaire de peler les fruits. Retirer les graines et les cœurs, trancher les plus gros fruits et couper les plus petits, comme les abricots et les prunes, en moitiés. Un dénoyauteur peut être utilisé pour les cerises qui resteront alors entières ; sinon, elles seront coupées en deux lors du dénoyautage. Laisser les raisins entiers. Ajouter le mélange de fruits au sirop bouillant. Compter 1 gros fruit ou plusieurs petits par personne. Faire pocher, à découvert, environ 10 à 15 minutes. Utiliser une cuillère à égoutter pour retirer les fruits du sirop et les placer dans un plat de service. Poursuivre la cuisson et faire réduire le sirop entre 8 et 10 minutes. Retirer les clous de girofle et verser le sirop épaissi sur les fruits. Refroidir au réfrigérateur. Garnir de menthe fraîche, au goût. *Donne 2 portions.*

Pommes cuites

TRÈS BÉNÉFIQUE	0, A, AB	NEUTRE	B	À ÉVITER	

La meilleure pomme à cuire est la Rome Beauty. Elle est grosse et sucrée, sa chair est ferme et peut donc être farcie avec un mélange de noix, de fruits séchés et de sirop d'érable. Bien qu'elles ne gardent pas leur forme aussi bien que la Rome Beauty, ne délaissez pas pour autant les autres variétés de pomme. Les Granny Smith, les Cortland et les Fujis sont toutes délicieuses. Comptez une pomme par convive. Les pommes cuites conviennent particulièrement au petit-déjeuner, alors cuisinez-en quelques-unes de plus. La proportion de noix et de fruits proposée n'est qu'une suggestion : ajustez le mélange selon votre goût.

4 pommes
125 ml (1/2 tasse) de noix de Grenoble, hachées
125 ml (1/2 tasse) de figues et d'abricots séchés, mélangés
Jus de 1/2 citron
Zeste de 1/2 citron
Sirop d'érable
30 ml (2 c. à table) de beurre ou de margarine
250 ml (1 tasse) d'eau bouillante

Préchauffer le four à 180 °C (350 °F). Retirer le cœur des pommes en prenant soin de ne pas percer le dessous du fruit. Mélanger les noix, les fruits séchés, le jus et le zeste de citron. Ajouter suffisamment de sirop d'érable (environ 30 ml ou 2 c. à table) pour bien humecter le mélange. Farcir les pommes du mélange, sans trop tasser. La pomme peut être remplie à ras bord. Placer une bonne noix de beurre ou de margarine sur le dessus du mélange, et disposer les pommes dans un plat en verre allant au four. Verser de l'eau bouillante autour des pommes. Faire cuire 20 à 30 minutes, ou jusqu'à tendreté. Durant la cuisson, badigeonner les pommes avec le jus de cuisson. Déposer les pommes cuites dans un plat de service. Utiliser une petite poêle pour faire réduire le jus de cuisson à feu moyen, jusqu'à épaississement. Napper les pommes de sauce avant de servir. *Une pomme par convive.*

Tarte aux pommes

TRÈS BÉNÉFIQUE		NEUTRE	0, A, B, AB	À ÉVITER	

La pomme étant un aliment neutre, cette recette peut être adaptée pour tous les groupes sanguins. Ce dessert typiquement nord-américain fait partie des traditions, surtout à l'automne et durant les Fêtes.

PÂTE À TARTE

375 ml (1 1/2 tasse) de farine blanche d'épeautre

125 ml (1/2 tasse) de farine d'épeautre entier

2 ml (1/2 c. à thé) de sel

30 ml (2 c. à table) de sucre

1 bâtonnet de beurre, non salé, en cubes
(LES GROUPES A ET AB UTILISERONT
DE LA MARGARINE DE SOYA OU DE CANOLA)

45 ml (3 c. à table) de margarine, en cubes

75 ml (5 c. à table) d'eau froide

GARNITURE

8 pommes moyennes, Granny Smith ou Idared

75 ml (1/3 tasse) de sucre

45 ml (3 c. à table) de farine d'épeautre

Pincée de muscade, fraîchement râpée (SAUF LE GROUPE O)

15 ml (1 c. à table) de jus de citron vert

Zeste de 1 citron vert

30 ml (2 c. à table) de beurre, en cubes
(LES GROUPES A ET AB UTILISERONT
DE LA MARGARINE DE SOYA OU DE CANOLA)

1 œuf battu, pour le glaçage

Sucre, pour garnir

Dans un bol, mélanger les farines, le sel et le sucre. Travailler le beurre ou la margarine avec les doigts et bien mélanger. La pâte aura l'apparence d'une farine grossière. Ajouter un peu d'eau à la fois, en remuant avec une fourchette, jusqu'à ce que la pâte forme une boule. Couvrir d'un cellophane et réfrigérer au moins 30 minutes. La pâte se conserve au réfrigérateur pendant quelques jours ; si vous devez cuisiner pour une occasion spéciale, le fait de préparer la pâte à l'avance vous fera gagner du temps.

Peler les pommes et enlever le cœur. Couper en tranches fines. Ajouter le sucre, la farine et la muscade. Bien mélanger. Ajouter le jus et le zeste de citron vert et remuer. La garniture semblera sèche, mais en cuisant, les pommes dégorgeront leur jus et, la farine épaississant le jus, la garniture sera parfaite.

Préchauffer le four à 180 °C (350 °F). Retirer la pâte du réfrigérateur et laisser reposer à température de la pièce, jusqu'à ce qu'elle puisse être abaissée, soit environ 30 minutes. Couper la pâte en deux morceaux. Sur une surface enfarinée, étaler l'un des deux morceaux à l'aide d'un rouleau enfariné. Abaisser la pâte jusqu'à ce qu'elle forme un cercle de 30 cm (12 po) de diamètre. Enrouler la pâte à moitié sur le rouleau, soulever et déposer dans une assiette à tarte. S'assurer que la pâte adhère bien à l'assiette. Piquer à la fourchette à différents endroits. Laisser les bords de la pâte déborder de l'assiette : ils pourront être taillés et pincés plus tard.

Verser la garniture dans la tarte et parsemer de noix de beurre ou de margarine. Abaisser la pâte restante et recouvrir la tarte. Pincer la pâte du dessus et celle du dessous ensemble. Utiliser un peu d'eau au bout des doigts pour que les deux collent bien ensemble. Badigeonner d'œuf battu et saupoudrer d'un peu de sucre. Entailler la pâte de façon décorative. Faire cuire sur la grille du milieu jusqu'à ce que la pâte soit bien dorée et que le jus ait atteint le point d'ébullition (au moins 1 heure). *Donne 8 portions.*

18

Vinaigrettes, sauces, chutneys et relish

L e mot « assaisonnement » convient bien à tous ces petits accompagnements qui servent à rehausser d'autres aliments. En général, ces produits plutôt coûteux sont considérés comme des condiments, mais quiconque a eu l'occasion de constater à quel point une sauce ou une *relish* relève un plat sait qu'ils sont beaucoup plus que cela. Les recettes qui suivent vous permettront de prendre un plat facile et rapide, comme un poulet rôti, et de le transformer en un mets beaucoup plus excitant, peut-être un poulet au chutney à la mangue et au gingembre. Une simple vinaigrette peut transformer une salade de légumes ou de fruits et fournir en plus un apport nutritionnel important. La plupart des recettes que nous vous proposons peuvent être préparées très rapidement. Si vous les faites en quantité et à l'avance, il vous sera beaucoup plus facile de servir un repas nutritif, même lorsque vous manquez de temps.

Mayonnaise maison à l'huile d'olive

TRÈS BÉNÉFIQUE		NEUTRE	O, A, B, AB	À ÉVITER

Cette recette de base utilise de l'huile d'olive ou de canola et du jus de citron ou de citron vert à la place du vinaigre. Il est préférable d'utiliser une huile d'olive allégée plutôt qu'une huile extravierge. Vous obtiendrez ainsi un goût qui se rapproche de celui de l'huile de canola. Cette mayonnaise pourra être utilisée dans toutes les recettes qui en demandent.

ATTENTION: Bien que plusieurs recettes de mayonnaise requièrent un jaune d'œuf cru, nous préférons utiliser quelques millilitres (c. à table) d'une mayonnaise à l'huile de canola disponible dans la plupart des magasins d'aliments naturels. L'idée derrière le fait d'ajouter un œuf cru est que le jus de citron, acide, cuit l'œuf, tout comme le jus de citron ou de citron vert cuit le poisson dans le ceviche. Néanmoins, il est maintenant interdit dans les restaurants américains de préparer ce mets de cette façon et ce, pour deux raisons: d'abord, l'absence de procédure de contrôle durant la préparation, et ensuite, le risque très réel d'empoisonnement alimentaire. Évitez donc de manger des œufs crus, peu importe l'occasion.

15 à 30 ml (1 à 2 c. à table) de mayonnaise de canola

1 ml (1/4 c. à thé) de sel

30 ml (2 c. à table) de jus de citron ou de citron vert

250 ml (1 tasse) d'huile de canola ou d'huile d'olive allégée

Utiliser un mélangeur ou un robot culinaire pour fouetter la mayonnaise de canola et le jus de citron ensemble. Ajouter l'huile en filet jusqu'à épaississement. *Donne environ 375 ml (1 1/2 tasse).*

Vinaigrette au ricotta

TRÈS BÉNÉFIQUE	B, AB	NEUTRE	A	À ÉVITER	O

Le ricotta délayé est excellent comme assaisonnement crémeux pour les salades de fruits servies non pas comme dessert, mais comme plat principal.

250 ml (1 tasse) de ricotta

30 ml (2 c. à table) de miel

15 ml (1 c. à table) de jus de citron

30 ml (2 c. à table) de jus d'ananas, pour éclaircir (facultatif)

Zeste de 1/2 citron

Dans un petit bol, bien mélanger tous les ingrédients jusqu'à l'obtention d'une crème. *Donne 375 ml (1 1/2 tasse).*

Vinaigrette aux amandes

TRÈS BÉNÉFIQUE		NEUTRE	O, A, B, AB	À ÉVITER	

Tout comme le tahini, le beurre d'amandes peut être éclairci et transformé en délicieux assaisonnement pour les salades de fruits.

125 ml (1/2 tasse) de beurre d'amandes

15 ml (1 c. à table) de miel

50 ml (1/4 tasse) d'eau

Dans un petit bol, bien mélanger tous les ingrédients. Utiliser de l'eau pour obtenir une vinaigrette encore plus liquide. Verser en filet sur les fruits. *Donne 175 ml (3/4 tasse).*

Vinaigrette au beurre d'arachide

TRÈS BÉNÉFIQUE	A, AB	NEUTRE		À ÉVITER	O, B

125 ml (1/2 tasse) de beurre d'arachide croquant

15 ml (1 c. à table) de miel

50 ml (1/4 tasse) d'eau

Pincée de sel (si le beurre d'arachide est non salé)

Dans une petite casserole, mélanger les ingrédients à feu doux. Bien mélanger. Au besoin, ajouter de l'eau pour éclaircir la sauce. Servir sur des nouilles ou du poulet. *Donne 175 ml (3/4 tasse).*

CYBER-RECETTE

Sauce au fromage soya

PROVENANCE : Wayne Sander <wbsander@aol.com>

Groupes O, A et AB

Voici une recette rapide et facile de sauce au fromage pour les pâtes et les légumes.

85 g (3 oz) de cheddar de soya
85 g (3 oz) de tofu soyeux
30 ml (2 c. à table) d'huile végétale (lin, canola, olive)
15 ml (1 c. à table) de boisson de soya ou d'eau
Sel

Râper le fromage. Dans un bol allant au micro-ondes, mélanger les autres ingrédients. Ajouter le fromage et bien mélanger au mélangeur. Passer au micro-ondes 30 secondes. Mélanger et passer à nouveau au micro-ondes 30 secondes. Les micro-ondes étant tous différents, le temps variera de l'un à l'autre. Saler et assaisonner au goût. *Note :* Pour le macaroni au fromage, j'ajoute à la sauce 500 ml (2 tasses) de spirales de kamut cuites (groupes O et A seulement), mais je suis certain que d'autres sortes de pâtes auront aussi bon goût. Vous pouvez également accompagner le plat de brocoli, d'asperges ou d'autres légumes. *Donne 2 portions.*

Vinaigrette au tahini

TRÈS BÉNÉFIQUE		NEUTRE	O, A	À ÉVITER	B, AB

Épais et crémeux, le beurre de sésame est utilisé dans nombre de plats du Moyen-Orient, tel l'hommos *(hummus)*. Essayez cette vinaigrette avec une salade de fruits.

125 ml (1/2 tasse) de tahini

15 ml (1 c. à table) de miel

15 à 30 ml (1 à 2 c. à table) d'eau (ou plus, au besoin)

Dans un petit bol, mélanger tous les ingrédients jusqu'à ce qu'ils soient bien liés. Verser en filet sur les fruits. *Donne 175 ml (3/4 tasse).*

Vinaigrette au tofu et au miso

TRÈS BÉNÉFIQUE	A, AB	NEUTRE	O	À ÉVITER	B

Cette vinaigrette est savoureuse avec le riz et les légumes.

1/2 pain de tofu

15 ml (1 c. à table) de miso

30 à 45 ml (2 à 3 c. à table) de bouillon de légumes

30 ml (2 c. à table) de graines de sésame
(SAUF LE GROUPE AB)

Utiliser le mélangeur pour réduire tous les ingrédients en une purée onctueuse. *Donne environ 375 ml (1 1/2 tasse).*

CYBER-RECETTE

Relish aux fruits (riche en enzymes)

PROVENANCE : Belinda <aeonhealth@aol.com>

Groupe A

Voici un condiment riche en enzymes qui facilite la digestion. La texture, la couleur, les goûts sucrés et sûrs : tout y est pour stimuler le système digestif des personnes du groupe A !

450 g (1 lb) de canneberges fraîches, lavées et asséchées

500 ml (2 tasses) de graines de citrouille crues

1 grosse pomme Fuji (ferme et acidulée), non pelée, en dés, et enrobée de jus de citron pour éviter qu'elle ne se décolore

125 ml (1/2 tasse) d'ananas frais, en dés

125 ml (1/2 tasse) de céleri, finement haché

50 ml (1/4 tasse) de yogourt nature

50 ml (1/4 tasse) de mélasse verte non raffinée (ou de sirop d'érable)

175 ml (3/4 tasse) de sucre de canne brut

45 ml (3 c. à table) de jus de citron

Pincée de gingembre frais, finement râpé

Petite poignée de graines de pavot

Pincée de piment de la Jamaïque («allspice»)

Pincée de cannelle

Pincée d'estragon

Pincée de sel

Utiliser le mélangeur pour hacher grossièrement les canneberges et les graines de citrouille. Dans un grand bol, mélanger les canneberges et les graines de citrouille, la pomme, l'ananas, le céleri, le yogourt, la mélasse, le sucre de canne brut et le jus de citron. Assaisonner de gingembre, de graines de pavot, de piment de la Jamaïque, de cannelle, de sel et d'une pincée d'estragon. *Donne 12 portions.*

Vinaigrette au tofu et au persil

TRÈS BÉNÉFIQUE	A, AB	NEUTRE	O	À ÉVITER	B

Cette vinaigrette est délicieuse avec du riz brun ou un sauté de légumes tout simple. Elle peut aussi remplacer la mayonnaise dans un sandwich.

1/2 pain de tofu
30 à 45 ml (2 à 3 c. à table) de persil frais
30 ml (2 c. à table) de jus de citron
10 ml (2 c. à thé) de miso

Utiliser le mélangeur pour réduire tous les ingrédients en purée. Cette vinaigrette épaissit si on la laisse reposer. Elle se conserve quelques jours. *Donne 375 ml (1 1/2 tasse).*

Vinaigrette aux graines de sésame

TRÈS BÉNÉFIQUE		NEUTRE	O, A	À ÉVITER	B, AB

Cette vinaigrette légère et crémeuse est plus grossière que celle au tahini. Bien que les graines de sésame soient réduites en poudre à l'aide d'un pilon et d'un mortier, elles devraient cependant ne pas être moulues trop finement.

60 ml (4 c. à table) de graines de sésame
30 ml (2 c. à table) de sauce soya
45 ml (3 c. à table) de bouillon de légumes
5 à 10 ml (1 à 2 c. à thé) de sucre

Faire griller les graines de sésame quelques secondes. Moudre à la main, mais ne pas faire une pâte trop homogène. Incorporer les autres ingrédients et moudre encore quelques instants. *Donne 375 ml (1 1/2 tasse).*

Pesto au basilic

TRÈS BÉNÉFIQUE	O, AB	NEUTRE	A, B	À ÉVITER	

Ce pesto ne contient pas de parmesan et remplace par des noix de Grenoble les pignons traditionnels. Utilisez un pilon et un mortier pour confectionner un pesto qui ne soit pas trop homogène. Les proportions données sont approximatives; ajustez-les selon votre goût.

5 ml (1 c. à thé) de gros sel
125 ml (1/2 tasse) de basilic frais
125 ml (1/2 tasse) de persil frais
2 à 3 gousses d'ail, écrasées et pelées
125 ml (1/2 tasse) de noix de Grenoble, en morceaux
Huile d'olive

Mettre le sel dans le pilon et moudre en ajoutant graduellement le persil et le basilic. Incorporer un peu d'ail, tout en continuant à moudre le mélange. Incorporer les noix, les herbes, le reste de l'ail, jusqu'à ce que le mélange soit bien moulu, mais pas trop onctueux. Incorporer l'huile d'olive au mélange jusqu'à l'obtention de la consistance désirée. *Donne environ 500 ml (2 tasses).*

Pesto à la coriandre

TRÈS BÉNÉFIQUE	O, AB	NEUTRE	A, B	À ÉVITER	

À l'instar de celui au basilic, le pesto à la coriandre est meilleur lorsqu'il est fait à l'aide d'un pilon et d'un mortier. Essayez-le sur des pâtes, du riz ou dans des sandwiches. Incorporez-en quelques millilitres (1 c. à table) à une soupe avant de servir.

5 ml (1 c. à thé) de gros sel
250 ml (1 tasse) de coriandre fraîche
50 ml (1/4 tasse) de persil frais
3 gousses d'ail, écrasées et pelées
125 ml (1/2 tasse) de noix de Grenoble, en morceaux
Huile d'olive

Mettre le sel dans le mortier et ajouter, en alternant, la coriandre, le persil, l'ail et les noix. Bien incorporer chaque fois. Lorsque le mélange a été transformé en une pâte grossière, ajouter l'huile d'olive jusqu'à obtention de la consistance désirée. *Donne environ 500 ml (2 tasses).*

Vinaigrette au miel et au jus de citron

TRÈS BÉNÉFIQUE	A, AB	NEUTRE	O, B	À ÉVITER	

Voici une vinaigrette qui est excellente comme marinade pour le poisson et comme assaisonnement sucré et acidulé pour les salades.

Jus de 2 citrons
50 ml (1/4 tasse) d'huile d'olive
15 à 30 ml (1 à 2 c. à table) de miel
15 à 30 ml (1 à 2 c. à table) de tamari

Placer les ingrédients dans un pot. Fermer hermétiquement et agiter pour mélanger. Assaisonner au goût. *Donne 250 ml (1 tasse).*

Vinaigrette aux algues

TRÈS BÉNÉFIQUE	O	NEUTRE	A, B, AB	À ÉVITER	

Les possibilités offertes par cette vinaigrette sont inépuisables. Essayez-la avec une salade verte, comme trempette pour des haricots verts frais et des bâtonnets de carottes, ou mélangez-la avec des nouilles de riz pour un dîner froid. Cette vinaigrette vous permet d'utiliser les feuilles de nori déchirées : les algues sont si coûteuses qu'elles ne devraient pas être gaspillées.

250 ml (1 tasse) de flocons de petit goémon, de wakamé ou de nori

125 ml (1/2 tasse) d'huile d'olive

50 ml (1/4 tasse) de graines de sésame (LES GROUPES B ET AB UTILISERONT DES NOIX DE GRENOBLE)

15 ml (1 c. à table) d'huile de sésame (LES GROUPES A, B ET AB UTILISERONT DE L'HUILE D'OLIVE)

5 ml (1 c. à thé) de vinaigre de riz
(SAUF POUR LES GROUPES O ET A)

5 ml (1 c. à thé) de sauce soya

50 ml (1/4 tasse) d'eau (approximativement)

Placer les ingrédients dans le récipient du mélangeur et réduire en purée. Éclaircir avec de l'eau jusqu'à l'obtention de la consistance désirée. *Donne 500 ml (2 tasses).*

Vinaigrette à l'huile d'olive et au jus de citron

TRÈS BÉNÉFIQUE	O, A, B, AB	NEUTRE		À ÉVITER	

Voici une vinaigrette de base qui devrait se retrouver dans tous les foyers.

125 ml (1/2 tasse) d'huile d'olive extravierge
Jus de 2 citrons
2 ml (1/2 c. à thé) de moutarde en poudre
2 ml (1/2 c. à thé) de sel
1 ml (1/4 c. à thé) de miel

Dans un petit bol, bien mélanger tous les ingrédients au fouet. Servir avec n'importe quelle salade. *Donne environ 175 ml (3/4 tasse).*

Vinaigrette sucrée à l'oignon Vidalia

TRÈS BÉNÉFIQUE	O, A, B, AB	NEUTRE		À ÉVITER	

L'oignon Vidalia est délicieusement doux et sucré. Allié au jus de citron acidulé et au persil vert, il devient une vinaigrette idéale pour le mesclun ou les salades vertes composées

1/2 petit oignon Vidalia
Jus de 2 citrons
15 ml (1 c. à table) de persil frais, ciselé
5 ml (1 c. à thé) de sel
2 ml (1/2 c. à thé) de sucre
375 ml (1 1/2 tasse) d'huile d'olive

Râper ou hacher finement l'oignon. Dans un petit bol, mélanger tous les ingrédients, sauf l'huile. Laisser mariner 1 heure. Verser ensuite l'huile d'olive en filet et fouetter. Si la vinaigrette se sépare, secouer ou fouetter à nouveau. *Donne environ 500 ml (2 tasses).*

Vinaigrette à la moutarde et au vinaigre balsamique

TRÈS BÉNÉFIQUE		NEUTRE	B, AB	À ÉVITER	A, O

Voici une vinaigrette succulente et légèrement sucrée.

30 ml (2 c. à table) de miel

30 ml (2 c. à table) de moutarde de Dijon

125 ml (1/2 tasse) de vinaigre balsamique

250 ml (1 tasse) d'huile d'olive

Utiliser un robot culinaire pour mélanger le miel, la moutarde et le vinaigre. Pendant que le robot fonctionne, verser l'huile en filet. Cette vinaigrette se conserve indéfiniment au réfrigérateur. *Donne environ 500 ml (2 tasses).*

Sauce au yogourt et au concombre

TRÈS BÉNÉFIQUE	B, AB	NEUTRE	A	À ÉVITER	O

Cette sauce convient particulièrement aux plats de cari, à l'agneau froid en tranches, et comme trempette pour les légumes.

500 ml (2 tasses) de yogourt nature

1/2 oignon rouge, en petits dés

15 ml (1 c. à table) de menthe fraîche, ciselée

15 ml (1 c. à table) de coriandre, ciselée

1 petit concombre, pelé, épépiné et en dés

10 ml (2 c. à table) de cumin moulu

Quelques gouttes de jus de citron

Utiliser le mélangeur pour réduire tous les ingrédients en purée onctueuse. *Donne environ 750 ml (3 tasses).*

Chutney à l'ananas

TRÈS BÉNÉFIQUE	A, B, AB	NEUTRE	O	À ÉVITER	

1 petit oignon, en petits dés

30 ml (2 c. à table) d'huile d'olive ou de canola

1 ananas, bien mûr, pelé, paré et finement haché

2,5 cm (1 po) de gingembre frais, pelé et râpé

Jus de 2 citrons

250 ml (1 tasse) de sucre roux

50 ml (1/4 tasse) de jus d'ananas

125 ml (1/2 tasse) de raisins

Dans une petite casserole, faire revenir l'oignon dans l'huile à feu doux, jusqu'à ce qu'il devienne translucide. Ajouter l'ananas et le gingembre et poursuivre la cuisson quelques minutes. Incorporer le reste des ingrédients et laisser réduire environ 5 minutes. Refroidir. Servir avec du tempeh grillé ou du tofu au cari. *Donne environ 1 à 1 1/2 litre (1 à 1 1/2 pinte).*

Sauce au yogourt et au chutney à l'ananas

TRÈS BÉNÉFIQUE	A, B, AB	NEUTRE		À ÉVITER	O

250 ml (1 tasse) de chutney à l'ananas

30 ml (2 c. à table) de yogourt nature

30 ml (2 c. à table) de mayonnaise au canola, ou du commerce

Utiliser un mélangeur ou un robot culinaire pour réduire tous les ingrédients en purée. *Donne environ 375 ml (1 1/2 tasse).*

Sauce à la mangue et à la menthe

TRÈS BÉNÉFIQUE			NEUTRE	O, B	À ÉVITER	A, AB

Servez cette sauce sur du poisson et garnissez-la de feuilles de menthe fraîche ciselées ou entières.

1 mangue, mûre, pelée et dénoyautée

1,5 cm (1/2 po) de gingembre frais, pelé

Jus de 1 citron vert

30 ml (2 c. à table) d'huile d'olive extravierge

5 ml (1 c. à thé) de sel

Zeste de 1 citron vert

30 ml (2 c. à table) de menthe fraîche,
les feuilles enroulées ensemble et finement hachées

Utiliser un mélangeur ou un robot culinaire pour réduire tous les ingrédients – sauf l'huile – en purée. Pendant que l'appareil fonctionne, verser l'huile d'olive en filet. Assaisonner de sel, du zeste de citron vert et de menthe. *Donne environ 325 ml (1 1/3 tasse).*

Ketchup maison

TRÈS BÉNÉFIQUE			NEUTRE	O, AB	À ÉVITER	A, B

Voici une recette de ketchup intéressante et dont le goût ne se compare en rien aux marques commerciales.

175 ml (3/4 tasse) d'eau

75 ml (1/3 tasse) de pâte de tomates

30 ml (2 c. à table) de jus de citron

30 ml (2 c. à table) de miel

5 ml (1 c. à thé) de tamari

Dans un petit bol, bien mélanger tous les ingrédients. *Donne environ 375 ml (1 1/2 tasse).*

Sauce au beurre d'arachide (gado gado)

TRÈS BÉNÉFIQUE	A, B, AB	NEUTRE		À ÉVITER	O

Cette sauce est bien connue des personnes qui aiment les arachides et qui peuvent en manger. Elle peut être utilisée comme trempette pour des légumes ou des craquelins, ou comme sauce pour le poisson à griller. Mais par-dessus tout, elle accompagne merveilleusement le tofu et le tempeh. Vous pouvez doubler la recette : elle se conservera au moins 10 jours au réfrigérateur, si ce n'est plus.

1 gousse d'ail, écrasée et pelée

2 oignons verts

50 ml (1/4 tasse) de coriandre fraîche, grossièrement hachée

125 ml (1/2 tasse) de beurre d'arachide

50 ml (1/4 tasse) de tamari

30 ml (2 c. à table) de jus de citron

125 ml (1/2 tasse) d'eau

5 ml (1 c. à thé) de gingembre frais, pelé et haché

Utiliser un robot culinaire pour hacher l'ail, les oignons verts et la coriandre. Ajouter le beurre d'arachide, le tamari et le jus de citron. Bien mélanger, en raclant les parois du récipient au besoin. Le mélange sera très épais. Pendant que le robot fonctionne, verser lentement l'eau jusqu'à obtention de la consistance désirée. *Donne environ 500 ml (2 tasses).*

Sauce au tahini

TRÈS BÉNÉFIQUE		NEUTRE	O, A	À ÉVITER	B, AB

1 gousse d'ail, légèrement écrasée et pelée
Jus de 1 citron vert
2,5 cm (1 po) de gingembre frais, pelé et coupé en deux
50 ml (1/4 tasse) de tahini
2 ml (1/2 c. à thé) de flocons de piment rouge
30 ml (1 c. à table) de graines de sésame rôties
125 à 175 ml (1/2 à 3/4 tasse) d'eau chaude

Utiliser un mélangeur ou un robot culinaire pour réduire les ingrédients en purée, à l'exception de l'eau. Pendant que le robot fonctionne, verser lentement l'eau chaude jusqu'à obtention de la consistance désirée. *Donne 250 ml (1 tasse).*

Sauce à la menthe fraîche

TRÈS BÉNÉFIQUE		NEUTRE	B, AB	À ÉVITER	O, A

Cette recette peut être utilisée de bien des façons : avec les salades, les viandes grillées, les plats au cari et le poisson. Elle est particulièrement utile si vous faites pousser de la menthe, puisqu'elle en demande une grosse quantité. Doublez la recette qui se conservera près de deux semaines au réfrigérateur.

250 ml (1 tasse) de feuilles de menthe fraîches, lavées et asséchées
1,5 cm (1/2 po) de gingembre frais, pelé et coupé en quartiers
1 oignon vert
3 brins de lemon-grass, pelés et le tiers inférieur coupé
(conserver les feuilles plus dures pour faire du bouillon)
15 ml (1 c. à table) de vin de riz
5 ml (1 c. à thé) de vinaigre de riz brun

Jus de 1 citron vert

2 ml (1/2 c. à thé) de sucre

50 ml (1/4 tasse) d'huile d'olive

Utiliser un robot culinaire ou un mélangeur pour réduire les ingrédients en purée, à l'exception de l'huile d'olive. Verser celle-ci en filet et mélanger 10 secondes. Refroidir et servir. *Donne environ 375 ml (1 1/2 tasse).*

Sauce aux canneberges, au miel et à la moutarde

TRÈS BÉNÉFIQUE		NEUTRE	O, A, B, AB	À ÉVITER	

Voici une délicieuse recette qui peut aussi servir à glacer une volaille rôtie, en particulier la dinde. Ne l'utilisez pas pour la cuisson sur le gril, cependant, puisque la confiture de canneberges et le miel brûlent rapidement à la flamme.

1 pot de confiture de canneberges

30 ml (2 c. à table) de miel

30 ml (2 c. à table) de moutarde de Dijon

1 gousse d'ail, écrasée et pelée

Dans un petit bol, mélanger tous les ingrédients au fouet. La recette peut être utilisée pour badigeonner un poulet désossé, une poitrine de dinde, une dinde ou un poulet entier, ou encore du tempeh. Faire cuire le temps requis au four préchauffé à 180 °C (350 °F). *Donne environ 375 ml (1 1/2 tasse).*

Vinaigrette au citron vert

TRÈS BÉNÉFIQUE			NEUTRE	0, A, B, AB	À ÉVITER	

Voici une vinaigrette très relevée qui sera non seulement excellente avec une salade composée, mais aussi avec du poisson. L'huile de canola peut être remplacée par de l'huile d'olive.

2 ml (1|2 c. à thé) du mélange ail-échalote (voir ci-après),
ou 2 oignons verts, finement hachés
10 ml (2 c. à thé) de moutarde en poudre
Jus et zeste de 2 citrons verts
2 ml (1|2 c. à thé) de sel
250 ml (1 tasse) d'huile d'olive ou de canola

Dans un petit bol, mélanger la moutarde, le jus et le zeste de citron vert, le sel et le mélange ail-échalote ou les oignons verts. Fouetter énergiquement. Continuer à fouetter et verser l'huile d'olive en filet jusqu'à ce qu'elle soit bien incorporée. Utiliser un mélangeur pour une texture plus onctueuse. *Donne de 375 à 500 ml (1 1|2 à 2 tasses).*

Mélange ail-échalote

TRÈS BÉNÉFIQUE	0, A, AB	NEUTRE	B	À ÉVITER	

Cette recette permet de gagner beaucoup de temps de préparation et de cuisson ! Bien des recettes demandent de l'ail ou des oignons hachés, quand ce n'est pas les deux. Voilà un extraordinaire substitut ! On peut ajouter 5 ml (1 c. à thé) de ce mélange dans à peu près tous les plats imaginables.

10 gousses d'ail, pelées
10 échalotes, pelées
Huile d'olive pour couvrir

Utiliser un mélangeur ou un robot culinaire pour hacher finement ail et échalotes. Racler les parois du récipient au besoin. Lorsque la consistance désirée est obtenue, verser dans un contenant hermétique et recouvrir d'huile. Le mélange se conserve au réfrigérateur environ 10 jours ou plus.

Sauce aux champignons sauvages

TRÈS BÉNÉFIQUE		NEUTRE	0, A, B, AB	À ÉVITER	

Dans cette recette, n'importe quel champignon fait l'affaire, mais les champignons sauvages donnent la saveur la plus intense et la plus boisée, et la texture la plus veloutée. Cette sauce accompagne à merveille les viandes grillées, les poitrines de poulet sautées ou le tempeh vapeur. Essayez-la sur des pâtes ou presque toute autre céréale.

*60 ml (4 c. à table) de beurre, d'huile d'olive
ou de margarine de canola*

45 ml (3 c. à table) de mélange ail-échalote (voir p. 372)

2 gros champignons portobellos, tranchés, sans pied (réserver)

225 g (8 oz) de pleurotes

60 g (2 oz) de collybies (enokis) (SAUF GROUPE A)

30 ml (2 c. à table) de farine d'épeautre

*30 ml (2 c. à table) de beurre ou de margarine de canola, fondu,
ou d'huile d'olive*

375 à 500 ml (1 1/2 à 2 tasses) de bouillon de légumes chaud

50 ml (1/4 tasse) de sherry

Sel

Dans une grande casserole, faire chauffer 30 ml (2 c. à table) de beurre, margarine ou huile d'olive. Faire revenir le mélange ail-échalote 2 minutes. Ajouter tous les champignons et laisser cuire jusqu'à tendreté, environ 5 minutes. Réserver. Dans une autre casserole, confectionner un roux en faisant chauffer la farine jusqu'à ce qu'elle brunisse légèrement. Incorporer les 30 ml (2 c. à table) du corps gras fondu et lier au fouet. Le mélange sera probablement épais. Continuer à fouetter et à mélanger 2 minutes. Verser lentement 250 ml (1 tasse) de bouillon chaud, un peu à la fois, en fouettant constamment pour éviter la formation de grumeaux. Réserver 125 ml (1/2 tasse), au cas où la sauce deviendrait trop épaisse. Il est important de ne pas verser le bouillon d'un coup, ce qui rendrait la sauce grumeleuse ; il faut procéder par petite quantité. Laisser épaissir la sauce 5 minutes. Ajouter les champignons, leur jus de cuisson et le sherry. Poursuivre la cuisson à feu doux encore 10 minutes. Si la sauce est trop épaisse, ajouter du bouillon, un peu à la fois, et laisser cuire encore 5 minutes. Saler au goût. Servir la sauce chaude avec des viandes rôties, grillées ou sautées, ou avec du tempeh, du tofu, sur des pâtes ou d'autres céréales. *Donne environ 750 ml (3 tasses).*

Sauce trempette

TRÈS BÉNÉFIQUE		NEUTRE	0, A, B, AB	À ÉVITER	

Cette trempette peut également servir de marinade pour le tempeh, le poisson et la viande.

50 ml (1/4 tasse) de tamari

Jus de 1 citron vert

15 ml (1 c. à table) d'huile de sésame
(GROUPE O SEULEMENT) ou d'huile d'olive

30 ml (2 c. à table) de coriandre fraîche, ciselée

15 ml (1 c. à table) de sucre

30 ml (2 c. à table) de vinaigre de riz brun ou de jus de citron

1 gousse d'ail, écrasée et pelée

Dans un petit bol, mélanger tous les ingrédients. Pour une succulente marinade, ajouter simplement 125 ml (1/2 tasse) d'huile d'olive. *Donne environ 250 ml (1 tasse).*

Chutney à la mangue et au gingembre

TRÈS BÉNÉFIQUE		NEUTRE	O, B	À ÉVITER	A, AB

Ce chutney simple et rapide accompagne bien les plats au cari. Il est également délicieux avec le tempeh, le poisson et les viandes, comme l'agneau.

2 mangues mûres, pelées et en dés

5 cm (2 po) de gingembre frais, pelé et râpé

4 oignons verts, en julienne

5 ml (1 c. à thé) de cumin moulu

3 abricots, dénoyautés et tranchés

Jus de 1 citron

15 ml (1 c. à table) de sucre roux

30 ml (2 c. à table) d'huile d'olive ou de canola

Dans une casserole en acier inoxydable ou en pyrex (non réactive), mélanger tous les ingrédients. Faire cuire à feu doux 15 minutes. Refroidir et réfrigérer. Servir froid. *Donne de 500 à 650 ml (2 à 3 tasses).*

Mayonnaise au chutney et au yogourt

TRÈS BÉNÉFIQUE	AB	NEUTRE	A	À ÉVITER	O, B

Voici la trempette parfaite pour le poulet grillé, les légumes frais ou de croustillants craquelins de riz. Essayez-la dans un sandwich au poulet ou au thon grillé pour un goût qui sort de l'ordinaire.

125 ml (1/2 tasse) de yogourt nature

75 ml (1/3 tasse) de mayonnaise maison à l'huile d'olive ou de canola (voir p. 355)

45 ml (3 c. à table) de chutney à l'ananas (voir p. 367)

5 ml (1 c. à thé) de cumin moulu

Dans un petit bol, mélanger tous les ingrédients jusqu'à ce qu'ils soient bien liés. Couvrir et réfrigérer. Cette mayonnaise est encore meilleure après quelques heures. *Donne environ 250 ml (1 tasse).*

Relish aux poivrons rouges de Nanny Mosko

TRÈS BÉNÉFIQUE	B	NEUTRE		À ÉVITER	O, A, AB

Voici une des recettes favorites de la famille de Martha D'Adamo.

12 poivrons rouges

12 poivrons verts

12 gros oignons

750 ml (3 tasses) de sucre

45 ml (3 c. à table) de sel

500 ml (2 tasses) de vinaigre blanc

Épépiner les poivrons et couper en morceaux de taille moyenne. Peler et hacher les oignons. Utiliser un mélangeur ou un robot culinaire pour hacher les légumes jusqu'à l'obtention de la consistance désirée. Verser le mélange dans une grande casserole en inox. Dans un bol, dissoudre le sucre et le sel dans le vinaigre. Verser sur les poivrons et les oignons. Porter à ébullition. Réduire le feu et laisser mijoter 30 minutes, ou jusqu'à ce que le mélange épaississe. Verser dans des pots chauds et stérilisés, couvrir et sceller. *Donne de 5 1/2 à 7 1/2 l (1 1/2 à 2 gallons).*

Cornichons à la Nanny Mosko

TRÈS BÉNÉFIQUE	B	NEUTRE		À ÉVITER	O, A, AB

Cette recette provient du livre de recettes de la famille de Martha D'Adamo: c'est celle de sa grand-mère. Voilà une bonne façon de faire des marinades avec les concombres du potager, en fin de saison!

3 3/4 l (1 gallon) de concombres, tranchés

3 3/4 l (1 gallon) d'oignons, tranchés

125 ml (1/2 tasse) de sel

875 ml (3 1/2 tasses) de vinaigre blanc

500 ml (2 tasses) de sucre

10 ml (2 c. à thé) de graines de moutarde

10 ml (2 c. à thé) de graines de céleri

5 ml (1 c. à thé) de curcuma moulu

Recouvrir les oignons et les concombres de sel. Bien mélanger et laisser reposer environ 3 heures. Dans une grande casserole non réactive, porter à ébullition le vinaigre, le sucre, les graines et le curcuma. Égoutter et assécher les légumes. Ajouter à la casserole. Laisser cuire 15 minutes. Verser dans des pots chauds et stérilisés, couvrir et sceller. *Donne environ 7 1/2 l (2 gallons).*

Vinaigrette à l'huile de noix

TRÈS BÉNÉFIQUE	O, AB	NEUTRE	A	À ÉVITER	B

Vous aimerez déguster cette vinaigrette à la saveur intense.

125 ml (1/2 tasse) d'huile d'olive

50 ml (1/4 tasse) d'huile de noix

30 ml (2 c. à table) de jus de citron frais

2 ml (1/2 c. à thé) de moutarde en poudre

1 ml (1/4 c. à thé) de sel

50 ml (1/4 tasse) de noix de Grenoble

30 ml (2 c. à thé) de persil frais, ciselé

Dans le récipient du mélangeur, placer tous les ingrédients et mélanger jusqu'à ce que les noix soient grossièrement hachées. Servir avec une salade composée. *Donne 375 ml (1 1/2 tasse).*

Sauce barbecue aux prunes

TRÈS BÉNÉFIQUE	0, A, B, AB	NEUTRE		À ÉVITER	

Cette sauce aux prunes piquante se retrouve dans la liste des aliments très bénéfiques de tous les groupes sanguins ! Elle est délicieuse avec du poulet ou du poisson, en particulier avec une darne de thon. Utilisez-la à la fin de la cuisson ou servez-la en accompagnement, car elle brûlera si vous l'utilisez en faisant cuire des grillades.

175 ml (6 oz) de confiture de prunes

50 ml (2 oz) de jus d'ananas

45 ml (3 c. à table) de tamari

2 gousses d'ail, pressées

2 oignons verts, finement hachés

5 cm (2 po) de gingembre frais, râpé

Dans un petit bol, mélanger tous les ingrédients jusqu'à ce qu'ils soient bien liés, selon la consistance désirée – grossière ou onctueuse. *Donne 375 ml (1 1/2 tasse).*

Marinade simple

TRÈS BÉNÉFIQUE	A, AB	NEUTRE	O, B	À ÉVITER

Cette marinade convient bien au poulet, à la viande, au tempeh et au tofu. Elle est également excellente avec le maquereau ou le tassergal.

45 ml (3 c. à table) d'huile d'olive

30 ml (2 c. à table) de tamari

30 ml (2 c. à table) de mélange ail-échalote (voir p. 372)

30 ml (2 c. à table) de coriandre fraîche, ciselée

30 ml (2 c. à table) de jus de citron

Dans un petit bol, bien mélanger les ingrédients. Cette marinade se conserve plusieurs semaines au réfrigérateur. *Donne 175 ml (3/4 tasse).*

19

Boissons

L'être humain n'a pas été long à comprendre que la nature lui offrait à boire autre chose que de l'eau. L'observation des animaux sauvages, la curiosité, les accidents de la nature et la nécessité l'ont rapidement conduit à consommer un grand nombre de jus, de potions de légumes ou de fruits fermentés, et de mélanges d'herbes. Dans un très court laps de temps, bières, vins et spiritueux de fabrication artisanale se sont mis à foisonner. Il était souvent plus prudent de boire ces boissons à la place de l'eau, puisqu'il n'y avait pas de systèmes sanitaires et que les sources d'eau devenaient rapidement souillées et impropres à la consommation.

Aujourd'hui, peu importe où vous allez, vous pouvez choisir entre d'innombrables variétés d'eau, de jus, de laits, de boissons gazeuses, de bières, de vins, de spiritueux, de cafés, de thés et de *tonic waters*. C'est probablement à cause de cette abondance et de l'importance accordée aux boissons « pour le plaisir » que nous avons oublié que les boissons sont un élément essentiel d'un bon régime alimentaire. Comme pour souligner ce fait, plusieurs des boissons qui sont considérées comme nutritives ont un goût horrible, comme si ce qui est sain devait nécessairement être désagréable, voire presque infect. Les recettes qui suivent élimineront complètement cette façon de penser. Voici quelques suggestions de boissons intéressantes à préparer à la maison : boissons à confectionner au mélangeur, tisanes, jus de fruits et de légumes frais, ainsi que quelques boissons populaires dans certaines régions du monde.

Dans plusieurs cas, nos boissons contiennent des fruits et des protéines qui fourniront des collations nutritives aux adultes et qui aideront à faire patienter les enfants affamés au retour de l'école. Plusieurs de nos recettes offrent également des nutriments substantiels aux personnes qui ne peuvent consommer un repas plus complexe à cause de leur âge ou de certaines infirmités.

BOISSONS AU YOGOURT

Les personnes des groupes A, B et AB peuvent consommer du yogourt fait à partir de lait de vache, de chèvre ou de brebis. Bien que le yogourt de brebis soit probablement le plus difficile à se procurer, sa texture et sa richesse sont sans équivalent. Il existe néanmoins quantité de très bons yogourts commerciaux. Le kéfir est une préparation de lait entier ou partiellement écrémé qui a fermenté jusqu'à l'obtention d'un goût plus pétillant et plus piquant que celui du yogourt. Le kéfir est une boisson très populaire dans l'est de l'Europe, en Inde et au Moyen-Orient. Une version plus consistante de yogourt appelée *laban* est également utilisée en cuisson.

Frappé à l'ananas

TRÈS BÉNÉFIQUE	A, B, AB	NEUTRE		À ÉVITER	O

250 ml (1 tasse) de yogourt
250 ml (1 tasse) d'ananas, haché
125 ml (1/2 tasse) de jus d'ananas
Menthe fraîche

Utiliser un mélangeur pour réduire le yogourt, l'ananas et le jus d'ananas en une boisson onctueuse. Verser dans un grand verre et garnir de menthe fraîche. Donne 1 ou 2 portions.

Frappé aux abricots

TRÈS BÉNÉFIQUE	A, B, AB	NEUTRE		À ÉVITER	O

250 ml (1 tasse) de yogourt
250 ml (1 tasse) d'abricots frais
125 ml (1/2 tasse) de jus d'abricot

Utiliser un mélangeur pour réduire tous les ingrédients en une boisson onctueuse. *Donne 1 ou 2 portions.*

Frappé à la banane

TRÈS BÉNÉFIQUE	B	NEUTRE		À ÉVITER	O, A, AB

250 ml (1 tasse) de yogourt
1 grosse banane mûre, en morceaux
125 ml (1/2 tasse) de jus d'ananas

Utiliser un mélangeur pour réduire tous les ingrédients en une boisson onctueuse. *Donne 1 ou 2 portions.*

Frappé à la menthe

TRÈS BÉNÉFIQUE	B, AB	NEUTRE	A	À ÉVITER	O

250 ml (1 tasse) de yogourt
50 ml (1/4 tasse) de menthe fraîche
250 ml (1 tasse) d'eau
2 ml (1/2 c. à thé) de graines de cumin, rôties et moulues

Utiliser un mélangeur pour réduire tous les ingrédients en une boisson onctueuse. Boire très froid. *Donne 1 ou 2 portions.*

Lassi à l'eau de rose

TRÈS BÉNÉFIQUE	B, AB	NEUTRE	A	À ÉVITER	O

Voici une recette de lassi indien classique. Servez-le très froid. Les personnes des groupes A et AB peuvent utiliser du yogourt faible en gras.

250 ml (1 tasse) de yogourt de lait entier
10 ml (2 c. à thé) d'eau de rose
45 ml (3 c. à table) de sucre

Utiliser un mélangeur pour réduire tous les ingrédients en une boisson onctueuse. *Donne 1 portion.*

BOISSONS DE SOYA

Pour les personnes des groupes O et A, la boisson de soya représente une solution de remplacement idéale aux produits laitiers. La boisson de soya est aussi bien tolérée par les personnes des groupes B et AB. En fait, elle s'avère excellente pour tous les groupes sanguins! Ce n'est pas suffisant de vous suggérer d'en acheter, parce qu'au cours des dernières années, le marché s'est considérablement diversifié. De plus, il existe maintenant de la boisson de soya entier, sans gras, avec 1 % de gras, des « laits » de soya, des boissons de soya nature, à la vanille ou au chocolat! Assurez-vous de bien lire les étiquettes des boissons de soya et de riz : il existe plusieurs différences entre les marques. Certaines utilisent le malt d'orge comme édulcorant (à éviter pour le groupe B) et des huiles.

Pour une texture et un goût plaisants, mélangez de la boisson de soya et de la boisson de riz brun. Ce mélange est onctueux et riche, mais faible en gras et en calories. Au début, beaucoup de gens détestent le goût et la texture de la boisson de soya. Selon le mélange et la marque, la consistance et le goût peuvent varier : vous devrez donc faire des essais pour trouver votre marque préférée. Les frappés aux fruits que nous vous proposons constituent l'une des meilleures façons d'apprécier la boisson de soya.

Frappé à la mangue et au citron vert

TRÈS BÉNÉFIQUE			NEUTRE	O, B	À ÉVITER	A, AB

250 ml (1 tasse) de boisson de soya
1 mangue mûre, pelée, dénoyautée et coupée en morceaux
125 ml (1/2 tasse) de jus d'ananas
Jus de 1/2 citron vert

Utiliser un mélangeur pour réduire tous les ingrédients en une boisson onctueuse. Servir très froid. *Donne 1 ou 2 portions.*

Frappé à la papaye et au kiwi

TRÈS BÉNÉFIQUE	AB	NEUTRE	O, B	À ÉVITER	A

250 ml (1 tasse) de boisson de soya
1/2 petite papaye, pelée, épépinée et coupée en morceaux
1 kiwi, pelé et coupé en morceaux
125 ml (1/2 tasse) de jus de papaye

Utiliser un mélangeur pour réduire tous les ingrédients en une boisson onctueuse. Servir très froid. *Donne 1 portion.*

Frappé aux pêches et aux cerises

TRÈS BÉNÉFIQUE	A, AB	NEUTRE	O, B	À ÉVITER	

250 ml (1 tasse) de boisson de soya
125 ml (1/2 tasse) de cerises noires, dénoyautées
2 pêches mûres, dénoyautées et coupées en morceaux
250 ml (1 tasse) de jus de cerises

Utiliser un mélangeur pour réduire tous les ingrédients en une boisson onctueuse. Servir très froid. *Donne 2 portions.*

Frappé à la banane et à la papaye

TRÈS BÉNÉFIQUE		NEUTRE	O, B	À ÉVITER	A, AB

Un délice tropical riche et succulent !

250 ml (1 tasse) de boisson de soya

1 grosse banane mûre, en morceaux

1/2 papaye mûre, pelée, épépinée et coupée en morceaux

125 ml (1/2 tasse) de jus d'ananas

Utiliser un mélangeur pour réduire tous les ingrédients en une boisson onctueuse. Servir froid. *Donne 2 portions.*

Frappé aux dattes et aux pruneaux

TRÈS BÉNÉFIQUE	A	NEUTRE	O, B, AB	À ÉVITER	

Riche, délicieux et incroyablement bénéfique pour la santé ! Si vous trouvez ce frappé trop riche, utilisez quelques glaçons pour l'éclaircir et le refroidir en même temps.

250 ml (1 tasse) de boisson de soya

4 pruneaux, dénoyautés

2 à 3 dattes, dénoyautées

250 ml (1 tasse) de jus de pruneaux

Utiliser un mélangeur pour réduire tous les ingrédients en une boisson onctueuse. Servir très froid. *Donne 2 portions.*

Frappé à la pêche et aux raisins

TRÈS BÉNÉFIQUE			NEUTRE	O, A, B, AB	À ÉVITER	

125 ml (1/2 tasse) de boisson de soya

125 ml (1/2 tasse) de jus de pomme

1 petite pêche, pelée, dénoyautée et coupée en morceaux

125 ml (1/2 tasse) de raisins, sans pépins

Jus de 1/2 citron vert

Utiliser un mélangeur pour réduire tous les ingrédients en une boisson onctueuse. Servir très froid. *Donne 1 portion.*

Frappé au tofu soyeux

TRÈS BÉNÉFIQUE	A, AB	NEUTRE	O	À ÉVITER	B

Au lieu d'utiliser de la boisson de soya, cette recette requiert le tofu le plus onctueux possible, c'est-à-dire le tofu soyeux, qui a la consistance d'un flan. Ce frappé vous aidera peut-être à surmonter votre aversion envers le tofu !

250 ml (1 tasse) de morceaux d'ananas frais

85 g (3 oz) de tofu soyeux

125 ml (1/2 tasse) de jus d'ananas

1 abricot frais, pelé et dénoyauté

4 glaçons

Utiliser un mélangeur pour réduire, en 2 minutes, tous les ingrédients en une boisson onctueuse. Boire immédiatement. *Donne 1 ou 2 portions.*

BOISSON DE RIZ

TRÈS BÉNÉFIQUE		NEUTRE	0, A, B, AB	À ÉVITER	

Moins connu que la boisson de soya, le lait de riz – qui n'en est évidemment pas un – est aussi une excellente solution de remplacement aux produits laitiers. La boisson de riz est plus légère et plus sucrée que la boisson de soya. Elle présente également l'avantage d'être parfaitement assimilable par tous les groupes sanguins. Elle peut être utilisée à la place de la boisson de soya ou du yogourt dans toutes les recettes au mélangeur suggérées, consommée avec des céréales ou, tout simplement, servir de boisson rafraîchissante. Vérifiez les ingrédients qui la composent : certaines marques contiennent de l'huile de car-thame, que tous les groupes sanguins devraient éviter, et de l'huile de canola, qui ne convient pas au groupe B.

La boisson de riz donne des frappés plus liquides que ceux confectionnés avec de la boisson de soya ou du yogourt. Elle est enrichie de calcium, ce qui représente un réel avantage pour les personnes du groupe O. Utilisez-la comme vous le feriez avec le yogourt ou la boisson de soya.

LAIT D'AMANDES OU D'AVOINE

TRÈS BÉNÉFIQUE		NEUTRE	0, A, B, AB	À ÉVITER	

Les laits d'amandes et d'avoine – autres solutions de remplacement aux produits laitiers – sont, en eux-mêmes, intéressants et savoureux. Vérifiez les ingrédients : certaines marques contiennent du malt d'orge, qui devrait être évité par les groupes B et AB. Utilisez ces laits dans des frappés, sur des céréales, ou comme boisson à déguster très froide.

JUS DE FRUITS ET DE LÉGUMES

Il existe une telle variété de jus de fruits et de légumes de qualité supérieure sur le marché qu'il semble superflu d'émettre des restrictions quant à leur consommation. Les jus peuvent être des sources nutritionnelles d'une très grande valeur, mais n'oubliez pas : si vous achetez des jus du commerce, lisez les étiquettes. Beaucoup de jus vendus aujourd'hui ne contiennent que très peu de jus concentré et énormément d'eau et d'édulcorant médiocre, habituellement du sirop de maïs.

Ainsi que plusieurs personnes l'ont constaté au fil des années, consommer des fruits et des légumes peut être une expérience toute nouvelle avec un extracteur à jus. Les instructions pour préparer les jus sont simples : nettoyez bien les fruits ou les légumes, placez-les dans l'extracteur à jus et... à votre santé !

Jus de carottes et de céleri

TRÈS BÉNÉFIQUE	A, B, AB	NEUTRE	O	À ÉVITER	

Le jus de carottes peut être très sucré : ajoutez donc plus de céleri si vous l'aimez moins sucré. Le céleri contient beaucoup de sodium, ce qui équilibre le goût sucré de la carotte.

4 carottes, lavées et parées
2 branches de céleri, lavées, avec leurs feuilles
Donne 1 à 2 portions.

Jus de carottes et de gingembre

TRÈS BÉNÉFIQUE	A, AB	NEUTRE	O, B	À ÉVITER	

Ce jus peut être très épicé : ajoutez donc le gingembre en très petites quantités.

4 carottes, lavées et parées
2,5 à 5 cm (1/2 à 1 po) de gingembre frais (ou au goût)
Donne 1 à 2 portions.

Jus de carottes et de concombre

TRÈS BÉNÉFIQUE	A, AB	NEUTRE	O, B	À ÉVITER	

Une boisson légère et rafraîchissante. Concombre et carottes donnent une combinaison étonnamment délicate.

4 carottes, lavées et parées
1 concombre, pelé s'il n'est pas bio
Donne 1 à 2 portions.

Jus de carottes et de pomme

TRÈS BÉNÉFIQUE		NEUTRE	O, A, B, AB	À ÉVITER	

Voici un mélange séduisant de légumes et de fruit, sucré et délicieux.

4 carottes, lavées et parées
1 pomme, pelée si elle n'est pas bio
Donne 1 à 2 portions.

Jus de pommes et de raisins

TRÈS BÉNÉFIQUE		NEUTRE	0, A, B, AB	À ÉVITER	

3 pommes, pelées si elles ne sont pas bios
1 grappe de raisins, lavés et équeutés
Donne 1 à 2 portions.

TISANES

Les tisanes sont plus que des infusions relaxantes et réconfortantes. Plusieurs remèdes des médecines populaires du monde se retrouvent en contenants étiquetés sur les étagères des magasins de produits naturels ou des supermarchés. Beaucoup de maux, dont la fatigue, la dépression, les malaises, les difficultés digestives, la constipation et les maux de tête, peuvent être traités avec une ou deux tasses de la tisane qui convient. Nous avons donc à portée de la main un monde de produits puissants. Comme nous vous l'avons indiqué dans les tableaux d'aliments, il existe plusieurs mélanges d'herbes convenant à chaque groupe sanguin.

CYBER-RECETTE

Slush au thé et au citron verts

PROVENANCE : Belinda <aeonhealth@aol.com>

Groupes A, B, AB

Buvez cette boisson à la place d'une *slush* au rhum et au citron vert : elle favorise la digestion.

50 ml (1/4 tasse) de sirop d'érable (en ajouter au goût)

1 l (32 oz) de thé vert chaud

Pincée de cannelle (SAUF LE GROUPE B)

Pincée d'estragon

Pincée de gingembre

Jus de 2 citrons verts, incluant la pulpe

10 ml (2 c. à thé) de zeste de citron vert

Mélanger le sirop et le thé. Ajouter les épices. Incorporer le reste des ingrédients, sauf 5 ml (1 c. à thé) de zeste de citron vert pour garnir. Congeler dans des bacs à glaçons.

Pour servir : passer le thé glacé au mélangeur ou à l'extracteur à jus, jusqu'à ce qu'il prenne la consistance d'une *slush*. Verser dans des verres et garnir de tranches et de zeste de citron vert. *Donne de 2 à 4 portions.*

20

Collations, gourmandises et grignotines

L es collations ne sont pas vraiment nécessaires à une bonne alimentation. Mais voyons les choses en face : elles sont là pour de bon, surtout si vous avez des enfants. Aussi, pourquoi ne pas leur donner un aspect santé ? Au lieu de laisser nos enfants, particulièrement ciblés par la publicité, manger des aliments vides et chimiquement traités, fournissons-leur de succulents substituts, même si c'est au prix de quelques efforts supplémentaires.

Les collations pour les enfants doivent être rapides, faciles et à portée de la main. Peu importe vos choix, elles doivent non seulement calmer les fringales entre les repas, mais aussi fournir un coup de pouce nutritif à l'organisme. Il faut aussi que les enfants plus âgés puissent se servir eux-mêmes. Les collations santé peuvent être déposées sur la table de la cuisine, prêtes à être mangées par les enfants quelques minutes après qu'ils sont rentrés de l'école ou de leurs jeux.

MÉLANGE DE RANDONNÉE

À l'origine, les mélanges de fruits séchés étaient des aliments énergétiques hautement caloriques utilisés pour les longues randonnées pédestres. Au cours des années 60, ces mélanges ont commencé à devenir très populaires. Sous l'affectueux surnom de *Gorp*, la recette de base a été modifiée pour convenir à tous les groupes sanguins. Les ingrédients des mélanges peuvent être modifiés selon vos goûts. Les mélanges sont composés principalement de noix, de graines et de fruits séchés, qui sont tous des sources d'énergie concentrée: une petite quantité est donc très nourrissante. Que ce soit en voiture, à l'école ou sur les sentiers, les mélanges sont probablement l'une des gourmandises les plus satisfaisantes à avoir été inventées. Les noix et les graines croquantes mêlées aux fruits séchés très sucrés créent une combinaison substantielle et satisfaisante. Qui plus est, ils sont très faciles à préparer. Les recettes qui suivent offrent pour chaque groupe sanguin trois variations au mélange de base. Mélangez tous les ingrédients et conservez le mélange dans un contenant en verre hermétiquement fermé.

Mélanges de randonnée pour le groupe O

MÉLANGE N° 1 POUR LE GROUPE O

250 ml (1 tasse) de noix de Grenoble, en morceaux
125 ml (1/2 tasse) de moitiés d'avelines
125 ml (1/2 tasse) d'abricots séchés, en quartiers
125 ml (1/2 tasse) de cerises séchées
125 ml (1/2 tasse) de pépites de chocolat, sans lait et semi-sucrées,
ou de pépites de caroube

MÉLANGE N° 2 POUR LE GROUPE O

250 ml (1 tasse) de graines de citrouille
125 ml (1/2 tasse) de graines de tournesol
125 ml (1/2 tasse) de poires séchées, hachées
125 ml (1/2 tasse) d'ananas séché, haché

MÉLANGE N° 3 POUR LE GROUPE O

250 ml (1 tasse) de canneberges séchées
125 ml (1/2 tasse) de graines de tournesol
125 ml (1/2 tasse) de noix de Grenoble, en morceaux
125 ml (1/2 tasse) de cerises séchées
125 ml (1/2 tasse) de pépites de chocolat, sans lait et semi-sucrées

Mélanges de randonnée pour le groupe A

MÉLANGE Nº 1 POUR LE GROUPE A

250 ml (1 tasse) d'arachides
125 ml (1/2 tasse) d'abricots séchés, en quartiers
125 ml (1/2 tasse) de raisins secs

MÉLANGE Nº 2 POUR LE GROUPE A

250 ml (1 tasse) de graines de citrouille
125 ml (1/2 tasse) de graines de tournesol
125 ml (1/2 tasse) de noix de Grenoble, en morceaux
250 ml (1 tasse) d'ananas séché, haché

MÉLANGE Nº 3 POUR LE GROUPE A

250 ml (1 tasse) d'amandes hachées
250 ml (1 tasse) de cerises séchées
125 ml (1/2 tasse) de pépites de chocolat, sans lait et semi-sucrées,
ou de pépites de caroube

Mélanges de randonnée pour le groupe B

MÉLANGE Nº 1 POUR LE GROUPE B

250 ml (1 tasse) de noix du Brésil hachées
125 ml (1/2 tasse) de bananes séchées, tranchées
125 ml (1/2 tasse) d'abricots séchés, en quartiers

MÉLANGE Nº 2 POUR LE GROUPE B

250 ml (1 tasse) de moitiés de noix de macadamia
250 ml (1 tasse) d'ananas séché, haché
250 ml (1 tasse) de canneberges séchées

MÉLANGE N° 3 POUR LE GROUPE B

125 ml (1/2 tasse) de pacanes, en morceaux
125 ml (1/2 tasse) d'amandes hachées
125 ml (1/2 tasse) de raisins secs
125 ml (1/2 tasse) de cerises séchées
250 ml (1 tasse) de pépites de chocolat semi-sucrées,
ou de pépites de caroube

Mélanges de randonnée pour le groupe AB

MÉLANGE N° 1 POUR LE GROUPE AB

375 ml (1 1/2 tasse) d'arachides
250 ml (1 tasse) de noix de Grenoble, en morceaux
125 ml (1/2 tasse) de raisins secs
125 ml (1/2 tasse) d'abricots séchés, en quartiers

MÉLANGE N° 2 POUR LE GROUPE AB

125 ml (1/2 tasse) de noix de cajou
125 ml (1/2 tasse) de pignons rôtis
125 ml (1/2 tasse) de canneberges séchées

MÉLANGE N° 3 POUR LE GROUPE AB

125 ml (1/2 tasse) de pistaches
250 ml (1 tasse) de cerises séchées
125 ml (1/2 tasse) d'ananas séché, haché
250 ml (1 tasse) de pépites de chocolat, sans lait et semi-sucrées,
ou de pépites de caroube

Tous ces mélanges peuvent être constamment modifiés et ajustés de façon que vous ne vous en lassiez jamais. Consultez le tableau de votre groupe sanguin et improvisez à partir de là. Mise en garde : regarder la télé en mangeant des mélanges de randonnée peut s'avérer dangereux... pour votre tour de taille.

Rappelez-vous que les noix, les graines et les fruits séchés sont non seulement remplis de vitamines, de minéraux et de fibres, mais ils contiennent également beaucoup de gras et de calories. Il est préférable de consommer ces mélanges lors d'activités visant la performance, comme la randonnée pédestre, le vélo ou tout autre sport occasionnant une grande dépense énergétique.

BONBONS, GRAINES RÔTIES ET TREMPETTES

Bonbons au beurre d'amandes

TRÈS BÉNÉFIQUE		NEUTRE	O, A	À ÉVITER	B, AB

250 ml et 30 ml (1 tasse et 2 c. à table) de graines de sésame ou de tournesol moulues

50 ml (1/4 tasse) de figues séchées, finement tranchées

50 ml (1/4 tasse) d'abricots séchés, finement tranchés

125 ml (1/2 tasse) de beurre d'amandes

15 à 30 ml (1 à 2 c. à table) de miel

Réserver 30 ml (2 c. à table) de graines. Réduire le reste en poudre à l'aide du mélangeur. Saupoudrer les fruits séchés de plusieurs millilitres (c. à table) de poudre. Remuer pour enrober et séparer les morceaux de fruit. Incorporer le reste des graines moulues au beurre d'amandes. Incorporer le miel et les fruits. Bien mélanger à la fourchette ou avec les doigts. Façonner le mélange en boulettes et enrober de graines réservées. *Donne de 20 à 24 bonbons.*

Bonbons au beurre d'arachide

TRÈS BÉNÉFIQUE	A, AB	NEUTRE		À ÉVITER	O, B

Sans miel, ces bonbons sont délicieux, mais peu sucrés. Ajoutez du miel au goût en préparant la recette.

> *250 ml (1 tasse) de beurre d'arachide croquant*
> *90 ml (6 c. à table) de lait de chèvre, en poudre*
> *125 ml (1/2 tasse) de moitiés de cerises séchées*
> *125 ml (1/2 tasse) d'abricots séchés, en quartiers*
> *Miel*
> *125 ml (1/2 tasse) de noix de Grenoble hachées*

Dans un petit bol, bien mélanger le beurre d'arachide et 75 ml (5 c. à table) de lait de chèvre en poudre. Saupoudrer les fruits séchés du reste du lait en poudre pour en séparer les morceaux. Mélanger les fruits et le beurre d'arachide. Incorporer le miel au goût. Au besoin, ajouter d'autre lait de chèvre en poudre jusqu'à l'obtention de la consistance désirée. Façonner en boulettes et enrober de noix de Grenoble hachées. *Donne de 20 à 24 bonbons.*

Graines de tournesol au tamari

TRÈS BÉNÉFIQUE		NEUTRE	O, A	À ÉVITER	B, AB

> *110 g (4 oz) de graines de tournesol, crues et écalées*
> *15 ml (1 c. à table) de tamari*
> *125 ml (1/2 tasse) de raisins secs*

Dans une grande casserole, faire griller les graines de tournesol à feu moyen, jusqu'à ce qu'elles soient sur le point d'éclater. Remuer pour griller uniformément. Fermer le feu et ajouter le tamari. Remuer les graines quelques secondes. Les graines doivent être bien enrobées, mais le tamari ne doit pas brûler. Incorporer aux raisins secs pour une collation sucrée et savoureuse. *Donne 2 portions.*

Graines de citrouille au tamari

TRÈS BÉNÉFIQUE	O, A	NEUTRE		À ÉVITER	B, AB

110 g (4 oz) de graines de citrouille crues
15 ml (1 c. à table) de tamari

Dans une grande casserole, faire griller les graines de citrouille à feu moyen, jusqu'à ce qu'elles soient sur le point d'éclater (les graines de citrouille réagissent comme le maïs soufflé). Remuer pour éviter que les graines brûlent. Fermer le feu et ajouter le tamari. Mélanger les graines et laisser cuire quelques secondes. Retirer de la casserole et laisser tiédir. *Donne 1 à 2 portions.*

Note: La même recette peut être utilisée avec une grande variété de noix crues. Selon votre groupe sanguin, noix de cajou, amandes, avelines, arachides et noix du Brésil peuvent toutes être grillées rapidement et enrobées de tamari salé.

Trempette au cari

TRÈS BÉNÉFIQUE		NEUTRE	O, A, B, AB	À ÉVITER	

Servez cette trempette épicée avec des légumes et des pommes. Utilisez-la dans les salades et les sandwiches à la place d'une mayonnaise ordinaire.

250 ml (1 tasse) de mayonnaise maison à l'huile d'olive (voir p. 355)
(LE GROUPE B UTILISERA DE LA MAYONNAISE DU COMMERCE)
15 ml (1 c. à table) de jus de citron
15 ml (1 c. à table) de poudre de cari de bonne qualité
15 ml (1 c. à table) de cumin moulu
15 ml (1 c. à table) de coriandre moulue
15 ml (1 c. à table) de graines de moutarde moulues

Bien mélanger les ingrédients et servir. Conserver dans un récipient en verre hermétiquement fermé. *Donne environ 375 ml (1 1/2 tasse).*

Trempette de haricots noirs

TRÈS BÉNÉFIQUE	A	NEUTRE	O	À ÉVITER	B, AB

Cette trempette est très facile à réaliser et a un goût fabuleux. Les personnes du groupe O qui apprécient les mets relevés pourront ajouter à la recette des flocons de piment jalapeño ou de la sauce tabasco.

500 ml (2 tasses) de haricots noirs cuits,
ou 1 boîte de haricots noirs, rincés et égouttés

Jus de 1/2 citron

5 ml (1 c. à thé) de sel

125 à 250 ml (1/2 à 1 tasse) de bouillon de légumes ou d'eau

1 petit oignon rouge, en petits dés

15 ml (1 c. à table) de coriandre, ciselée

Utiliser un robot culinaire ou un mélangeur pour réduire les haricots en purée. Ajouter le jus de citron, le sel et un peu de liquide. Mélanger jusqu'à obtention de la consistance désirée. Verser dans un bol et incorporer l'oignon et la coriandre. Assaisonner au goût et servir froid, avec des croustilles de quinoa maison. *Donne 1 l (4 tasses).*

Hommos

TRÈS BÉNÉFIQUE		NEUTRE	O	À ÉVITER	A, B AB

Principal ingrédient de l'hommos *(hummus)*, le très humble pois chiche, ou garbanzo, est depuis des milliers d'années au centre de la cuisine de plusieurs pays. Les pois chiches moulus sont également à la base des *falafels*, un aliment frit qui vient du Moyen-Orient. L'hommos présente plusieurs possibilités: utilisez-le comme trempette avec des légumes crus; étendez-le sur du pain ou des craquelins; farcissez-en des tomates fraîches du potager, ou utilisez-le dans un sandwich. L'hommos se prépare facilement et rapidement si vous utilisez un mélangeur ou un robot culinaire.

1 boîte de pois chiches, rincés et égouttés

75 ml (1/3 tasse) de tahini

Jus de 1 petit citron

1 à 2 gousses d'ail

2 ml (1/2 c. à thé) de sel

Piment de Cayenne

30 ml (2 c. à table) de graines de sésame grillées (facultatif)

Utiliser le mélangeur ou le robot culinaire pour réduire tous les ingrédients en purée, à l'exception des graines de sésame. Au besoin, arrêter l'appareil et racler les parois du récipient. Pour faire griller les graines de sésame, faire chauffer une poêle à feu moyen. Ajouter les graines et remuer la poêle 1 ou 2 minutes, jusqu'à ce que les graines soient sur le point d'éclater. Utiliser une cuillère pour incorporer les graines à l'hommos. Conserver dans un récipient en verre hermétiquement fermé. *Donne 625 ml (2 1/2 tasses).*

30 JOURS
DE MENUS PERSONNALISÉS
POUR LES GROUPES
O, A, B ET AB

L orsque vous avez décidé de suivre le régime Groupe sanguin, vous vous êtes engagé à changer la façon dont vous
vivez et mangez. Vous pouvez néanmoins être un peu incertain
quant à l'apparence que prendront maintenant vos repas. Les
menus suivants constituent une feuille de route pour votre
groupe sanguin. Ils vous indiquent comment utiliser les listes
d'aliments et les recettes, et les intégrer dans votre vie quotidienne, pour être en bonne santé, vivre plus longtemps et
atteindre votre poids idéal.

Dans cette troisième partie, vous trouverez, pour chaque
groupe sanguin, un ensemble de menus pour 30 jours. Vous en
viendrez à élaborer vos propres menus au fur et à mesure que
vous vous familiariserez avec votre régime personnel. Il s'agit
d'atteindre un stade où vous trouverez tout naturel de consommer les aliments qui sont les plus bénéfiques pour vous. Notez
que des boissons sont suggérées avec la plupart des repas, mais
je vous conseille de ne les boire que trente minutes avant ou
après les repas, plutôt que durant celui-ci. La lecture de
4 Groupes sanguins, 4 Régimes, ainsi que du chapitre 4 du présent
ouvrage, vous aidera à bien connaître et à déterminer les exigences de votre situation particulière: vous devez perdre du
poids, vous souffrez d'un problème médical, vous êtes particulièrement vulnérable à la maladie à cause de votre groupe
sanguin… Bien manger et bien vivre vont inévitablement de
pair.

Menus personnalisés
pour le Groupe O

JOUR 1

Déjeuner

Omelette à un œuf, carottes et courgettes (zucchinis), râpées

Jus d'ananas

Tisane de cynorrhodon (baies d'églantier)

Collation

2 prunes

Verre de boisson de soya

Dîner

Salade de thon sur craquelins de seigle

Tisane de fenugrec glacée

Collation

Jus de carottes et de gingembre

Souper

Fettucine et saucisses d'agneau

Salade verte, vinaigrette au miel et au jus de citron

Baguette d'épeautre

Verre de vin

Figues fraîches

JOUR 2

Déjeuner
1 tranche de pain Manna® grillé
Confiture de cerises noires
Tisane de gingembre

Collation
Ananas frais
Jus de raisin et eau gazeuse

Dîner
Hamburger au cheddar de chèvre
   fondu, tranche de tomate
Eau gazeuse glacée
Poignée de raisins

Collation
Graines de citrouille au tamari

Souper
Rôti de dinde à la sauge et au
   romarin
Pilaf de riz brun aux carottes et
   aux oignons
Brocoli vapeur
Eau gazeuse

JOUR 3

Déjeuner
Omelette à un œuf, brocoli et
   riz pilaf
Tisane d'orme rouge

Collation
1/2 pamplemousse
Verre de boisson de riz-soya

Dîner
Dinde en tranches sur pain
   d'épeautre, mayonnaise,
   laitue et tomate
Jus de canneberges et eau
   gazeuse

Collation
Poignée de raisins et de noix

Souper
Saumon entier grillé, pesto au
   basilic
Patates douces grillées
Salade de romaine, vinaigrette
   César
Verre de vin blanc

JOUR 4

Déjeuner

Tofu soyeux brouillé à la banane et aux bleuets

Tisane de cynorrhodon (baies d'églantier)

Collation

Galette de riz, beurre de soya et confiture

Thé vert

Dîner

Salade de saumon, mayonnaise et fenouil frais haché sur lit de verdure

Craquelins de seigle

Tisane de fenugrec glacée

Collation

Poire

Verre de boisson de soya

Souper

Spaghetti de riz, sauce à la viande

Artichaut vapeur

Baguette française d'épeautre

Tisane de camomille

JOUR 5

Déjeuner

Œuf poché sur tranche de pain Manna® grillé

1/2 pamplemousse

Tisane d'orme rouge

Collation

Frappé à la banane et au tofu soyeux avec jus de pêche

Dîner

Soupe aux légumes et à la dinde

Pain français d'épeautre

Verre d'eau gazeuse

Collation

Figues, noix de Grenoble et chèvre

Souper

Espadon grillé, quartiers de citron vert

Salade de patates douces (avec les restes du Jour 3)

Poivrons rouges grillés

Verre de vin blanc

JOUR 6

Déjeuner

Crêpes à la farine de riz sauvage, sirop d'érable

Baies fraîches

Tisane de mûrier

Collation

Frappé à la banane et au tofu soyeux

Dîner

Tortilla de quinoa fourrée, avec les restes de riz du Jour 2, des poivrons grillés et de la romaine, vinaigrette au tahini

Eau gazeuse

2 abricots

Collation

Jus de carottes et de gingembre

Souper

Gigot d'agneau au cari

Riz basmati

Chutney à la mangue fraîche

Salade d'épinards avec un œuf dur

Verre de vin rouge

JOUR 7

Déjeuner

Omelette à un œuf, féta et épinards frais

Tisane de fenugrec

Collation

Prunes mélangées

Tisane de gingembre

Dîner

Agneau froid en tranches et sauce à la menthe sur lit de romaine

Tisane de cynorrhodon (baies d'églantier) glacée

Collation

Bâtonnets de carottes, trempette à l'oignon frit

Souper

Ragoût de légumes du terroir et haricots pinto

Salade de riz sauvage

Pêches, nectarines, figues et prunes fraîches en tranches

Sablés

JOUR 8

Déjeuner

Craquelins de riz, beurres d'amandes et de prunes

Tisane de salsepareille

Collation

Pomme, raisins et noix de Grenoble

Dîner

Burger à la dinde grillée au cheddar de chèvre fondu

Tomate et concombre en tranches

Jus d'ananas et eau gazeuse

Collation

Frappé à la banane et à la boisson de soya

Souper

Sauté de crevettes, chou Pak-choï (Bok choy), poivron rouge, brocoli, ail, oignon et sauce tamari

Riz à sushi

Tisane de gingembre glacée

Biscuits aux figues

JOUR 9

Déjeuner

Frittata avec les restes de riz et de légumes

Tisane de menthe poivrée

Collation

Prunes et abricots

Jus de pruneaux et eau gazeuse

Dîner

Cheddar de chèvre grillé sur tranche de pain Manna®

Tisane de ginseng glacée

Collation

Jus de pomme et de carottes

Souper

Burritos à la dinde, tortillas au quinoa

Riz et haricots noirs

Bâtonnets de jicama, salsa à l'ananas

Bière

JOUR 10

Déjeuner
Pain perdu et bleuets sautés
Tisane de cynorrhodon
   (baies d'églantier)

Collation
Frappé à la banane et à la
   boisson de soya

Dîner
Soupe cubaine aux haricots
   noirs
Jus de cerises et eau gazeuse

Collation
Pomme et cheddar de chèvre en
   tranches sur craquelins de
   seigle

Souper
Foie grillé aux oignons Vidalia
Brocoli vapeur, sauce trempette
Pilaf de riz brun

JOUR 11

Déjeuner
Œuf frit sur pilaf de riz brun
Tisane de fenugrec

Collation
Muffin d'épeautre aux bananes
Tisane de menthe poivrée

Dîner
Poitrine de poulet grillé, laitue
   et tomate sur pain d'épeautre
   grillé
Prunes mélangées
Eau minérale

Collation
Graines de citrouille au tamari
Jus de carottes et de gingembre

Souper
Filet de bœuf grillé, sauce aux
   champignons portobellos
Poireaux braisés
Salade d'épinards, vinaigrette
   au jus de citron
Verre de vin rouge
Sablés

JOUR 12

Déjeuner
Frittata aux épinards
Tisane de fenugrec

Collation
Abricots ou figues (frais ou
    séchés)
Eau gazeuse et jus de citron

Dîner
Soupe à la carotte, au
    gingembre et au cari
Salade de laitue et de tomate
Jus de pruneaux et eau gazeuse

Collation
Biscuits aux noix de Grenoble
Tisane de ginseng

Souper
Pâtes aux légumes verts
Salade César
Tartelette aux prunes
Tisane de cynorrhodon (baies
    d'églantier)

JOUR 13

Déjeuner
Muffin aux bananes et aux noix
Tisane de menthe poivrée

Collation
Jus de carottes frais

Dîner
Roulé de romaine au rôti de
    bœuf en tranches et à la
    trempette à l'oignon frit
Poires et noix de Grenoble
Eau minérale

Collation
Craquelins de riz, beurre de
    noix de soya

Souper
Jarrets de veau braisés
Confit d'oignon et de fenouil
Riz
Pois mange-tout sautés
Verre de vin

JOUR 14

Déjeuner

Œuf brouillé sur tranche de pain
  Manna®

1/2 pamplemousse, 1 banane en
  tranches

Tisane de menthe

Collation

Noix de Grenoble, raisins et
  pépites de chocolat

Eau minérale

Dîner

Burger à la dinde

Laitue et tomate

Verre d'eau gazeuse

Collation

Lanières de poivrons rouges,
  trempette au cari

Tisane de ginseng

Souper

Ragoût d'agneau aux épinards à
  l'indienne

Riz basmati

Chutney à la mangue

Tisane de fenugrec

JOUR 15

Déjeuner

Crêpes d'épeautre, confiture de
  bleuets

Bananes en tranches

Tisane d'orme rouge

Collation

Mélange de fruits séchés

Eau minérale

Dîner

Salade de thon sur lit de
  mesclun

Jus d'ananas et eau gazeuse

Collation

Biscuits aux noix de Grenoble

Tisane de menthe poivrée

Souper

Ragoût de veau et fenouil

Pilaf de riz sauvage et de riz
  basmati

Artichauts vapeur

Verre de vin

JOUR 16

Déjeuner
Œufs brouillés, tranche de pain
   Manna®, confiture d'ananas
1/2 pamplemousse
Tisane de piment de Cayenne

Collation
Frappé à la banane et à la
   boisson de soya

Dîner
Soupe aux haricots blancs, bette
   à carde
Craquelins de seigle et chèvre
Eau gazeuse et jus de citron

Collation
Muffin aux bananes
Tisane de salsepareille

Souper
Bâtonnets de baudroie frits
Crêpes de patates douces
Brocoli au sésame
Tisane de fenugrec

JOUR 17

Déjeuner
Frappé aux abricots et au tofu
   soyeux
Tisane de cynorrhodon (baies
   d'églantier)
1 tranche de pain de millet
   grillé, confiture de bleuets

Collation
Tranches de bananes, beurre
   d'amandes
Tisane de menthe poivrée

Dîner
Hamburger au cheddar de
   chèvre

Salade de mesclun et de
   concombres

Collation
2 prunes
Tisane de gingembre

Souper
Rôti de dinde
Pâtes d'épeautre au beurre
Compote de pommes
Petits pois vapeur
Verre de vin

JOUR 18

Déjeuner

Crêpes françaises, pêches
    sautées

Tisane de cynorrhodon (baies
    d'églantier)

Collation

Frappé à l'ananas, à la banane et
    à la boisson de soya

Dîner

Soupe à l'orge et aux
    champignons

Salade de laitues, chèvre et
    poires en tranches

Jus d'abricot et eau gazeuse

Collation

Bâtonnets de carottes, trem-
    pette aux haricots noirs

Eau minérale

Souper

Tassergal grillé à l'ail et au
    persil

Riz à sushi

Macédoine de légumes sautés

Vin de riz

Tartelette aux prunes

JOUR 19

Déjeuner

Muffin aux cerises et aux
    amandes

Bol de bleuets et de prunes
    mélangées

Tisane d'orme rouge

Collation

Pomme, noix de Grenoble et
    chèvre

Eau gazeuse et jus de citron

Dîner

Dinde en tranches sur lit de
    laitue

Salade aux carottes et aux
    raisins secs

Eau gazeuse et jus de cerises
    noires

Collation

Romano en tranches sur
    biscottes Wasa™

Tisane de pissenlit

Souper

Bifteck d'aloyau grillé

Nouilles cellophane

Épinards braisés à l'ail

Verre de vin de riz

JOUR 20

Déjeuner
Flocons d'épeautre et raisins
secs, boisson de soya
Banane
Tisane de gingembre

Collation
Craquelins de seigle, confiture
de cerises
Eau gazeuse

Dîner
Salade de saumon sur lit de
romaine
Prunes en tranches

Tisane de cynorrhodon (baies
d'églantier)

Collation
Jus de carottes et de céleri

Souper
Foie aux oignons
Pilaf de riz brun
Salade de mesclun
Verre de vin

JOUR 21

Déjeuner
1 œuf poché
2 tranches de pain aux abricots
et aux amandes grillé, beurre
Tisane de gingembre

Collation
Pomme et banane
Eau gazeuse

Dîner
Soupe à la courge et au
gingembre
Craquelin de riz, chèvre doux

Collation
2 biscuits aux noix de Grenoble
Tisane de menthe poivrée

Souper
Ragoût de cerf
Patates douces sautées
Verdure braisée à l'ail

JOUR 22

Déjeuner

Frappé à l'ananas, à la banane et
à la boisson de soya

Collation

Muffin anglais, confiture de
framboises

Tisane de mûrier

Dîner

Burgers au saumon

Tomate en tranches et basilic

Jus de carottes et de gingembre

Collation

Pomme en tranches, beurre
d'amandes

Tisane de gingembre

Souper

Côtelettes d'agneau grillées,
sauce à la menthe

Riz brun

Salade de haricots verts avec
chèvre et noix de Grenoble

JOUR 23

Déjeuner

Crêpes aux bleuets

Tisane de menthe poivrée

Collation

Carottes et haricots verts, sauce
trempette

Eau gazeuse et jus de citron

Dîner

Soupe au poisson

Petit pain d'épeautre

Eau gazeuse et jus d'ananas

Collation

2 prunes

Tisane de gingembre glacée

Souper

Ragoût d'agneau au cari,
chutney à la mangue

Riz basmati

Poireaux braisés

Tisane de fenugrec

JOUR 24

Déjeuner
Muffin au quinoa
Figues fraîches, chèvre
Tisane d'orme rouge

Collation
Frappé à la banane et au tofu
soyeux

Dîner
Soupe aux haricots pinto
Salade de mesclun
Eau gazeuse et jus de citron

Collation
Biscuit aux noix de Grenoble
Thé vert

Souper
Sauté au tofu et aux légumes
Riz brun
Mangue fraîche en tranches
Verre de vin rouge

JOUR 25

Déjeuner
2 œufs brouillés
2 tranches de pain Manna®
grillé, confiture de raisins
Tisane de menthe poivrée

Collation
Frappé à l'ananas et à la boisson
de soya

Dîner
Salade de thon sur craquelins de
seigle
Salade de romaine
Verre d'eau gazeuse

Collation
Bol de soupe à la citrouille et au
gingembre

Souper
Mérou grillé
Crêpes aux patates douces
Verdure cuite
Tranche de fruit frais
Verre de vin blanc

JOUR 26

Déjeuner

Tofu soyeux brouillé, pommes
   ou poires sautées

Tisane de cynorrhodon (baies
   d'églantier)

Collation

Craquelins de seigle, chèvre

Verre d'eau gazeuse

Dîner

Burger à la dinde avec cheddar
   de chèvre fondu

Romaine et tomate en tranches

Eau minérale

Collation

Pommes, noix de Grenoble

Tisane

Souper

Soupe au riz sauvage

1 tranche de pain d'épeautre
   entier, beurre de pommes

Salade de roquette (arugula)

Verre de vin blanc

JOUR 27

Déjeuner

Frappé à la banane et à la
   boisson de soya

Collation

Raisins

Tisane d'orme rouge

Dîner

Sandwich de pain d'épeautre à
   la salade de poulet, laitue et
   tomate

Eau gazeuse et jus de pruneaux

Collation

Pomme, chèvre

Tisane de gingembre

Souper

Vivaneau grillé

Penne à l'ail et aux rapinis

Fruit frais

Verre de vin

JOUR 28

Déjeuner

Omelette à un œuf, tomate, mozzarella et basilic

2 tranches de pain d'épeautre grillé, confiture d'abricots

Tisane

Collation

2 prunes

Verre de boisson de soya

Dîner

Salade de saumon sur lit de romaine

Eau gazeuse et jus de citron vert

Collation

Figues et abricots frais

Tisane de cynorrhodon (baies d'églantier)

Souper

Croquettes de dinde

Pâtes d'épeautre

Brocoli vapeur et jus de citron

Tranches d'ananas

JOUR 29

Déjeuner

2 tranches de pain Manna® grillé, beurre d'amandes et confiture de cerises

Tisane de gingembre

Collation

Frappé à la banane et à la boisson de soya

Dîner

Soupe au poisson

Salade

Collation

Bâtonnets de carottes, trempette au cari

Thé vert

Souper

Spaghetti sauce à la viande

Artichauts vapeur

Verre de vin rouge

JOUR 30

Déjeuner

Omelette à un œuf, cœurs
  d'artichaut, brocoli et chèvre
1 tranche de pain d'épeautre,
  beurre
Tisane de mûrier

Collation

Frappé à la banane et à la pêche

Dîner

Salade grecque
Eau gazeuse et jus de citron

Collation

Poire
Raisins, noix de Grenoble
Tisane de gingembre

Souper

Sole grillée
Pâtes à la verdure
Verre de vin
Sablés aux noix de Grenoble

Menus personnalisés pour le Groupe A

JOUR 1

Déjeuner
Tofu soyeux brouillé, oignon Vidalia et brocoli
Bol de bleuets
Café
Verre d'eau citronnée

Collation
Yogourt, raisins secs, graines de tournesol et miel

Dîner
Tortillas de quinoa farcies de haricots adzuki, de cheddar de chèvre, d'oignons en dés et de germinations

Salsa à l'ananas
Thé glacé au ginseng

Collation
Café glacé à la vanille, boisson de riz

Souper
Pâtes de riz, sauté d'épinards, de carottes, de champignons portobellos, d'oignons et d'ail
1 tranche de pain français d'épeautre
Verre de vin

JOUR 2

Déjeuner

Galettes de riz, beurre
d'amandes et confiture de
cerises

Tisane de cynorrhodon (baies
d'églantier)

Collation

2 prunes

Jus d'abricots

Dîner

Soupe aux haricots noirs

1 morceau de pain de maïs

Tisane de bardane glacée

Collation

Jus de carottes

Souper

Tofu, arachides et abricots

Riz brun

Épinards vapeur

JOUR 3

Déjeuner

Gaufres de sarrasin, coulis de
bleuets

Café aux amandes grillées, lait
d'amandes

Collation

Frappé à l'ananas et à la boisson
de soya

Dîner

Salade de romaine, carottes
râpées, oignon, saumon
émietté

Vinaigrette au jus de citron vert

Jus de carottes et de concombre

Collation

Poignée de raisins et
d'arachides

Souper

Tortillas au quinoa, haricots
noirs

Riz brun

Scarole braisée

Verre de vin rouge

Ananas frais

JOUR 4

Déjeuner
Muffins de quinoa, confiture de framboises
Café, boisson de soya

Collation
Poignée de cerises

Dîner
Soupe au miso et aux nouilles de sarrasin *(soba)*
Thé vert

Collation
Jus de carottes et de gingembre

Souper
Vivaneau grillé
Riz basmati
Artichaut vapeur
Tisane de camomille
Yogourt glacé

JOUR 5

Déjeuner
Kasha, sucre roux et boisson de soya
Pruneaux cuits
Tisane de millepertuis

Collation
Bol de ricotta, raisins secs et cannelle

Dîner
Pain de soya, beurre d'arachide et confiture de bleuets
Verre de lait de chèvre
2 abricots

Collation
Légumes frais, trempette au tahini
Eau citronnée

Souper
Lasagne de riz, d'épinards, de ricotta et de pesto au basilic
Champignons portobellos, sauce blanche
Salade de romaine, vinaigrette à la moutarde
Verre de vin
Biscuits à l'avoine

JOUR 6

Déjeuner
Tofu soyeux brouillé aux pêches et aux bleuets
1/2 pamplemousse
Café aux avelines

Collation
Figues fraîches
Verre de lait de chèvre

Dîner
Pizza salade (pâte à l'épeautre entier, légumes verts frais et mozzarella fondue)
Tisane de fenugrec

Collation
Jus de carottes et de céleri

Souper
Mérou grillé, sauce au beurre d'arachide, sur lit de riz et de lentilles rouges
Citrouille vapeur
Tisane de valériane

JOUR 7

Déjeuner
Muffin au son d'avoine et aux bleuets
Ananas frais
Café à la cannelle

Collation
Arachides, raisins secs
Verre de boisson de soya

Dîner
Pain Manna®, fromage de soya grillé
Pommes en tranches, noix de Grenoble
Limonade

Collation
Jus de carottes et de brocoli

Souper
Poulet au sésame
Pâtes d'épeautre, romano râpé
Chou cavalier (Collard) braisé
Verre de vin rouge
Prunes mélangées en tranches

JOUR 8

Déjeuner
Tofu soyeux brouillé avec riz
  brun et restes de chou
  cavalier (Collard)
Tisane de gingembre

Collation
Frappé aux pêches, à l'ananas et
  à la boisson de soya

Dîner
Soupe aux haricots blancs, verdure cuite et ail
1 tranche de pain de seigle noir
  aux raisins grillé

Tisane de fenugrec glacée

Collation
Craquelins de seigle, chèvre
Jus d'ananas

Souper
Saumon grillé, mariné dans une
  trempette au tamari
Kasha
Oignons et gombos (okras)
  vapeur
Verre de vin rouge

JOUR 9

Déjeuner
Omelette à un œuf, farcie de
  gombos (okras) et de kasha,
  garnie de chèvre
Jus de pamplemousse
Café à la cannelle

Collation
2 prunes
Thé vert

Dîner
Taboulé au millet et carrés de
  tofu soyeux
Tisane de gingembre glacée

Collation
Pommes en tranches, cheddar
  de chèvre

Souper
Pâtes aux topinambours à l'ail,
  aux épinards frais, aux noix
  de Grenoble, au fromage de
  féta et aux olives noires
Carottes, ail et gingembre
  braisés
Baguette d'épeautre
Verre de vin rouge

JOUR 10

Déjeuner

Muffin au sarrasin et aux bleuets

Jus d'abricot

Café à la vanille

Collation

Frappé au tofu soyeux et au jus d'ananas

Dîner

Soupe aux lentilles, poireaux et carottes

Tisane de fenugrec

Collation

Craquelins de riz, beurre de soya et confiture de cerises

Souper

Poulet de Cornouailles rôti, oignons et panais

Pilaf de riz basmati et de riz sauvage

Salade verte, vinaigrette à la moutarde

Figues fraîches

Tisane de cynorrhodon (baies d'églantier)

JOUR 11

Déjeuner

Gruau de millet, raisins, dattes, graines de tournesol et boisson de soya

Café noir

Collation

Bâtonnets de carottes, beurre d'arachide

Tisane de millepertuis

Dîner

Avocat, chèvre, concombre et germinations sur pain de céréales germées

Jus d'ananas

Collation

2 abricots

Verre de boisson de soya

Souper

Tempeh mariné grillé

Risotto au quinoa

Brocoli et noix de Grenoble sautés, vinaigrette à l'huile de noix et au jus de citron

Verre de vin rouge

Pain d'épice

JOUR 12

Déjeuner

1 tranche de pain de céréales germées, confiture de bleuets

Café et boisson de soya

Collation

Frappé au yogourt, au jus d'abricot et aux pêches

Dîner

Salade de maïs, d'orge et de haricots noirs

Guacamole et croustilles

Limonade

Collation

Jus de carottes et de gingembre

Souper

Burgers aux champignons portobellos, garnis de mozzarella et d'oignons, sur pain d'épeautre

« Tofu-frites »

Salade aux carottes et aux raisins secs

Verre de vin rouge

Melon d'eau en tranches

JOUR 13

Déjeuner

Gaufres à la farine d'avoine, sirop d'érable

Café à la cannelle

Ananas frais

Collation

Noix de Grenoble, raisins secs

Tisane de gingembre

Dîner

Soupe à la scarole, romano râpé

1 tranche de pain d'épeautre entier, fromage de soya fondu

Verre d'eau citronnée

Collation

Jus de carottes et de concombre

Souper

Darne de thon grillé

Courgettes (zucchinis), oignons et champignons portobellos grillés

Pilaf de riz brun

Salade de cresson et de feuilles de pissenlit, vinaigrette à la moutarde et au jus de citron vert

Verre de vin rouge

JOUR 14

Déjeuner
Pain Manna® perdu, sirop
   d'érable
Verre de jus d'ananas
Café

Collation
1/2 pamplemousse rose
Tisane de cynorrhodon (baies
   d'églantier)

Dîner
Sandwich de pain de soya et de
   salade de thon grillé
Pomme en tranches

Eau citronnée

Collation
Graines de citrouille au tamari
Tisane de gingembre glacée

Souper
Ragoût de tofu et de haricots
   noirs
Riz vapeur
Navets glacés
Salade de romaine, vinaigrette
   César
Tisane

JOUR 15

Déjeuner
Soupe au miso
Salade de concombres
Craquelins de riz et de graines
   de sésame
Thé vert

Collation
1 tranche de pain essénien
   grillé, confiture d'abricots
Café glacé

Dîner
Salade de poulet grillé sur lit de
   romaine, croûtons d'épeautre
   et vinaigrette César

Thé vert

Collation
1 morceau de gâteau renversé à
   l'ananas
Café chaud

Souper
Sauté de tofu épicé aux abricots
   et aux amandes
Riz vapeur
Bette à carde à l'ail

JOUR 16

Déjeuner
Crêpes au millet et au soya,
    miel
Bleuets frais
Jus de pamplemousse
Café

Collation
Yogourt, noix de Grenoble et
    raisins secs
Tisane de cynorrhodon (baies
    d'églantier)

Dîner
Pouding au tofu et à la citrouille

1 morceau de pain de maïs

Collation
Jus de carottes et de céleri

Souper
Baudroie sautée
Couscous de blé entier
Salade de mesclun, de haricots
    verts, de noix de Grenoble et
    de chèvre, vinaigrette à la
    moutarde
Verre de vin rouge

JOUR 17

Déjeuner
Frittata aux épinards et féta
Cerises fraîches
Café à la vanille

Collation
2 prunes
Tisane de fenugrec

Dîner
Sandwich aux courgettes
    (zucchinis) et mozzarella
    grillé
Tisane de ginseng glacée

Collation
Pommes, noix de Grenoble et
    raisins secs
Eau citronnée

Souper
Poitrine de poulet grillé
Pilaf de riz brun
Brocoli et carottes vapeur
Tisane de gingembre

JOUR 18

Déjeuner
Muffins aux bleuets
Jus de pamplemousse
Café à la cannelle

Collation
Frappé aux dattes et aux
    pruneaux

Dîner
Salade de saumon sur craquelins
    de seigle
Artichaut froid, vinaigrette au
    jus de citron
Tisane de gingembre glacé

Collation
Verre de boisson de soya
Poire

Souper
Tortillas de quinoa, haricots
    pinto
Riz brun vapeur
Salade de romaine et de féta,
    vinaigrette au jus de citron
Tisane

JOUR 19

Déjeuner
Tofu soyeux brouillé et brocoli
1 tranche de pain Manna®
    grillé, confiture de citrons
Café à la vanille

Collation
2 prunes
Tisane de millepertuis

Dîner
Doliques à œil noir
1 morceau de pain de maïs
Jus de carottes et de céleri

Collation
Pommes en tranches, noix de
    Grenoble
Tisane de gingembre

Souper
Escargots de Peter
Pilaf de riz basmati et de riz
    sauvage
Salade de mesclun, vinaigrette à
    la moutarde
Verre de vin

JOUR 20

Déjeuner
Yogourt, bleuets frais
1 tranche de pain Manna® grillé, confiture de raisins
Café

Collation
Frappé à l'abricot et à la boisson de soya

Dîner
Soupe campagnarde aux légumes, croûtons à l'ail
Thé vert

Collation
Craquelins de seigle, fromage de soya

Souper
Lentilles au cari
Amarante vapeur
Feuilles de pissenlit braisées à l'ail
Verre de vin

JOUR 21

Déjeuner
Gaufres de sarrasin, sirop
1/2 pamplemousse
Tisane de camomille

Collation
Biscuits au beurre d'arachide
Café

Dîner
Haricots adzuki et riz brun sucré
Petite salade de romaine, vinaigrette aux algues
Eau minérale et jus de citron

Collation
Graines de citrouille grillées
Tisane de gingembre

Souper
Pâtes de quinoa, sauté de légumes et romano râpé
Romaine et oignon rouge, vinaigrette au jus de citron
Verre de vin rouge

JOUR 22

Déjeuner
Muffins de quinoa, confiture de
   framboises
Mûres fraîches
Jus de pamplemousse
Café

Collation
Frappé à l'ananas et au yogourt

Dîner
Soupe à la courge au gingembre
Craquelins de riz, fromage de
   soya
Eau citronnée

Collation
2 prunes
Biscuits aux noix de Grenoble

Souper
Tofu et ragoût de légumes au
   cari
Riz brun
Figues fraîches
Tisane

JOUR 23

Déjeuner
1 tranche de pain aux abricots et
   aux amandes grillé, confiture
   de cerises
Café à la vanille

Collation
Verre de boisson de soya
Bâtonnets de carottes,
   trempette aux haricots noirs

Dîner
Salade de thon au cari sur
   biscottes Wasa™
Jus d'ananas et eau

Collation
Noix de Grenoble, raisins secs
   et graines de tournesol
Thé vert

Souper
Truite arc-en-ciel grillée
Légumes racines glacés
Salade de carottes et de raisins
   secs
Verre de vin

JOUR 24

Déjeuner
Omelette à un œuf, restes de riz
    brun, chèvre et coriandre
Café aux amandes, lait
    d'amandes
Jus de cerises noires et eau

Collation
Quartiers de pamplemousse
Tisane de millepertuis

Dîner
Pain de soya, ricotta, miel, noix
    de Grenoble hachées et
    raisins secs

Verre de jus d'ananas

Collation
Graines de citrouille au tamari
Tisane de camomille

Souper
Soupe aux haricots noirs
Riz brun
Salade de mesclun, vinaigrette à
    la moutarde
Pouding au tofu et à la citrouille

JOUR 25

Déjeuner
Frappé à l'ananas, aux fraises et
    à la boisson de soya

Collation
Muffin aux bleuets
Café glacé

Dîner
Salade de maïs et de doliques à
    œil noir
Salade verte, vinaigrette au jus
    de citron
Jus de carottes et de céleri

Collation
Pomme, beurre d'arachide
Thé vert

Souper
Baudroie sautée
Verdure cuite, huile d'olive et
    féta
Pain de maïs
Verre de vin rouge
Figues fraîches

JOUR 26

Déjeuner
Pain Manna® perdu
1/2 pamplemousse
Café chaud, lait d'amandes

Collation
Galettes de riz, beurre
    d'arachide et confiture de
    cerises
Tisane de millepertuis

Dîner
Soupe aux carottes et au cari
Baguette d'épeautre
Eau citronnée

Collation
Biscuits au beurre d'arachide
Café chaud

Souper
Frittata aux épinards
Muffin anglais d'épeautre grillé
Salade d'abricots, de cerises et
    de prunes, nappée de
    yogourt
Tisane de camomille

JOUR 27

Déjeuner
Muffin aux bleuets
Café chaud et boisson de soya

Collation
Frappé à l'ananas et au yogourt

Dîner
Soupe aux lentilles
1 tranche de pain essénien
    grillé, cheddar de chèvre
    fondu
Jus de carottes et de concombre

Collation
2 prunes
Tisane de ginseng

Souper
Tofu, abricots et amandes
Riz brun vapeur
Brocoli vapeur
Verre de vin rouge

JOUR 28

Déjeuner
Tofu soyeux brouillé, pommes
  et poires sautées
Café à la vanille

Collation
Frappé à la pêche et aux
  framboises

Dîner
Nouilles de sarrasin *(soba)*,
  sauce au beurre d'arachide
Thé vert

Collation
Salade aux carottes et aux
  raisins secs
Tisane de gingembre

Souper
Darne de saumon grillé, aneth
  frais
Riz basmati
Haricots verts, noix de Grenoble
  et chèvre, vinaigrette au jus
  de citron
Verre de vin blanc

JOUR 29

Déjeuner
Gaufres à l'amarante, sirop
  d'érable
Café à la cannelle

Collation
Pêches et prunes en tranches
Thé vert

Dîner
Soupe aux haricots pinto,
  poireaux à l'ail
1 tranche de baguette
  d'épeautre

Collation
Pomme, chèvre en tranches

Souper
Sauté de tofu et de légumes
Riz brun vapeur
Biscuits aux noix de Grenoble
Tisane de gingembre

JOUR 30

Déjeuner

Sauté au tofu et aux graines de
  sésame
Thé vert

Collation

Frappé au tofu soyeux

Dîner

Salade de thon sur lit de
  mesclun,
Tisane de fenugrec

Collation

Tranche de pain de céréales
  germées grillé, confiture de
  prunes
Café glacé

Souper

Vivaneau grillé aux herbes
  fraîches
Pilaf de riz brun
Fenouil et ail braisés
Verre de vin

Menus personnalisés pour le Groupe B

JOUR 1

Déjeuner
Céréales de millet, raisins secs, lait et sirop d'érable
1/2 pamplemousse
Tisane de gingembre

Collation
Verre de kéfir
Cerises

Dîner
Sardines écrasées et laitue sur pain Manna®
Bâtonnets de carottes
Eau minérale et jus de citron

Collation
Muffin d'épeautre aux bleuets
Banane
Café

Souper
Poivrons farcis de grains d'épeautre et de chèvre
Salade de haricots et d'oignon rouge, vinaigrette
Chou-fleur vapeur, jus de citron
Verre de vin rouge

JOUR 2

Déjeuner

Figues fraîches, chèvre

2 tranches de pain Manna® grillé, confiture de framboises

Quartiers d'orange

Thé vert

Collation

Frappé au yogourt, à la banane et à l'ananas

Dîner

Soupe à la courge au gingembre

Biscotte Wasa™, tranche de fromage

Collation

Muffin d'épeautre aux canneberges

2 prunes

Tisane de cynorrhodon (baies d'églantier)

Souper

Foie aux oignons

Pommes de terre en purée, beurre

Aubergine grillée

Eau minérale

JOUR 3

Déjeuner

Omelette à un œuf, féta et persil ciselé

1 tranche de pain essénien grillé, beurre de pommes

Jus de papaye

Thé vert

Collation

Frappé au yogourt et aux abricots

Dîner

Pilaf *faro* (à l'épeautre), chèvre

Concombre, huile et vinaigre

Tisane de ginseng

Collation

Galettes de riz, beurre d'amandes

Raisins

Tisane de gingembre

Souper

Lapin braisé, pâtes *orzo*

Fenouil braisé à l'ail

Salade verte, huile d'olive et vinaigre balsamique

Tisane

JOUR 4

Déjeuner
Gruau, raisins secs, lait et sirop
    d'érable
Jus d'ananas
Café

Collation
Verre de boisson de soya
Banane

Dîner
Soupe au yogourt et aux cerises
2 prunes
Tisane de gingembre

Collation
Muffin d'épeautre aux poires
Thé vert

Souper
Baudroie sautée
Pilaf de riz brun
Poivrons et shiitaké sautés
Verre de vin blanc

JOUR 5

Déjeuner
Ricotta, bananes sautées
Jus de papaye
Café

Collation
Tranche de pain à l'ananas
Salade de baies composée
Thé vert

Dîner
Salade de thon et laitue sur pain
    Manna®
Jus de carottes et de concombre

Collation
Biscuits aux noix de Grenoble
Quartiers d'orange
Tisane de menthe poivrée

Souper
Ragoût de cerf
Verdure braisée à l'ail
Patates douces sautées
Verre de vin rouge

JOUR 6

Déjeuner

1 tranche de pain à la farine de
    riz et aux amandes, confitures
    de prunes
Œuf poché
1/2 pamplemousse
Café

Collation

Frappé au yogourt, à la papaye
    et à la banane

Dîner

Soupe de légumes racines
Sandwich de chèvre grillé

Collation

Carrés au citron
Thé vert

Souper

Flétan grillé au lemon-grass
Riz basmati
Betteraves vapeur, vinaigrette
Salade tropicale
Eau minérale

JOUR 7

Déjeuner

Crêpes à la farine d'avoine et
    d'épeautre, pêches sautées
Jus de raisin
Café

Collation

Frappé à l'ananas et au yogourt

Dîner

Fruits pochés, ricotta
Eau minérale et jus de citron

Collation

Raisins
Thé vert

Souper

Côtelettes d'agneau grillées,
    chutney à la menthe
Riz brun
Carottes et panais à l'ail, au
    gingembre et à la coriandre
Tisane de sauge

JOUR 8

Déjeuner
Yogourt et prunes mélangées
1 tranche de pain Manna®,
    beurre d'amandes
Tisane de menthe poivrée

Collation
Frappé à la mangue, au citron
    vert et à la boisson de soya

Dîner
Salade de thon sur pain
    d'épeautre
Salade de chou
Jus de carottes et de céleri

Collation
Salade de fruits composée
Thé vert

Souper
Coquilles farcies au pesto
Brocoli vapeur, jus de citron
Salade verte
Verre de vin

JOUR 9

Déjeuner
Omelette à un œuf, gruyère
1 tranche de pain Manna®,
    beurre
Jus d'ananas
Café

Collation
Yogourt, banane et raisins secs

Dîner
Crème de haricots beurre (de
    Lima)
Salade verte
Eau minérale et jus de citron

Collation
Sablés
Raisins
Thé vert

Souper
Calmars sautés, pommes de
    terre
Fanes de betteraves vapeur,
    vinaigrette au jus de citron
Poires pochées
Verre de vin blanc

JOUR 10

Déjeuner
Muffin d'avoine aux bananes
Jus de papaye
Morceaux d'ananas
Café

Collation
Cottage, raisins
Tisane de menthe poivrée

Dîner
Pâtes aux épinards, parmesan et
    champignons sautés
Salade verte
Eau minérale et jus de citron

Collation
Biscotte Wasa™, chèvre
Jus de carottes et de céleri

Souper
Agneau au cari avec légumes
Riz basmati
Soupe au yogourt et au
    concombre
Tisane de cardamone

JOUR 11

Déjeuner
Omelette à un œuf, féta et
    persil ciselé
1 tranche de pain de seigle,
    confiture de prunes
1/2 pamplemousse
Thé vert

Collation
Frappé à la banane et au
    yogourt

Dîner
Chèvre doux et confiture de
    cerises sur pain à la farine de
    riz et aux amandes

Raisins rouges
Eau minérale et jus de citron

Collation
Pouding au riz
2 prunes
Tisane de gingembre

Souper
Poitrine de dinde rôtie
Pommes de terre rouges
    bouillies
Fanes de betteraves vapeur,
    vinaigrette aux framboises
Verre de vin rouge

JOUR 12

Déjeuner
Crème de riz, cerises séchées,
    boisson de soya et de riz
Ananas frais
Café

Collation
Verre de kéfir
Papaye fraîche

Dîner
Beurre d'amandes et bananes
    en tranches sur pain Manna®
Jus de raisin

Collation
Muffin d'avoine aux bleuets
Poire Bosc
Thé vert

Souper
Côtelettes d'agneau grillées
Pilaf de millet et shiitaké
Verdure braisée à l'ail
Verre de vin rouge

JOUR 13

Déjeuner
Cottage, papaye et ananas frais
1 tranche de pain d'épeautre,
    gelée de raisins
Thé vert

Collation
Verre de lait de chèvre
Banane

Dîner
Pâtes de quinoa, poivrons
    mélangés sautés et chèvre
Eau minérale

Collation
2 biscuits aux noix de Grenoble
Raisins verts
Café

Souper
Plie grillée
Choux de Bruxelles vapeur,
    beurre, jus de citron et persil
Riz brun
Verre de vin blanc

JOUR 14

Déjeuner
Crêpes à l'avoine et à
   l'épeautre, bananes sautées
Quartiers d'orange et de
   pamplemousse
Thé vert

Collation
Verre de boisson de soya
Figues et dattes séchées

Dîner
Soupe au poisson
1 tranche de baguette
   d'épeautre

Salade aux carottes et aux
   raisins secs

Collation
Galettes de riz, chèvre
Tisane de feuilles de
   framboisier

Souper
Coquilles farcies au ricotta,
   pesto
Aubergine, poivrons, shiitaké et
   ail braisés
Salade de mesclun, huile et
   vinaigre
Thé vert

JOUR 15

Déjeuner
Œuf brouillé
2 tranches de pain d'avoine
   grillé, marmelade d'orange
Jus d'ananas
Thé vert

Collation
Frappé à la papaye et au
   yogourt
Figues fraîches

Dîner
Mozzarella, courgettes
   (zucchinis) sautées et ail sur
   baguette d'épeautre

Jus de carottes et de céleri

Collation
Carré à la crème de citron
Café

Souper
Burger à la dinde, chutney à la
   mangue
Pilaf de grains d'épeautre
Salade de chou
Verre de vin blanc

JOUR 16

Déjeuner
Muesli maison, banane en
    tranches
Jus d'ananas
Tisane de menthe poivrée

Collation
Frappé à l'orange et au yogourt
Raisins Concorde

Dîner
Burger au bœuf
Salade de chou
Jus de carottes et de concombre

Collation
Muffin d'avoine aux
    canneberges
Café

Souper
Morue grillée
Pâtes aux épinards avec
    chou-fleur, ail et persil
Salade verte et féta
Verre de vin blanc

JOUR 17

Déjeuner
Gruau avec raisins secs, lait
    chaud et sirop d'érable
Café

Collation
Salade de fruits
Eau minérale et jus de raisin

Dîner
Poivrons grillés et chèvre sur
    pain d'épeautre
Jus de carottes et de concombre

Collation
Frappé à la banane et au kéfir
Raisins

Souper
Ragoût d'agneau aux épinards à
    l'indienne
Riz basmati
Salade de concombre râpé et de
    yogourt, garnie de graines de
    cumin
Verre de vin blanc

JOUR 18

Déjeuner
Soupe au miso
Riz brun
Concombre salé en tranches
Thé vert

Collation
Frappé à la banane et à l'ananas

Dîner
Sardines sur pain d'avoine
Jus de carottes et de céleri

Collation
Raisins rouges
Galettes de riz, chèvre
Tisane de gingembre

Souper
Truite arc-en-ciel grillée,
    beurre, jus de citron et persil
Beignets de patates douces
Poivrons mélangés sautés à l'ail
Gâteau renversé à l'ananas
Tisane

JOUR 19

Déjeuner
Omelette au gruyère
2 tranches de pain d'épeautre
    grillé, confiture de cerises
Jus de pamplemousse
Thé vert

Collation
Frappé à l'ananas et au kéfir
Raisins rouges

Dîner
Soupe aux haricots rognons
    rouges et à la courge
    musquée (butternut)

Biscotte Wasa™, fromage
    monterey jack
Eau minérale

Collation
Sablés
Café

Souper
Pizza blanche maison au brocoli,
    aux poivrons rouges et au
    chèvre
Salade verte
Verre de vin blanc

JOUR 20

Déjeuner
Yogourt, ananas, papaye et
    banane
Tisane de menthe poivrée

Collation
Muffin aux poires
Café

Dîner
Salade de dinde au cari sur pain
    Manna®
Eau minérale et jus de papaye

Collation
Verre de lait de chèvre
Dattes, figues et noix de
    Grenoble

Souper
Lapin braisé
Patates douces cuites au four
Chutney à la mangue et à
    l'ananas
Verre de vin rouge

JOUR 21

Déjeuner
Muffin aux bananes et aux noix
    de Grenoble
Thé vert

Collation
Yogourt, miel et raisins secs
Tisane de menthe poivrée

Dîner
Crème de haricots beurre (de
    Lima)
Eau minérale

Collation
Poignée de raisins
Tisane de gingembre

Souper
Côtelettes d'agneau grillées,
    sauce à la menthe fraîche
Riz basmati
Salade de mesclun
Verre de vin rouge
Biscuit à la farine d'avoine

JOUR 22

Déjeuner
Cottage, banane en tranches et miel
Tisane de canneberges
1 tranche de pain d'épeautre grillé, confiture de prunes

Collation
Galette de riz, beurre de soya et confiture de cerises
Café

Dîner
Salade de pommes, de céleri et de noix de Grenoble, vinaigrette au yogourt et au miel

Muffin d'avoine aux bananes
Tisane de gingembre

Collation
Jus de carottes et de céleri

Souper
Baudroie poêlée
Pommes de terre nouvelles sautées à l'ail et au romarin
1/2 courge poivrée, beurre et miel
Feuilles de moutarde cuites à l'ail
Eau minérale

JOUR 23

Déjeuner
Frappé à l'ananas et au yogourt
Thé vert

Collation
1 tranche de pain à l'ananas
Café espresso

Dîner
Soupe au poisson
Salade de carottes et de raisins secs
Tisane de gingembre

Collation
Poivrons rouges et jaunes en tranches, trempette au cari
Eau minérale

Souper
Ragoût d'agneau et d'épinards à l'indienne
Pilaf de riz brun
Mangue et pêches fraîches en tranches
Lassi à l'eau de rose

JOUR 24

Déjeuner
Crêpes de millet, d'épeautre et
de soya, sirop d'érable
Café à la vanille, lait

Collation
Frappé à la banane, à la pêche
et au yogourt

Dîner
Fondant de thon sur pain
d'épeautre, laitue et tomate
Eau minérale et jus de citron

Collation
Jus de carottes et de gingembre

Souper
Pâtes à la verdure
Saucisses d'agneau grillées
Verre de vin blanc

JOUR 25

Déjeuner
Omelette à un œuf avec brocoli
et cheddar
Cappucino
Eau minérale

Collation
Yogourt
Poignée de raisins

Dîner
Salade de maquereau fumé à
l'aulne sur pain d'épeautre
Salade de romaine et féta
Tisane glacée

Collation
Chèvre, pomme
Eau minérale

Souper
Rôti de bœuf braisé à l'ancienne
Baguette française d'épeautre
Salade de haricots verts
Fruit poché
Verre de vin rouge

JOUR 26

Déjeuner

Céréales de riz soufflé, lait et
    bananes

Café noir

Collation

Abricots et papayes séchés

Tisane de millepertuis

Dîner

Soupe au concombre et au
    yogourt

Gâteau aux bananes et aux
    prunes

Thé vert

Collation

Galettes de riz, beurre
    d'amandes et gelée de raisins

Tisane de cynorrhodon (baies
    d'églantier)

Souper

Sole grillée

Pommes de terre sautées à l'ail

Rapinis et oignons sautés

Verre de vin blanc

JOUR 27

Déjeuner

Frappé aux abricots et au
    yogourt

1 tranche de pain aux raisins
    grillé, beurre

Café

Collation

Bâtonnets de carottes,
    trempette à l'aneth et au
    cottage

Tisane de menthe poivrée

Dîner

Salade de haricots beurre (de
    Lima), chèvre

Figues fraîches

Eau minérale et jus de citron

Collation

Bouillon de dinde chaud

Souper

Ragoût de cerf

Pommes et poires sautées,
    raisins secs

2 tranches de baguette française
    d'épeautre

Gruyère

Tisane

JOUR 28

Déjeuner
Pain perdu, sirop d'érable
Banane en tranches
Cappucino

Collation
Tisane de cynorrhodon (baies
    d'églantier)

Dîner
Cottage, carottes râpées et
    haricots jicamas sur lit de
    romaine, vinaigrette au miel,
    à la moutarde et au vinaigre
    balsamique

Eau minérale et jus de citron

Collation
Abricots et amandes
Thé vert

Souper
Bifteck de flanc grillé
Courgettes (zucchinis), poivrons
    rouges et jaunes grillés
Pilaf de riz brun
Verre de vin rouge

JOUR 29

Déjeuner
Omelette à un œuf avec restes
    de légumes grillés et chèvre
Jus de papaye
Thé vert

Collation
Frappé à l'ananas et au yogourt

Dîner
Salade grecque
Petit pain d'épeautre
Tisane de ginseng

Collation
Jus de canneberges
2 biscuits à la farine d'avoine

Souper
Dinde rôtie
Purée de patates douces
Vinaigrette aux canneberges
Haricots verts, vinaigrette au
    vinaigre balsamique
Eau minérale

JOUR 30

Déjeuner

Gruau chaud, lait et cerises
séchées

Café

Collation

Frappé à la papaye

Dîner

Soupe à la dinde

Baguette française d'épeautre

Tisane de gingembre

Collation

Pomme, cheddar

Tisane de cynorrhodon (baies
d'églantier)

Souper

Côtelettes d'agneau grillées

Aubergine et poivrons rouges
grillés avec chèvre

Salade verte, vinaigrette à
l'huile d'olive et au jus de
citron

Verre de vin

Menus personnalisés pour le Groupe AB

JOUR 1

Déjeuner
Pouding au riz sauvage
Raisins
Café

Collation
Frappé à la papaye, au kiwi et à la boisson de soya

Dîner
Beurre d'arachide, raisins secs et miel sur pain Manna®
Jus de canneberges

Collation
Muffin d'épeautre à l'ananas
Thé vert

Souper
Baudroie frite sur lit de pâtes avec persil
Brocoli vapeur, jus de citron
Tomates en tranches, oignon rouge, vinaigrette au jus de citron

JOUR 2

Déjeuner

Omelette à un œuf avec restes de brocoli vapeur et mozzarella

Jus de carottes

Thé vert

Collation

Lassi aux abricots

Dîner

Soupe à l'oignon, pain français (céréales autorisées) et gruyère

Salade verte

Collation

Pain au citron

Cerises

Café

Souper

Gigot d'agneau au cari grillé

Riz basmati

Verdure braisée

Salade de concombres

Thé vert

JOUR 3

Déjeuner

Crêpes d'épeautre, pommes sautées

Jus de papaye

1/2 pamplemousse

Café

Collation

Frappé à l'ananas, au kiwi et au yogourt

Dîner

Soupe aux lentilles

Salade verte

Eau minérale et citron

Collation

Biscotte Wasa™, chèvre

Cerises

Thé vert

Souper

Saumon à l'ail, au gingembre et à la coriandre

Riz brun

Céleri braisé

Verre de vin blanc

JOUR 4

Déjeuner
Cottage, ananas et kiwi frais
1 tranche de pain de soya,
    confiture de cerises
Café

Collation
Muffin d'avoine aux bleuets
Tisane au gingembre

Dîner
Soupe à la dinde
Pain de seigle, chèvre en
    tranches

Collation
Kéfir
Prunes mélangées

Souper
Truite arc-en-ciel grillée
Purée de patates douces
Aubergine et courgettes
    (zucchinis) grillées
Verre de vin blanc
Raisins

JOUR 5

Déjeuner
Gruau, canneberges séchées,
    sirop d'érable et lait de chèvre
Jus d'ananas
Café

Collation
Verre de boisson de soya
Raisins

Dîner
Salade de thon, mayonnaise et
    luzerne germée sur pain de
    seigle
Bâtonnets de carottes et de
    céleri

Eau minérale et jus de citron

Collation
Muffin d'épeautre aux bleuets
Pomme
Thé vert

Souper
Foie aux champignons et aux
    oignons
Pommes de terre nouvelles
    sautées aux herbes
Feuilles de pissenlit braisées à
    l'ail
Verre de vin

JOUR 6

Déjeuner

Omelette à un œuf avec féta, tomate et basilic

1 tranche de pain à la farine de riz et aux amandes, confiture d'abricots

1/2 pamplemousse

Café

Collation

Yogourt, kiwi en tranches

Thé vert

Dîner

Chili aux haricots pinto

Riz brun

Salade composée

Collation

1 tranche de pain à l'ananas

Cerises

Tisane de gingembre

Souper

Vivaneau poché

Pâtes aux épinards, chou-fleur et ail

Tomates, concombres et oignon rouge en tranches, vinaigrette au jus de citron

JOUR 7

Déjeuner

Céréale de millet avec raisins secs et boisson de soya

1/2 pamplemousse

Café

Collation

Poignée d'arachides, de noix de Grenoble et de pépites de chocolat

Poire

Dîner

Salade de haricots, oignon rouge et chèvre, vinaigrette au jus de citron

Eau minérale

Collation

Baklava

Café

Souper

Ragoût de lapin, carottes, pommes de terre, céleri et panais

Épinards braisés à l'ail

Pain français (céréales autorisées)

Salade de fruits tropicaux

JOUR 8

Déjeuner
Yogourt, miel, raisins secs et
    noix de Grenoble
Quartiers de pamplemousse
Thé vert

Collation
Cottage, ananas
Tisane de cynorrhodon (baies
    d'églantier)

Dîner
Sardines arrosées de jus de
    citron sur pain de seigle
Jus de carottes et de céleri

Collation
Biscuits au beurre d'arachide
Pêches et abricots

Souper
Poitrine de dinde, chutney à
    l'ananas
Salade de riz sauvage, noix de
    Grenoble
Purée de plantains bouillis
Verre de vin blanc

JOUR 9

Déjeuner
2 œufs pochés
Figues fraîches, chèvre
1 tranche de pain de céréales
    germées grillé, marmelade de
    pamplemousses
Thé vert

Collation
Verre de boisson au riz et au
    soya
Pomme

Dîner
Fruit cuit, ricotta

Jus de papaye

Collation
Pouding au pain d'épeautre
Café

Souper
Darne de thon, tomates cerises
Riz basmati brun
Navets braisés
Salade de verdure cuite, chèvre
Eau minérale

JOUR 10

Déjeuner
Salade d'agrumes
Jus d'ananas
Tisane de gingembre

Collation
Frappé aux dattes et aux
   pruneaux

Dîner
Salade de grains d'épeautre,
   concombre, persil et féta
Jus de carottes et de céleri

Collation
Galettes de riz, beurre
   d'arachide
Raisins
Café

Souper
Tempeh mariné grillé
Ragoût d'aubergine à l'ail
Quinoa vapeur
Moitiés de tomates cerises
   rouges et jaunes, vinaigrette
   au jus de citron

JOUR 11

Déjeuner
Pouding au pain d'épeautre
Raisins
Café

Collation
Verre de lait de chèvre
Cerises, ananas

Dîner
Soupe au miso et tofu
Riz brun
Salade de concombres

Collation
Bonbon au beurre d'arachide
Thé vert

Souper
Côtelettes d'agneau grillées
Purée de patates douces
Chou-fleur braisé à l'ail

JOUR 12

Déjeuner
Salade d'agrumes
Jus de pamplemousse
Café

Collation
Yogourt, kiwis frais
Eau minérale

Dîner
Salade de haricots pinto,
    vinaigrette à l'ail
Jus de carottes et de céleri
Craquelins de seigle, chèvre

Collation
Pain à la citrouille et aux noix
    de Grenoble
Café

Souper
Mérou, sauce au beurre
    d'arachide
Riz basmati
Feuilles de pissenlit braisées à
    l'ail
Verre de vin blanc
Gâteau aux prunes

JOUR 13

Déjeuner
Œuf brouillé
2 tranches de bacon de dinde
2 tranches de pain d'avoine
    grillé, marmelade de
    pamplemousses
Thé vert

Collation
Verre de boisson de soya
Raisins verts

Dîner
Salade de thon et luzerne
    germée sur pain de seigle

Jus de carottes et de céleri

Collation
Salade de fruits, vinaigrette au
    beurre d'arachide
Tisane de ginseng

Souper
Lasagne aux champignons
    portobellos et au pesto
Salade verte, vinaigrette au jus
    de citron
Baguette d'épeautre
Verre de vin rouge

JOUR 14

Déjeuner
Crêpes à la farine d'avoine et
  d'épeautre, sirop d'érable
1/2 pamplemousse
Café

Collation
Yogourt, noix de Grenoble, miel
  et raisins secs
Tisane de gingembre

Dîner
Salade de lentilles, chèvre
Eau minérale

Collation
Muffin aux cerises
Thé vert

Souper
Ragoût de lapin
Verdure braisée à l'ail
1 tranche de gâteau aux poires
Verre de vin rouge

JOUR 15

Déjeuner
Gruau, lait chaud, cerises
  séchées et sirop d'érable
Thé vert

Collation
Ricotta, ananas frais
Jus de canneberges

Dîner
Salade de riz basmati et de riz
  sauvage, tofu et pesto au
  persil
Jus de carottes et de concombre

Collation
Pain d'épice
Café

Souper
Vivaneau
Pilaf d'épeautre
Betteraves vapeur, beurre et jus
  de citron
Fruit poché
Tisane glacée

JOUR 16

Déjeuner
1/2 pamplemousse
Figues fraîches, chèvre
Muffin au son d'avoine
Thé vert

Collation
Frappé à l'ananas et au yogourt

Dîner
Crème de brocoli
1 tranche de baguette
    d'épeautre, chèvre
Eau minérale

Collation
Biscotte Wasa™, beurre
    d'arachide et confiture de
    cerises
Thé vert

Souper
Kébabs d'agneau
Salade de patates douces
Verdure cuite, ricotta salé
Verre de vin rouge

JOUR 17

Déjeuner
Omelette, féta et verdure cuite
1 tranche de pain de seigle
    grillé, beurre
Jus de pamplemousse
Café

Collation
Ricotta, noix de Grenoble et
    dattes, vinaigrette au miel et
    au jus de citron
Tisane de cynorrhodon (baies
    d'églantier)

Dîner
Sardines et luzerne germée sur
    pain de seigle

Jus de carottes et de céleri

Collation
Biscuits au beurre d'arachide
Café

Souper
Ragoût au tofu et aux légumes
    au cari
Riz brun
Concombre et feuilles de
    pissenlit nouvelles, huile et
    jus de citron
Thé vert

JOUR 18

Déjeuner
Millet chaud, raisins secs, lait
    chaud et miel
Café

Collation
Verre de boisson de soya
Pêche et prune

Dîner
Soupe aux lentilles
1 tranche de baguette, chèvre
Eau minérale

Collation
1 tranche de gâteau au citron et
    aux noix de Grenoble
Café

Souper
Pain de viande (de dinde)
Pommes de terre rouges
    bouillies
Céleri braisé
Verre de vin blanc

JOUR 19

Déjeuner
Muesli maison, raisins secs et
    boisson de soya
1/2 pamplemousse
Café

Collation
Cottage, ananas frais
Jus de raisin

Dîner
Sauté au tofu et aux légumes
Riz brun
Salade de concombre et
    d'oignon rouge

Collation
Craquelins de seigle, chèvre
Raisins Concorde

Souper
Vivaneau vapeur, sauce
    trempette
Quinoa, pesto à la coriandre
Purée de panais
Verre de vin blanc

JOUR 20

Déjeuner
Omelette, fromage de soya
2 tranches de pain Manna®
    grillé, confiture de prunes
Jus de pamplemousse
Café

Collation
Verre de kéfir
Raisins noirs

Dîner
Soupe à la courge au gingembre
Craquelins de seigle, chèvre
Eau minérale et jus de citron

Collation
2 biscuits aux noix de Grenoble
Poire
Thé vert

Souper
Ragoût d'agneau au cari
Riz basmati
Soupe au concombre et au
    yogourt
Tisane de gingembre

JOUR 21

Déjeuner
Yogourt, miel, noix de Grenoble
    et raisins secs
Quartiers de pamplemousse
Café, lait mousseux

Collation
Frappé à l'ananas et au kiwi

Dîner
Salade de grains d'épeautre,
    féta, concombre et oignons
    verts
Thé vert

Collation
Beurre d'arachide sur tranches
    de pomme
Verre d'eau minérale

Souper
Ragoût au tofu et aux légumes
    au cari
Riz brun
Salade de poires et de noix de
    Grenoble
Verre de vin

JOUR 22

Déjeuner
Crêpes à la farine de millet,
    d'épeautre et de soya, sirop
    d'érable
Jus de canneberges
Café

Collation
Verre de lait de chèvre
Raisins

Dîner
Burger de champignons
    portobellos, grillés sur muffin
    anglais d'épeautre

Eau gazeuse et jus de raisin

Collation
Mélange de randonnée
Tisane de gingembre

Souper
Dinde rôtie, farce de pain
    d'épeautre et de châtaignes
Vinaigrette aux canneberges
Purée de pommes de terre en
    robe des champs
Navets et panais glacés
Verdure vapeur
Eau minérale

JOUR 23

Déjeuner
Gruau chaud, raisins secs et
    boisson de soya
Café

Collation
Verre de kéfir
Fraises et ananas frais

Dîner
Soupe à la courge au gingembre
Tranche de pain de céréales
    germées
Verre de jus de pomme

Collation
Craquelins de seigle, chèvre
Poire en tranches
Thé vert

Souper
Fettucine, saucisses d'agneau et
    légumes
Salade verte
Verre de vin rouge

JOUR 24

Déjeuner
Tofu soyeux brouillé aux
    bleuets
Café à la noix de macadamia

Collation
Muffin de son d'avoine,
    confiture de cerises
Tisane de cynorrhodon (baies
    d'églantier)

Dîner
Salade de dinde sur pain de
    seigle, tomate et laitue
Tisane de camomille glacée

Collation
Jus de carottes et de gingembre

Souper
Mérou poêlé
Riz brun vapeur
Brocoli vapeur
Salade verte, chèvre émietté
Tisane glacée

JOUR 25

Déjeuner
Bagel de blé entier, fromage à la
    crème et confiture de figues
Café

Collation
Frappé à la pêche, aux raisins et
    au yogourt

Dîner
Salade grecque
1 tranche de baguette
    d'épeautre
Eau minérale et jus de citron

Collation
2 prunes
Tisane de gingembre glacée

Souper
Soupe à la dinde et aux nouilles
Aubergine poêlée, tomate en
    tranches au chèvre et au
    basilic
Verre de vin

JOUR 26

Déjeuner

Céréales de riz soufflé, cerises séchées et lait de chèvre

1/2 melon miel

Thé vert

Collation

1 tranche de pain brioché au citron

Café

Dîner

Soupe aux haricots blancs, bette à carde cuite

Craquelins de seigle, gruyère

Eau minérale et jus de citron vert

Collation

Muffin de son d'avoine aux cerises

Tisane de menthe poivrée

Souper

Gigot d'agneau au cari grillé, sauce à la menthe fraîche

Patates douces grillées

Pilaf de riz sauvage et de riz basmati

Salade de roquette (arugula) et de féta

JOUR 27

Déjeuner

Cottage, ananas

1 tranche de pain de céréales germées grillé, marmelade de pamplemousses

Café

Collation

Soupe au miso et au tofu

Dîner

Sandwich de salade de thon sur pain d'épeautre, laitue et tomate en tranches

Tisane de gingembre glacée

Collation

Jus de carottes et de céleri

Souper

Pâté à la dinde

Salade de mesclun, vinaigrette à l'huile d'olive et au jus de citron

Gâteau renversé à l'ananas

Tisane

JOUR 28

Déjeuner
Omelette à un œuf avec brocoli
  et cheddar de chèvre
1/2 pamplemousse
Café à la cannelle

Collation
Pomme, noix de Grenoble
Tisane d'échinacée

Dîner
Agneau au cari en tranches sur
  lit de verdure, sauce au
  yogourt et à l'ananas
Raisins

Tisane de gingembre

Collation
Fin Crisp™, chèvre
Jus de carottes et de concombre

Souper
Vivaneau vapeur, vinaigrette
  aux algues
Beignets de légumes
Fenouil braisé à l'ail
Verre de vin
Poires pochées

JOUR 29

Déjeuner
Tofu soyeux brouillé, poires
  sautées
Café, lait mousseux

Collation
Yogourt, noix de Grenoble,
  raisins secs et miel
Tisane de ginseng

Dîner
Soupe aux lentilles rouges au
  cari
1 tranche de pain d'épeautre,
  chèvre

Jus de cerises noires

Collation
Dattes et châtaignes rôties
Tisane de feuilles de fraisier

Souper
Tempeh bouilli, sauce au beurre
  d'arachide
Pilaf de riz sauvage et de riz
  basmati
Brocoli et chou-fleur vapeur à
  l'ail et au persil

JOUR 30

Déjeuner

Pain de céréales germées, beurre d'arachide et gelée de raisins

Café

Collation

Salade de kiwis, raisins et ananas, vinaigrette au miel et au ricotta

Tisane de camomille

Dîner

Soupe au poisson consistante

Eau gazeuse et jus de canneberges

Collation

Yogourt et prunes en tranches

Thé vert

Souper

Ragoût d'agneau aux épinards à l'indienne

Chutney à l'ananas

Concombres marinés

Riz brun

Lassi à l'eau de rose

Biscuits aux noix de Grenoble

Annexe A

Liste des ressources aux États-Unis de vente d'aliments par correspondance

ORGANISME/ COMPAGNIE	PRODUITS	COORDONNÉES
The Coach Farm Inc.	Produits de chèvre	105 Mill Hill Road Pine Plains, NY 12567 (518) 398-5325
Horizon Organic Dairy	Produits laitiers	P. O. Box 17577 Boulder, CO 80308 1 888 494-3020
Juniper Valley Farms	Produits laitiers	155-04 Liberty Avenue Jamaica, NY 11433 (718) 291-3333
Seven Stars Farms	Yogourt	501 West Seven Stars Road Phoenixville, PA 19460 (610) 935-1949
Stony Field Farm	Yogourt	10 Burton Drive Londonderry, NH 03053 (603) 437-4040
Coleman Natural Products, Inc.	Viandes biologiques	5140 Race Court Denver, CO 80216 1 800 442-8666
D'Artagnan	Spécialité : viandes et volailles	280 Wilson Avenue Newark, NJ 07105 (973) 344-0565

Ebberley Poultry Inc.	Volaille biologique	1094 Mt. Airy Road Stevens, PA 17578 (717) 336-6440
Murray's Free Roaming Chicken	Poulets élevés au grand air	334 Main Street South Fallsburg, NY 12779 (914) 436-5001
North American Pharmacal, Inc.	Produits spécialisés pour les groupes sanguins	17 High Street Norwalk, CT 06851 (203) 866-7665 1 888 ABO-TYPE www.4yourtype.com
Pavich Family Farms	Fruits et noix séchés Terra Bella,	P. O. Box 10420 CA 93270 (661) 391-1000
New Chapter® D'Adamo 4 Your Type Products™	Suppléments pour les groupes sanguins	P. O. Box 1947 Brattleboro, VT 05302 1 800 543-7279
Diamond Organics	Légumes, fruits, noix	P. O. Box 2159 Freedom, CA 95019 1 888 674-2642
Purity Foods	Farine et pâtes d'épeautre	2871 West Jolly Road Okemos, MI 48864 (517) 351-9231
Walnut Acres Organic Farms	Produits biologiques en grosses quantités	Walnut Acres Road Penns Creek, PA 17862 (717) 837-0601

Les coopératives d'alimentation locales offrent à la fois des produits d'épicerie et des fruits et légumes frais.

Les magasins d'aliments naturels locaux, de même que leur(s) propriétaire(s) et leur(s) employé(s), sont toujours une bonne source d'information pour des produits spécifiques.

DIVERS

Menominee Paper Co.	Papier ciré naturel, fabriqué avec des fibres non blanchies	144 First Street Menominee, MI 49858 (906) 863-5595
Harmony a/s de Giaim Inc.	Produits de papier naturel	360 Interlocken Boulevard Broomfield, CO 80021 1 800 456-1177

ANNEXE B

Les groupes sanguins sur Internet
www.dadamo.com

L e réseau Internet s'est avéré un lieu important pour explorer et appliquer les principes du régime Groupe sanguin. Depuis janvier 1997, plus de 2 000 000 de personnes ont visité notre site pour participer aux groupes de discussion ABO, consulter nos archives scientifiques, partager expériences et recettes, et en apprendre davantage sur la science des groupes sanguins.

L'un des éléments les plus importants de notre site Internet est le *Blood Type Outcome Registry* (*en anglais seulement. NDT*). Ce questionnaire facilite la cueillette de données sur les effets mesurables qu'exerce le régime Groupe sanguin sur un large éventail de conditions médicales.

Je vous invite cordialement à partager les résultats que vous avez obtenus avec le régime Groupe sanguin, en remplissant notre formulaire. Vous pouvez visiter notre site Internet, ou remplir le formulaire ci-dessous et nous le retourner à l'adresse suivante :

Blood Type Outcome Registry
P. O. Box 2106
Norwalk, CT 06852-2106
États-Unis.

Blood Type Outcome Registry
(Régime Groupe sanguin : résultats obtenus)

Je vous remercie de prendre le temps de répondre aux questions suivantes qui portent sur l'expérience que vous avez vécue en suivant le régime Groupe sanguin. Vos commentaires peuvent s'avérer essentiels en ce qu'ils nous aideront à établir des indicateurs et des tendances qui pourront ensuite être étudiés plus en détail. Toute information transmise sera bien sûr traitée dans la plus stricte confidentialité.

Nom : _____

Votre groupe sanguin : ___ Groupe O ___ Groupe A ___ Groupe B ___ Groupe AB

Quel âge avez-vous ? _____

Sexe : ___ Féminin ___ Masculin

Votre condition s'est-elle : ____ détériorée _____ maintenue ____ améliorée

Comment évaluez-vous l'importance du changement ? _____
_____

À quel niveau de votre santé avez-vous constaté un changement ? _____
_____

Combien de temps avez-vous suivi le régime avant de constater le(s) changement(s) ?
_____
_____

Commentaires et exemples : _____
_____
_____
_____

Ces résultats ont-ils été vérifiés cliniquement (résultats d'examens, etc.) ?

Pouvons-nous communiquer avec vous au sujet de votre expérience ? _____
_____
_____
_____
_____

Adresse : _____

Ville : _____ Province : _____ Code postal : _____

Téléphone : _____ Courriel : _____

Annexe C

Test rapide et facile de groupage sanguin pour la maison Produits spécialisés pour les groupes sanguins

L e distributeur officiel des trousses de groupage sanguin et des produits spécialisés pour les groupes sanguins est la compagnie North American Pharmacal, Inc. La gamme de produits offerts comprend des suppléments, des livres, des cassettes audio, une publication bi-mensuelle, des succédanés de repas en tablettes, des poudres protéinées et du matériel de soutien, bref, des éléments qui facilitent l'intégration du régime Groupe sanguin dans votre vie. L'un des articles les plus populaires parmi ceux qui sont distribués par North Americal Pharmacal est la trousse personnelle de groupage sanguin qui vous permet d'établir votre groupe sanguin en cinq minutes. Le prix d'une trousse à usage unique est de 7,95 $ (*argent américain. NDT*), frais de manutention et de transport en sus.

Vous pouvez obtenir de l'information sur les produits ainsi que la liste de prix en communiquant avec :

North American Pharmacal, Inc.
17 High Street
Norwalk, CT 06851
États-Unis
Tél. : (203) 866-7664
Téléc. : (203) 838-4066
Sans frais : 1 877 ABO-TYPE

Vous pouvez également communiquer avec la compagnie sur Internet à www.4yourtype.com.

ANNEXE D

Suppléments alimentaires complets par groupe sanguin

L a compagnie New Chapter® D'Adamo 4 Your Type Products™ a mis au point une gamme exhaustive de vitamines, d'herbes et de suppléments alimentaires complets de qualité supérieure, spécialement conçus pour combler les besoins spécifiques de chaque groupe sanguin.

Les produits New Chapter® D'Adam 4 Your Type Products™ sont disponibles dans les magasins d'aliments naturels, de santé et de vitamines à travers les États-Unis. Pour de plus amples renseignements sur les distributeurs les plus près de chez vous, ou pour obtenir de l'information sur les produits, communiquez avec :

New Chapter® D'Adamo 4 Your Type Products™
P. O. Box 1947
Brattleboro, VT 05302
États-Unis
1 800 543-7279

INDEX

TABLE DES MATIÈRES